Das perfekte Wedding Workout

Allgemeiner Hinweis:

MICHAEL LIMMER

DAS PERFEKTE wedding WORKOUT

IN 10 WOCHEN ZUR TOP BRAUTFIGUR

MEYER & MEYER VERLAG

Das perfekte Wedding Workout

Bibliografische Information der Deutschen Bibliothek

Die Deutsche Bibliothek verzeichnet diese Publikation in der Deutschen Nationalbibliografie; detaillierte bibliografische Details sind im Internet über <http://dnb.ddb.de> abrufbar.

Auckland, Beirut, Dubai, Hägendorf, Hongkong, Indianapolis, Kairo, Kapstadt, Manila, Maidenhead, Neu-Delhi, Singapur, Sydney, Teheran, Wien

Member of the World Sport Publishers' Association (WSPA)

Gesamtherstellung: Print Consult GmbH, München

FSC www.fsc.org MIX Paper from responsible sources FSC® C084279

ISBN 978-3-8403-7540-8

E-Mail: verlag@m-m-sports.com

www.dersportverlag.de

Inhaltsverzeichnis

BILDNACHWEIS

Coverfoto:	Fotograf Martin Saumweber, Zillertalstudio München
Fotos Innenteil:	Avis Wrentmore, Los Angeles
Schmuckfotos Innenteil:	© AdobeStock Seite 14, 18, 20, 27, 37, 81, 173, 189, 192-203, 206. 207, 208, 209, 210, 211, 213
Kapitelaufmacher:	© AdobeStock
Foto Lara Joy Körner:	Copyright Hadley Hudson
Model:	Vanessa Eichholz
Maske, Make-up:	Anna Scharl
Ausstattung Brautkleid:	White Silhouette – THE CREATIVE BRIDE, München
Coverdesign:	Annika Naas
Innenlayout:	Annika Naas
Satz:	Ute Küttner, www.grafische.de
Lektorat:	Katrin Thiele

VORWORT

VON

LARA JOY KÖRNER

Michael traf ich an einem kalten sonnigen Februartag. Verheißungsvoll kündeten die ersten Schneeglöckchen den Frühling an. Und ich hatte die Vorstellung, bald den dicken Pulli von mir zu werfen und dabei einen schlanken, starken, vitalen Körper zu entblättern.

Ich war jetzt nicht dick, nicht komplett unsportlich und ich hatte auch schon mal Yoga gemacht, aber auf einer Wohlfühl-Skala von eins bis zehn, wobei zehn top ist, war ich überall so auf sechs bis sieben. Ich wollte mich leichter, stärker und kraftvoller fühlen. „Und ich will einen freien Handstand können!" sagte ich, weil das für mich schon immer ein Ausdruck von Freiheit und Lebensfreude ist. „Und ich will nicht zu breit werden, definiert, aber kein Sixpack, welcher jedem entgegenschreit".

Also hat er mir acht Übungen verschrieben, die ich in regelmäßigen Abständen wechseln sollte, um neue Trainingsreize zu setzen. Die hab ich zu Hause auf der Matte gemacht. Jeden zweiten Tag. Ganz am Anfang brauchte ich für das Training 45 Minuten. Für genau die gleiche Anzahl an Übungen brauchte ich nach wenigen Wochen nur noch 22 Minuten. Der Zeitaufwand war also überschaubar, aber der Trainingseffekt riesig.

Um es kurz zu machen: Schon im April fühlte ich mich prächtig, hatte Gewicht verloren, habe mit Elan den schweren Einkauf die Treppen hochgetragen und wurde von fremden Frauen gefragt, was ich für meine schönen Oberarme tue ... Unser aller Traumkompliment, oder? Anfang Mai, zweieinhalb Monate später, war meine Wohlfühlskala in allen Punkten auf dem Höhepunkt, der Handstand war noch etwas wackelig, aber: „Wenn zu perfekt, lieber Gott böse!"

Seine Übungen haben mir in der kürzestmöglichen Zeit ohne großen Aufwand zu einem schönen Rücken, definierten Armen, einer größeren Ausdauer, festem Stand und, weil ich stolz auf mich war, zu einer strahlenderen Haltung verholfen.

Genau dieses Gefühl wünsche ich dir für deinen Hochzeitstag!

Viel Spaß beim Erreichen deiner persönlichen Traumfigur.

Lara Joy Körner

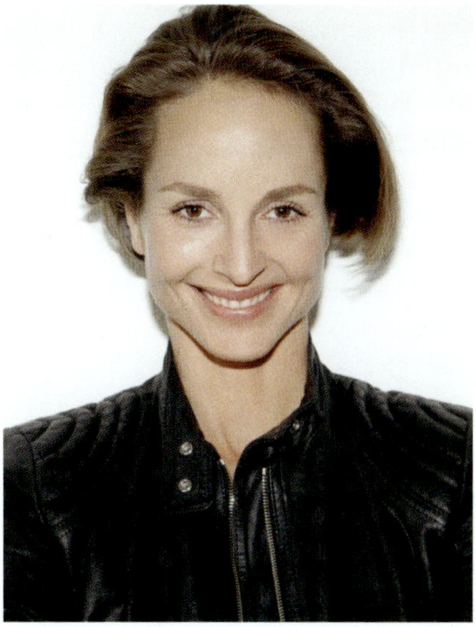

1 EINLEITUNG

1 Einleitung

Vielen Dank, dass Sie sich für „Das perfekte Wedding Workout" entschieden haben. Ich freue mich sehr, Sie auf dem Weg zu Ihrer Top-Brautfigur für den schönsten Tag Ihres Lebens begleiten zu dürfen.

Die Basis dieses Workouts bildet meine Erfahrung als Personal Trainer. Durch „Das perfekte Wedding Workout" werden Sie in kurzer Zeit bestmögliche Ergebnisse erzielen, da es genau auf die Bedürfnisse der Top-Brautfigur abgestimmt ist.

1.1 ÜBER MICH

Ich arbeite seit mittlerweile zehn Jahren international als Personal Trainer. Primär bin ich in Los Angeles, New York, München und Berlin tätig. Häufig trainiere ich Models und Schauspieler, um sie für diverse Projekt fit zu trainieren. Noch häufiger aber trainiere ich Frauen, die wenige Wochen vor der Hochzeit stehen und sich an „dem Tag" in der persönlichen Top-Brautfigur wohlfühlen möchten.

Darüber hinaus habe ich auch bereits im therapeutischen und gesundheitsorientierten Krafttraining gearbeitet. Ebenso konnte ich weitreichende Erfahrungen im Leistungssport sammeln. Somit habe ich schon alle Facetten im Beruf des „Fitnesstrainers" kennengelernt und tiefgründige Erfahrungen gesammelt.

1.2 ÜBER DIE ENTSTEHUNG VON „DAS PERFEKTE WEDDING WORKOUT"

Zu meinen Klienten zähle ich primär Frauen. Frauen, die häufig wenige Wochen vor ihrer Hochzeit stehen und mich panisch als Personal Trainer buchen, um intensiv an der „Hochzeitsfigur" zu arbeiten. Über die vergangenen zehn Jahre konnte ich ein Programm entwickeln, um Frauen in zehn Wochen zu ihrer persönlichen Traumfigur führen zu können. Diese Inhalte habe ich in „Das perfekte Wedding Workout" für Sie zusammengefasst.

1.3 DIE VORTEILE VON „DAS PERFEKTE WEDDING WORKOUT":

- Abwechslungsreiche Workouts
- Bewährte Übungen aus dem Personal Training
- Ärztliche Ernährungsempfehlungen
- Beauty-Tipps
- 3-4 x pro Woche mit zwischen 20 und 35 min Trainingszeit
- Sie müssen damit nur jeden zweiten Tag weniger als 3 % Ihrer Zeit dem Training widmen.
- Trainingsziel wird in maximal 10 Wochen erreicht.
- Es wird kein Equipment benötigt.
- Effektives, gesundheitsorientiertes & funktionelles Training
- Formt & strafft Ihren Körper.
- Verbessert Ihren Stoffwechsel.
- Führt zu besserem Wohlbefinden.
- Steigert Ihr Selbstbewusstsein.

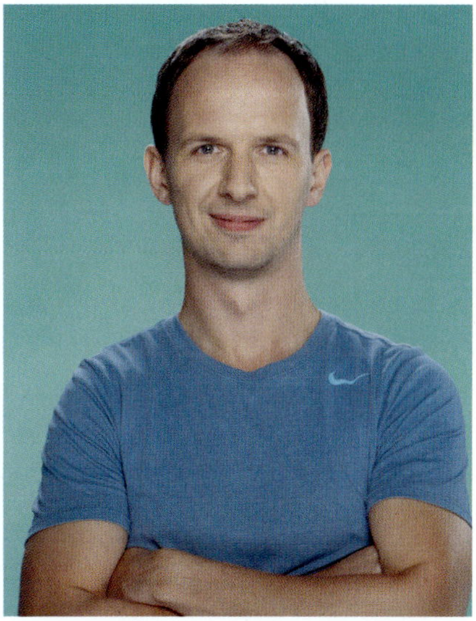

Viel Spaß beim Trainieren und schon jetzt wünsche ich Ihnen einen wundervollen Hochzeitstag in Ihrer Traumfigur!

Ihr

Michael Limmer

1.4 WAS IST „DAS PERFEKTE WEDDING WORKOUT"?

„Das perfekte Wedding Workout" ist ein Workout, mit dem Sie primär drei Faktoren zum Positiven verändern:

1. Silhouette, also die Form Ihres Körpers
2. Ihre Körperhaltung
3. Ihr Gangbild

Ebenso werden Sie Ihre

4. Beweglichkeit
5. Kraft und
6. Ausdauer

positiv beeinflussen und verbessern.

Alle Inhalte basieren auf meiner jahrelangen Erfahrung als Personal Trainer. Dieses Buch wird Sie mit aus dem Personal Training bewährten Workouts in zehn Wochen zu Ihrer Traumfigur führen, um den schönsten Tag Ihres Lebens in Ihrer Traumfigur verbringen zu können.

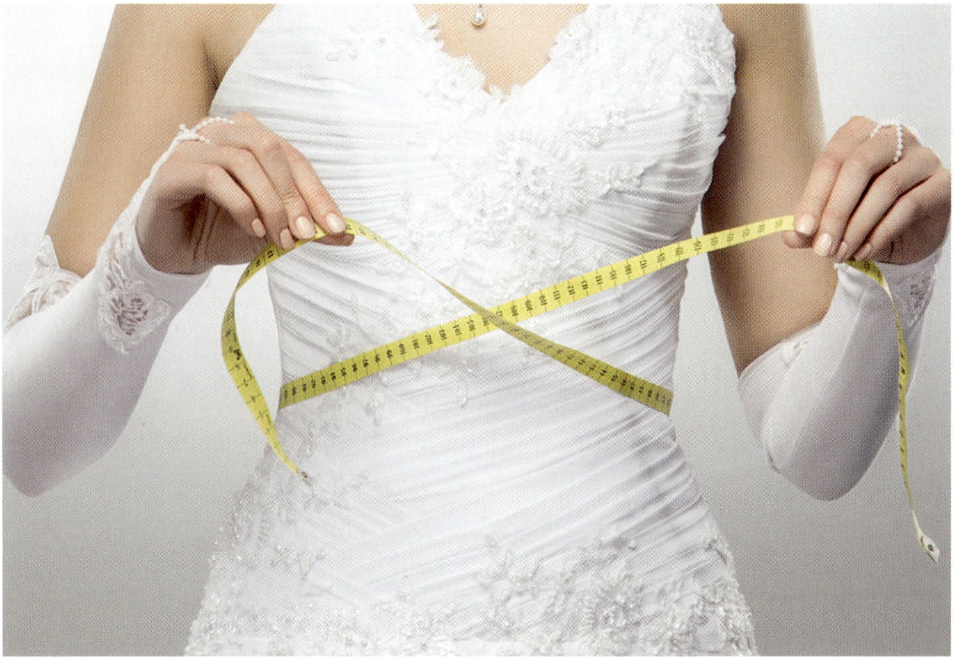

1.5 WAS MACHT „DAS PERFEKTE WEDDING WORKOUT“ PERFEKT?

Die Mischung macht's! Sie finden in diesem Programm genau die Übungen, die Sie für Ihre Traumfigur brauchen. Sie finden Übungen, die nicht willkürlich aufgelistet sind, sondern nur effektive Übungen, die auf meiner Erfahrung als Personal Trainer basieren. Dadurch konnte ich schon viele zukünftige Bräute zu ihrer Top-Brautfigur begleiten. Zu jeder Übung finden Sie auch ein passendes Video, in dem ich Ihnen die jeweilige Übung ausführlich am Strand von Santa Monica erkläre. Scannen Sie einfach den QR-Code, der bei jeder Übung steht, mit Ihrem Tablet oder Smartphone ein und Sie werden automatisch zum Video weitergeleitet. Somit bekommen Sie Personal Training in Ihr Wohnzimmer (QR-Code-Apps erhalten Sie umsonst – einfach im Appstore für das iPhone oder im Play Store für Android-Smartphones herunterladen).

Im Kapitel ***„Ernährung: weil nicht nur Liebe durch den Magen geht“*** handelt es sich um ärztliche Ernährungsempfehlungen. Mit Frau. Dr. med. Gabriele Anderl verbindet mich eine jahrelange und enge Zusammenarbeit. Sie gibt ihr fundiertes Wissen über das komplexe Thema der Ernährung an Sie weiter. Sie sorgt für Aufklärung und berichtet über Komponenten der Ernährung, die wichtig sind, um mit „Das perfekte Wedding Workout“ den maximalen Erfolg zu erzielen.

Als ***Special*** erhalten Sie zudem von der Make-up Artistin Anna Scharl wertvolle **Beauty-Tipps**. Somit bekommen Sie in diesem Buch ein „All-in-one“-Paket, mit dem Sie dann auch ganz sicher mit einem perfekten Aussehen den schönsten Tag des Lebens genießen können.

1.6 WAS IST SO BESONDERS AN DER ERNÄHRUNG IN „DAS PERFEKTE WEDDING WORKOUT“?

Dieses Buch beinhaltet keine Diät. Bisher kennen weder ich noch Frau Dr. med. Anderl eine Diät, die effektiv ist. Effektiv im Sinne einer Gewichtsreduktion ohne dem sogenannten *Jo-Jo-Effekt*. Im Kapitel „Ernährung: weil nicht nur Liebe durch den Magen geht“ handelt es sich um ein effektives Ernährungsprinzip, welches unkompliziert für jeden durchführbar ist.

2 MYTHEN

MYTHEN, MYTHEN & AUFKLÄRUNG

2 Mythen, Mythen, Mythen & Aufklärung

Das Thema Sport und Bewegung ist heutzutage ein großes Thema. Egal, ob jemand in ein Fitnessstudio geht, im Sportverein aktiv ist oder regelmäßig joggen geht: Viele, die in ihrer Freizeit auch nur etwas Sport treiben und gerne darüber sprechen, geben sich gerne auch mal als Experte aus. Darüber hinaus gibt es viele Hochglanzmagazine und die Werbebranche, die uns mit provokanten Aussagen versuchen zu beeinflussen. Unter anderem werden wir dadurch mit Aussagen konfrontiert, die schlichtweg nicht der Wahrheit entsprechen. Aus meiner Praxis habe ich die zehn häufigsten Mythen zusammengefasst, viele davon kommen Ihnen sicher bekannt vor.

#1 Je mehr, desto besser.

Falsch. Der Körper braucht Zeit zur Regeneration. Trainiert man beispielsweise täglich oder mehrmals täglich, kommt man sehr schnell in das sogenannte *Übertraining*. Das heißt, man schwächt unter anderem das Immunsystem und läuft dem erklärten Ziel eher davon, als dass man sich diesem nähert.

#2 Fett wird isoliert abgebaut.

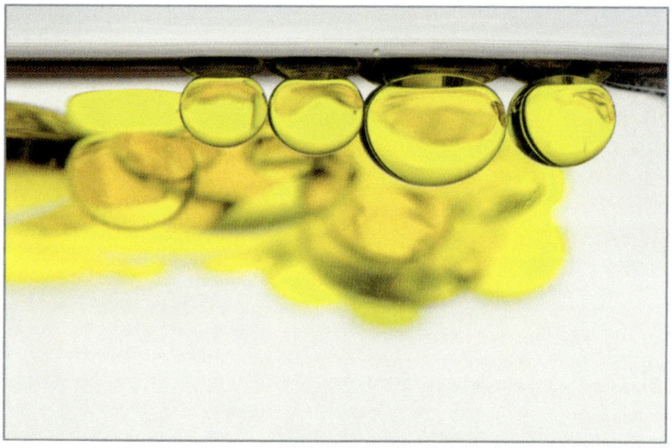

Falsch. Einige Hochglanzmagazine versuchen uns weiszumachen, dass man beispielsweise mit lediglich ein paar Sit-ups Bauchfett verlieren kann und sich so binnen drei Wochen ein Sixpack antrainieren kann. So funktioniert das leider nicht. Sicher sind Kräftigungsübungen der Bauchmuskulatur wichtig und unabdingbar. Dies heißt aber nicht, dass man zugleich Bauchfett reduziert. Der Körper funktioniert als Ganzes. Das heißt, Fett kann nur am ganzen Körper abgebaut werden und dies funktioniert nur, wenn Sie mehr Kalorien verbrennen, als Sie zu sich nehmen. Man spricht dann von einer sogenannten *negativen Kalorienbilanz*.

#3 Fett kann sich in Muskeln umwandeln.

Falsch. Das funktioniert allein schon deswegen nicht, weil Fett und Muskeln komplett verschiedene Funktionen in unserem Körper haben. Viele, die anfangen zu trainieren, verlieren Fett und bauen zugleich Muskeln auf. Das hat zur Folge, dass man auf der Waage keinen großen Unterschied erkennt. Wichtig ist hierbei zu wissen, dass es immer darauf ankommt, aus was der Körper besteht und nicht primär wie schwer er ist. Eine „Verwandlung" von Fett zu Muskeln ist aber unter keinen Umständen möglich. Aus Äpfeln werden auch keine Birnen.

#4 Kalorien werden erst nach 30 min Training verbrannt.

Falsch. Wenn Sie trainieren, arbeitet Ihr Körper ab der ersten Minute. Entscheidend ist immer die Intensität des Trainings. Trainieren Sie in Ihrer „Komfortzone", in der Sie sich nicht oder kaum anstrengen, hat das Training natürlich einen geringeren Effekt, als wenn Sie sich nach dem Warm-up auspowern.

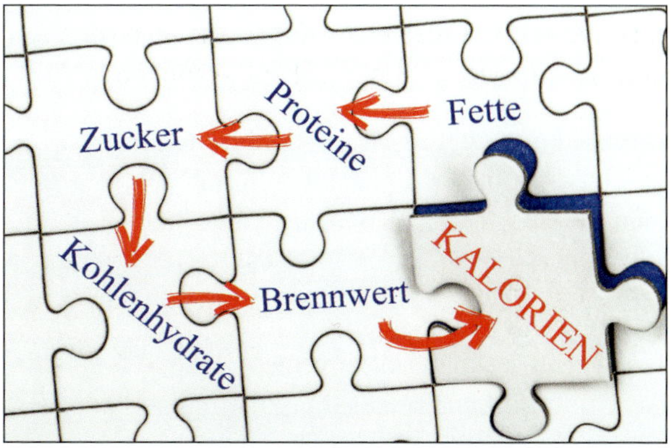

Durch das Training in „Das perfekte Wedding Workout" aktivieren Sie unter anderem Ihre Muskelfasern. Die Muskeln sind der Ofen, in dem Sie die Kalorien verbrennen. Sobald Sie durch das Training den Anteil aktiver Muskelfasern erhöht haben, verbrennen Sie automatisch mehr Kalorien. Auch im Schlaf und vor allem in der Phase der Regeneration, also nach Beendigung des Trainings.

#5 Durch Krafttraining nimmt man zu, Ausdauertraining verbrennt Kalorien.

Falsch. Unsere Muskeln sind der Ofen, in dem wir unsere Kalorien verbrennen. Muskeln verbrennen Kalorien. Haben wir eine aktive Muskulatur, verbrennen wir automatisch mehr Kalorien. Bevor man Muskelberge aufbaut, strafft sich erst mal die Haut und macht den Bauch flach. Für die Gewichtsreduktion ist immer der Kalorienhaushalt zuständig. Möchte ich abnehmen, muss ich mehr Kalorien verbrennen, als ich zu mir nehme – also eine negative Kalorienbilanz erreichen. Möchte ich hingegen Muskeln aufbauen und Gewicht zunehmen, benötige ich eine positive Kalorienbilanz.

#6 Der Aufbau von Muskeln macht unbeweglich und träge.

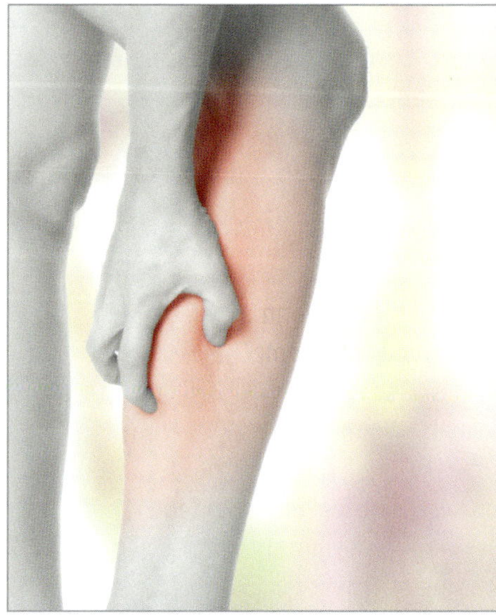

Falsch. Es gibt wohl heutzutage keine Sportart mehr, die nicht an der Muskulatur arbeitet und nur „sportartspezifisches Training" durchführt. Und das aus gutem Grund. Als Sportler muss man dynamisch und beweglich sein. Genau dies erreicht man mit funktionellem Intervalltraining.

Darüber hinaus ist in „Das perfekte Wedding Workout" auch das Stretching ein wichtiges Thema.

Dieses Programm wird Ihre Muskulatur geschmeidig machen und Ihren Körper formen.

#7 No pain no gain.

Falsch. Das Training soll zu keinem Zeitpunkt ernsthafte Schmerzen verursachen. Nichtsdestotrotz darf und soll die Muskulatur brennen, viele Klienten sprechen hierbei auch von einem „wohltuenden Schmerz".

#8 Ohne Muskelkater hat das Training keinen Effekt.

Falsch. Ein Muskelkater ist faktisch eine Mikroverletzung der Muskelfasern. Allein schon deswegen sollte das Ziel beim Training nie ein Muskelkater sein. Tritt ein Muskelkater auf, ist dies jedoch nicht weiter schlimm, hat jedoch nichts mit der Effizienz des Trainings zu tun. Muskelkater treten meist in den Anfängen des Trainings auf, ebenso kann dieser entstehen, wenn der Körper neue Bewegungen mit muskulärer Belastung „erlernen" muss.

#9 Frauen sollen nur Ausdauer trainieren.

Falsch. Die Silhouette, das Gangbild, die Körperhaltung und die Muskulatur werden durch Kräftigungsübungen positiv beeinflusst. Ausdauertraining entspricht eher einem Krafttraining für das Herz und sollte ebenso regelmäßig trainiert werden. In diesem Workout haben Sie jedoch aufgrund der kurzen Pausen die perfekte Mischung aus beiden Komponenten.

#10 Spätes Essen macht dick.

Falsch. Viele Abnehmwillige nehmen sich vor, nach 17 Uhr nichts mehr zu essen. Eine lange Pause der Nahrungszufuhr soll den Stoffwechsel ankurbeln, so die Theorie. Doch dafür existiert kein eindeutiger Beweis. Ebenso kann ich diesen Mythos aus meiner täglichen Arbeit mit meinen Klienten nicht bestätigen. Vielmehr ist die tägliche und gesamte Kalorienzufuhr dafür verantwortlich, ob wir zu- oder abnehmen. Den Kalorien ist es egal, wie spät es ist.

Klar ist jedoch: Wenn Sie dazu neigen, spätabends aus Routine unzählige Kalorien zu sich zu nehmen, ist es empfehlenswert, diese Mahlzeit zu streichen oder gegebenenfalls durch eine leichtere Kost zu ersetzen.

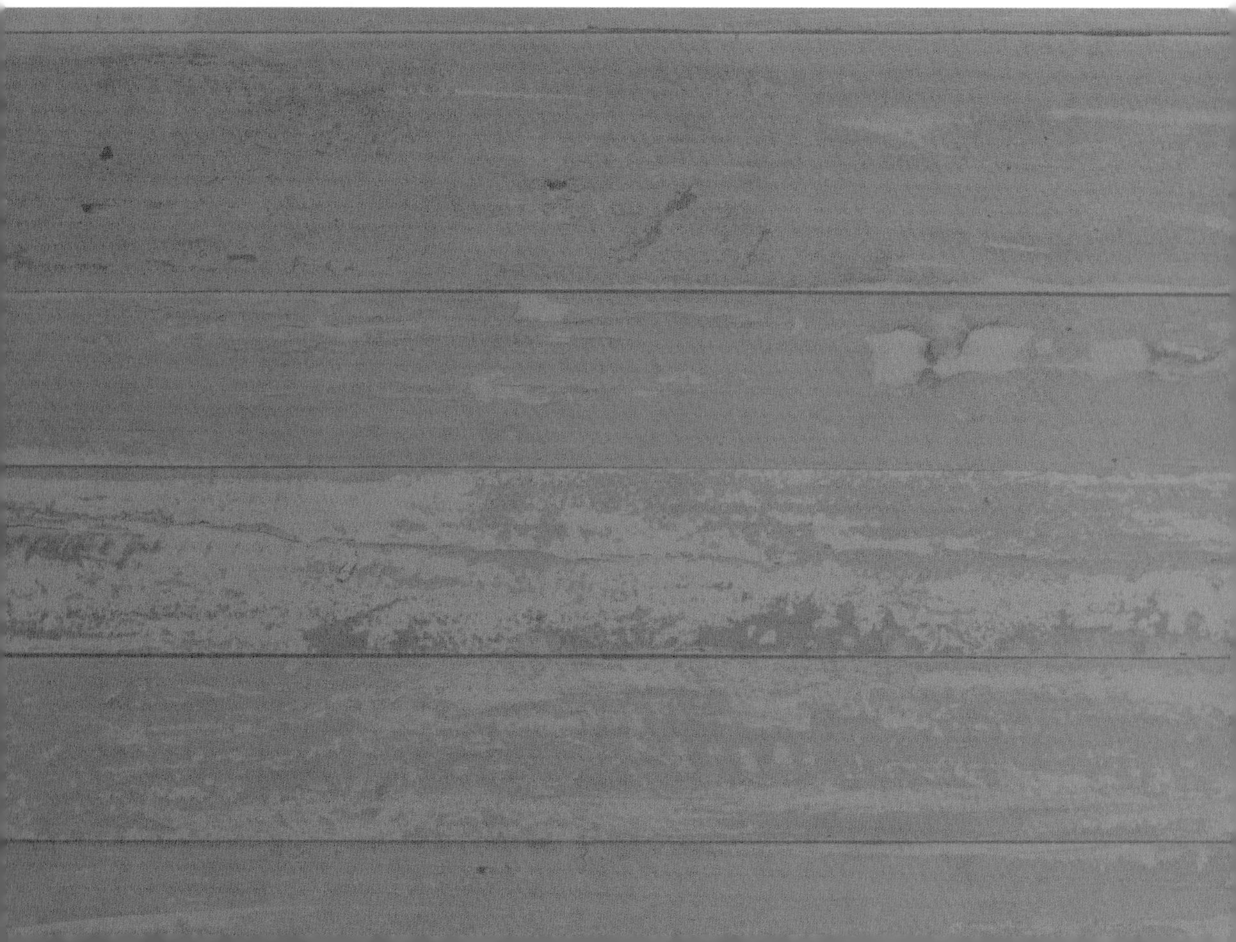

3 TRAININGS-PRINZIPIEN

3 Trainingsprinzipien

1. TRAININGSHÄUFIGKEIT

Trainiert wird jeden zweiten Tag – nach je einem Tag Regeneration.

Das Training wird mit dem Prinzip einer verkürzten Superkompensation durchgeführt.

MICHAEL LIMMER
personal training

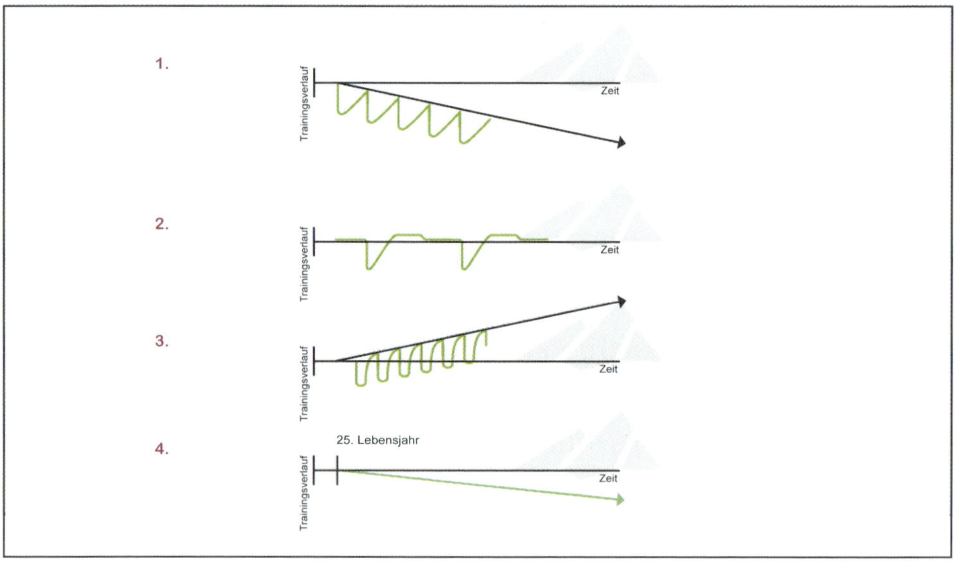

Superkompensation und mögliche Trainingsverläufe

Die schwarze Linie zeigt das Ausgangsniveau sowie die Zeit an.

Die grüne Linie stellt das Leistungsniveau als auch den Trainingsverlauf dar.

Allgemein ist es so, dass wir den Körper und die Muskulatur im Training zunächst schwächen. Das heißt, der Körper benötigt nach dem Training Zeit zur Regeneration, um die Belastung zu kompensieren, stärker zu werden und seinem Trainingsziel näherzukommen.

In der obigen Abbildung sehen wir unter **1)** einen äußerst negativen Trainingsverlauf. Wir können sehen, dass sofort nach einem Trainingsreiz ein weiterer Trainingsreiz gesetzt wurde, ohne dabei die wichtige Phase der Regeneration zu beachten. Das hat zur Folge, dass man sich dem Trainingsziel immer weiter entfernt, den Körper und die Muskulatur dabei schwächt. Dies ist ein Trainingsverlauf, der unter keinen Umständen zu empfehlen ist. Häufig kann ich diesen Fall bei übermotivierten Klienten erkennen, die täglich oder teilweise sogar mehrmals täglich trainieren. Davon ist jedoch dringend abzuraten. Zum einen, weil man der Gesundheit unter Umständen Schaden zufügt und zum anderen, weil das Trainingsziel so nicht erreicht werden kann.

2) zeigt einen Trainingsverlauf, bei dem auf der Stelle getreten wird. Im Umkehrschluss heißt dies, die Regenerationsphasen sind zu lang und der nächste Trainingsreiz folgt zu spät. Mit „Das perfekte Wedding Workout" trainieren Sie 3-4 x pro Woche mit jeweils einem Tag Trainingspause dazwischen. Dieser Tag der Trainingspause ist faktisch genauso wichtig wie das Training selbst.

Den idealen Trainingsverlauf zu Ihrer Traumfigur können wir bei 3) vorfinden. Sie trainieren, geben dem Körper genügend Zeit zur Regeneration und setzen danach den nächsten Trainingsreiz. Nur so können Sie Ihre Traumfigur erreichen. „Das perfekte Wedding Workout" ist genauso abgestimmt, dass Sie in den 24 h ausreichend Regeneration erhalten, um danach wieder kraftvoll das nächste Training absolvieren zu können. Empfehlungen zur idealen Regeneration finden Sie auf den nächsten Seiten.

4) zeigt den biologischen Abbauprozess. Das heißt, dass sich unter anderem die Stoffwechselaktivität als auch die aktiven Muskelfasern „zurückziehen". Dies hat zur Folge, dass wir häufig an Gewicht zunehmen und sich die Silhouette unseres Körpers negativ verändert. Den Verlauf der Leistungsfähigkeit in diesem Fall entnehmen wir Punkt 4).

2. TRAININGSINTENSITÄT

Die ersten zwei Wochen dienen zur Eingewöhnung und werden submaximal gestaltet. Danach lassen Sie die Muskeln glühen und trainieren bis zur sogenannten *lokalen Erschöpfung*. Das, was Sie brauchen, um Ihren persönlichen Traumkörper zu erreichen, ist ein überschwelliger Reiz. Das heißt: Sie machen so viele Wiederholungen bzw. halten die Position so lange wie es nur irgendwie möglich ist. Denken Sie dabei jede Sekunde an Ihr erklärtes Ziel: an Ihr Brautkleid, das Sie mit Ihrer Traumfigur zum Glänzen bringen. Es ist nicht nur die Dauer des Trainings, sondern rein die Intensität, die für den Trainingserfolg entscheidend ist.

3. NACHBRENNEFFEKT

Nutzen Sie den Nachbrenneffekt. Mittlerweile ist unbestritten, dass durch intensives Intervalltraining der höchste Kalorienverbrauch erzielt werden kann. Nach dem Training sind beispielsweise die Kern-Körpertemperatur als auch der Puls erhöht und die Energiespeicher müssen wieder aufgefüllt werden. Das heißt: Selbst nach dem Training arbeitet der Körper intensiv weiter, um wieder in den Normalzustand zu geraten. Eine US-Studie belegt, dass der Nachbrenneffekt bis zu 14 h nach einem intensiven Training andauern kann. Das heißt, Sie verbrennen in diesem Zeitraum noch aktiv zusätzliche Kalorien. Um den Nachbrenneffekt bestenfalls auszunutzen, führen Sie Ihrem Körper schnellstmöglich Eiweiß zu, nehmen Flüssigkeit zu sich und führen eine Wechseldusche durch. Danach legen Sie bestenfalls für 10-15 min die Beine hoch und erholen sich.

4. PAUSEN

Halten Sie zwischen den Übungen die Pausen kurz. Empfehlungen finden Sie beim Thema „Performance Level" im nächsten Kapitel. Nehmen Sie kurz einen Schluck Wasser zu sich und trainieren danach gleich weiter. Lange Pausen machen das Training ineffektiv. Die verdiente Pause bekommen Sie nach dem Training.

5. ATMUNG

Wichtig ist bei intensiven Trainingseinheiten, dass der Körper ausreichend mit Sauerstoff versorgt wird. Das heißt: Vermeiden Sie eine Pressatmung und halten Sie die Luft nicht an. Versuchen Sie, gleichmäßig weiterzuatmen.

6. FLÜSSIGKEITSZUFUHR

Trinken Sie vor, während und nach dem Training ausreichend Wasser. Vermeiden Sie jeglichen Zucker und minimieren Sie den Alkoholkonsum. Der Alkoholkonsum darf dann am Tag der Hochzeit umso mehr genossen werden. Unabhängig vom Training sollten Sie nie darauf warten, bis Sie Durst haben. Wasser ist unser Treibstoff. Ohne Wasser kann unser Körper nicht produktiv arbeiten, genauso wenig wie ein Fahrzeug ohne Treibstoff fahren kann.

Als Formel sollten Sie etwa 35 ml Flüssigkeit pro Kilogramm Körpergewicht zu sich nehmen. Bei einem Körpergewicht von 70 kg also ca. 2,45 l. Bestenfalls Wasser!

*1: Quelle: Studie der University of Colorado in Denver, veröffentlicht in „Exercise and Sport Science Reviews" 2009

7. DIE QUALITÄT DER AUSFÜHRUNG

darf unter keinen Umständen leiden. Sobald Sie merken, dass Sie die vorgegebene Übung nicht wie beschrieben durchführen können, brechen Sie die Übung ab und versuchen im nächsten Training die Übung dafür länger zu machen. Falsche Übungsausführungen sind zum Erreichen des Trainingsziels nicht förderlich.

8. WECHSELDUSCHE

Machen Sie nach jedem Training eine Wechseldusche. Dies ist eine Maßnahme der aktiven Regeneration, beschleunigt diese und regt zudem aktiv den Stoffwechsel und die Durchblutung an. Nachdem Sie für ca. 30 s warm geduscht haben, dürfen Sie die Temperatur langsam reduzieren, bis so kaltes Wasser aus der Dusche kommt, welches für Sie gerade noch zu tolerieren ist. Halten Sie dies ca. 20-30 s und stellen dann das Wasser wieder auf warm um. Dies machen Sie für insgesamt 5-8 min. Im Übrigen wird Wechselduschen auch nachgesagt, gegen Cellulite zu wirken. Viele Klientinnen bestätigen dies.

9. MOTIVATION

Halten Sie Ihre Motivation hoch und geben Sie dem inneren Schweinehund keine Chance. Sie sind stärker! Halten Sie stets Ihr Ziel vor Augen, fotografieren Sie beispielsweise Ihr Traumkleid und setzen es als Hintergrundfoto auf Ihrem Laptop und Smartphone. Schreiben Sie mit Lippenstift Ihre persönlichen Traummaße an den Spiegel, um das Ziel stets vor Augen zu haben. Erzählen Sie Freunden und Kollegen von Ihrem Vorhaben. Wichtig ist, dass Sie Ihr Ziel stets vor Augen haben.

Wenn Sie diese Grundprinzipien einhalten und nun „Das perfekte Wedding Workout" durchführen, wird Sie nichts daran hindern können, Ihr persönliches Ziel zu erreichen und den schönsten Tag Ihres Lebens in Ihrer Traumfigur in vollen Zügen genießen zu können.

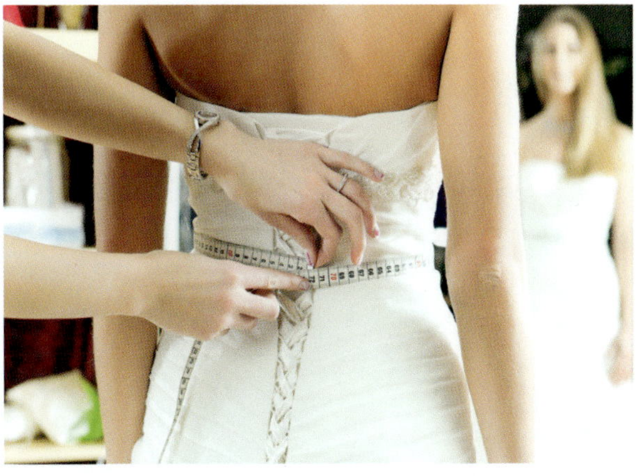

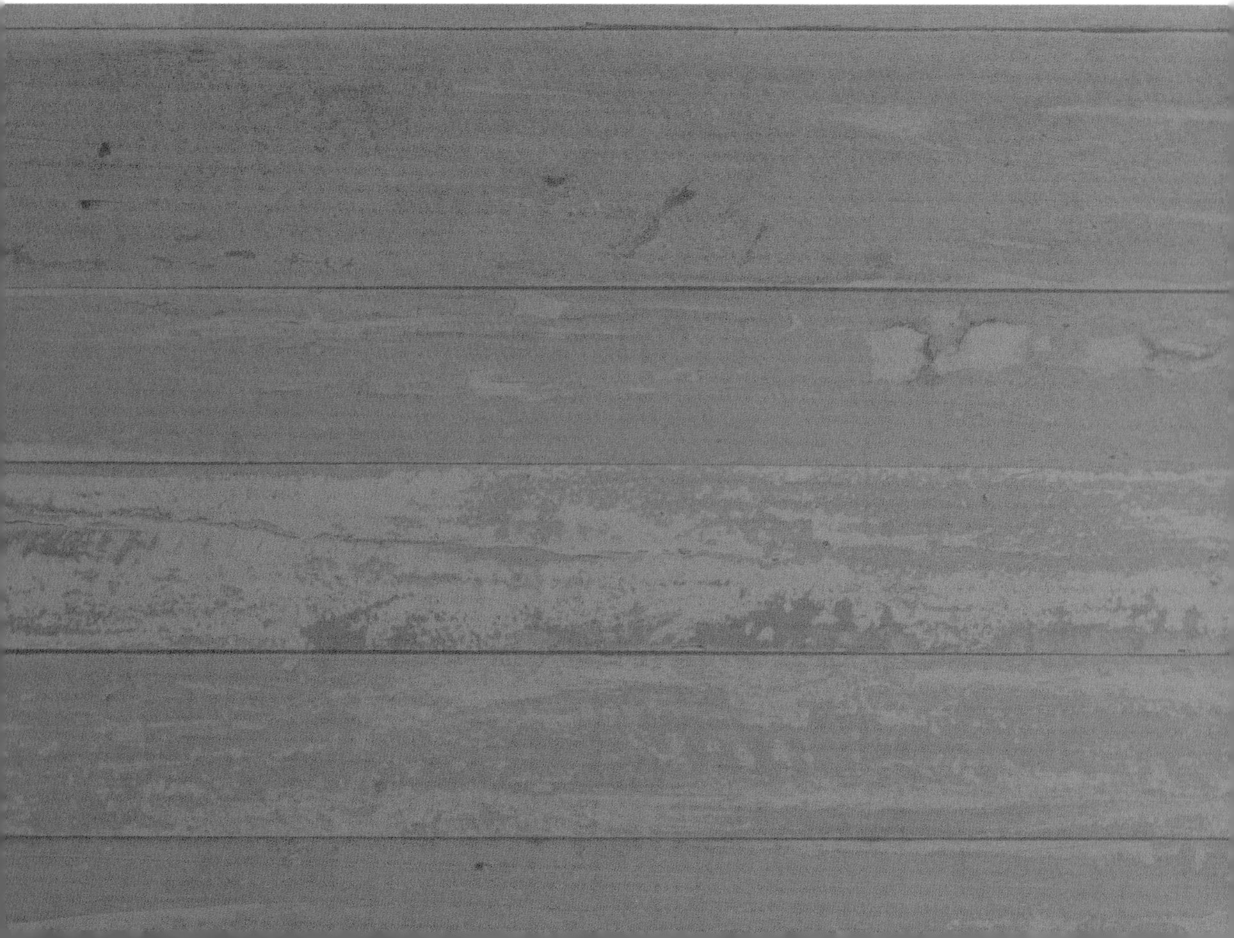

4 ANLEITUNG ZUR DURCHFÜHRUNG

4 Anleitung zur Durchführung

4.1 HÄUFIGE FRAGEN

- **Intervalltraining? Zirkeltraining? Was ist das?**

Mit „Das perfekte Wedding Workout" trainieren Sie in einem Intervalltraining, ausgestattet mit effektiven Übungen für Ihre Top-Brautfigur. Durchgeführt wird das Workout in einem Zirkel. Sie formen dadurch Ihren Körper, aktivieren die Muskulatur und arbeiten aufgrund der kurzen Pausen auch am Stoffwechsel. In der hochintensiven Trainingsphase benötigt Ihr Körper mehr Sauerstoff und der Stoffwechsel nimmt drastisch zu. Um in der darauffolgenden Trainingspause den Körper wieder zu normalisieren, wird erneut Energie benötigt. Das ständige hoch- und runterfahren „des Motors" führt dazu, dass der Körper auch lange nach dem eigentlichen Training noch Kalorien verbrennt. Stichwort Nachbrenneffekt.

- **Wie kann ich im Alltag aktiver sein?**

Versuchen Sie, täglich 8.500-10.000 Schritte zu gehen. Um dies etwas kontrollieren zu können, bieten sich Schrittzähler an. Die meisten unter uns kommen auf lediglich 2.000-4.500 Schritte pro Tag. Denken Sie an Ihr Ziel. Neben dem Workout ist eine aktive Lebensweise sehr wichtig. Wie Sie diese hohe Anzahl an Schritten tatsächlich schaffen können:

- **Telefonieren** Sie nicht im Sitzen oder Liegen. Gehen Sie durch die Wohnung oder durch das Haus. Treppe rauf – Treppe runter. Wenn Sie am Smartphone telefonieren: Gehen Sie draußen spazieren!
- **Parken** Sie das Auto beim Einkaufen weit entfernt vom Eingang des Geschäfts und nicht direkt vor der Tür!
- **Nutzen Sie öffentliche Verkehrsmittel** auf dem Weg zur Arbeit: Steigen Sie eine oder zwei Stationen vorher aus und gehen den Rest zu Fuß!
- Nutzen Sie die **Treppen** anstatt den Aufzug oder die Rolltreppe!
- Wollen Sie den **Kollegen** im Büro nebenan etwas fragen, rufen Sie ihn nicht an, gehen Sie zu ihm!
- Nutzen Sie die **Mittagspause** für einen kurzen Spaziergang!

- **Wie lang sollten die Pausen zwischen den Übungen sein?**

Jeder Mensch hat ein individuelles Leistungsvermögen und einen individuellen Leistungsstand. In „Das perfekte Wedding Workout" sprechen wir von einem „Performance Level". Die Empfehlungen der Pausen sind vorgegeben und basieren auf meiner Erfahrung als Personal Trainer. Dennoch können Sie bei Bedarf die Pausen selbstständig variieren. Mehr dazu erfahren Sie im Kapitel „Workout".

Wichtig:* *Die Pause sollte zu keinem Zeitpunkt länger als 30 s betragen!!!

TIPP Haben Sie dafür immer eine Stoppuhr parat, um wirklich effektiv zu trainieren!!!

Performance Level 1

Noch nie Sport betrieben, seit Langem keinen Sport gemacht, weniger als 1 h Sport pro Woche.

Empfohlene PAUSE: 30 s

Performance Level 2

Gelegenheitssportler, max. 1-3 h Sport pro Woche

Empfohlene PAUSE: 20 s

Performance Level 3

Regelmäßige sportliche Aktivität, 3 h Sport oder mehr pro Woche

Empfohlene PAUSE: 15 s

- **Wie intensiv muss ich trainieren?**

Sie müssen im letzten Satz des Trainings eine lokale Ermüdung erreichen. Das heißt: Sie führen jede Übung so lange durch, bis keine weitere Wiederholung mit einer korrekten Übungsausführung mehr möglich ist. Die Muskulatur muss brennen. Nur so erreichen Sie einen überschwelligen Reiz, der Sie einen Schritt näher zu Ihrer Traumfigur bringt. Jedes Performance Level hat für jede Übung eine bestimmte Zeitvorgabe. Diese Zeitvorgaben habe ich aus meiner Erfahrung heraus als Richtwerte festgelegt, diese treffen auf den Großteil der Trainierenden exakt zu. Jeder Mensch ist jedoch ein Individuum. Sollten Sie daher merken, dass Sie die Zeitvorgabe nicht auslastet, können, dürfen und sollen Sie die Zeitvorgabe auch überschreiten.

Wichtig:* *Das Training muss zu jedem Zeitpunkt schmerzfrei sein.

TIPP

Legen Sie den ganzen Fokus auf das Workout, lassen Sie sich für den Zeitraum des Workouts nicht ablenken. Spannen Sie zudem die zu trainierende Muskulatur aktiv an, um den maximalen Effekt herauszuholen!!!

- **Motivationshilfe Workout-Contract.**

Um wirklich auch über diese zehn Wochen motiviert zu bleiben, unterschreiben den nachfolgenden Vertrag ausnahmslos alle „meiner" zukünftigen Bräute. Dieser Workout-Vertrag sollte gut sichtbar platziert werden. Bestenfalls so, dass man ihn mehrmals am Tag sieht. Beispielsweise lässt sich der Vertrag gut sichtbar am Badezimmerspiegel, im Auto, am Arbeitsplatz oder auch als Hintergrundbild auf dem Smartphone, Tablet oder Laptop platzieren.

- **Welche Übungen muss ich durchführen?**

Welche Übungen Sie genau durchführen, erfahren Sie im übernächsten Kapitel. Die Workouts sind abwechslungsreich gestaltet und in jeder Trainingswoche für Sie in der Zusammensetzung als auch in der Reihenfolge vorbereitet. Sie sind hocheffektiv und basieren auf meiner langjährigen Erfahrung als Personal Trainer. Viele meiner Klienten haben durch diese Pläne ihre persönliche Traumfigur erreicht.

Workout-Contract

„DAS PERFEKTE WEDDING WORKOUT"

Name: ______________________________

Trainer: Michael Limmer

Trainingsdauer: 10 Wochen

Trainingsbeginn: ______________________________

Hochzeitstermin: ______________________________

Workout-Location: Zu Hause, im Garten oder im Park

Trainingsziel(e): Die Top-Brautfigur am Tag der Hochzeit

____

____

____

____

Hiermit verspreche ich, die Inhalte von „Das perfekte Wedding Workout" von Michael Limmer umzusetzen und für meine Top-Brautfigur konsequent zu trainieren.

Ort, Datum ______________________________

Unterschrift Trainierende ______________________________

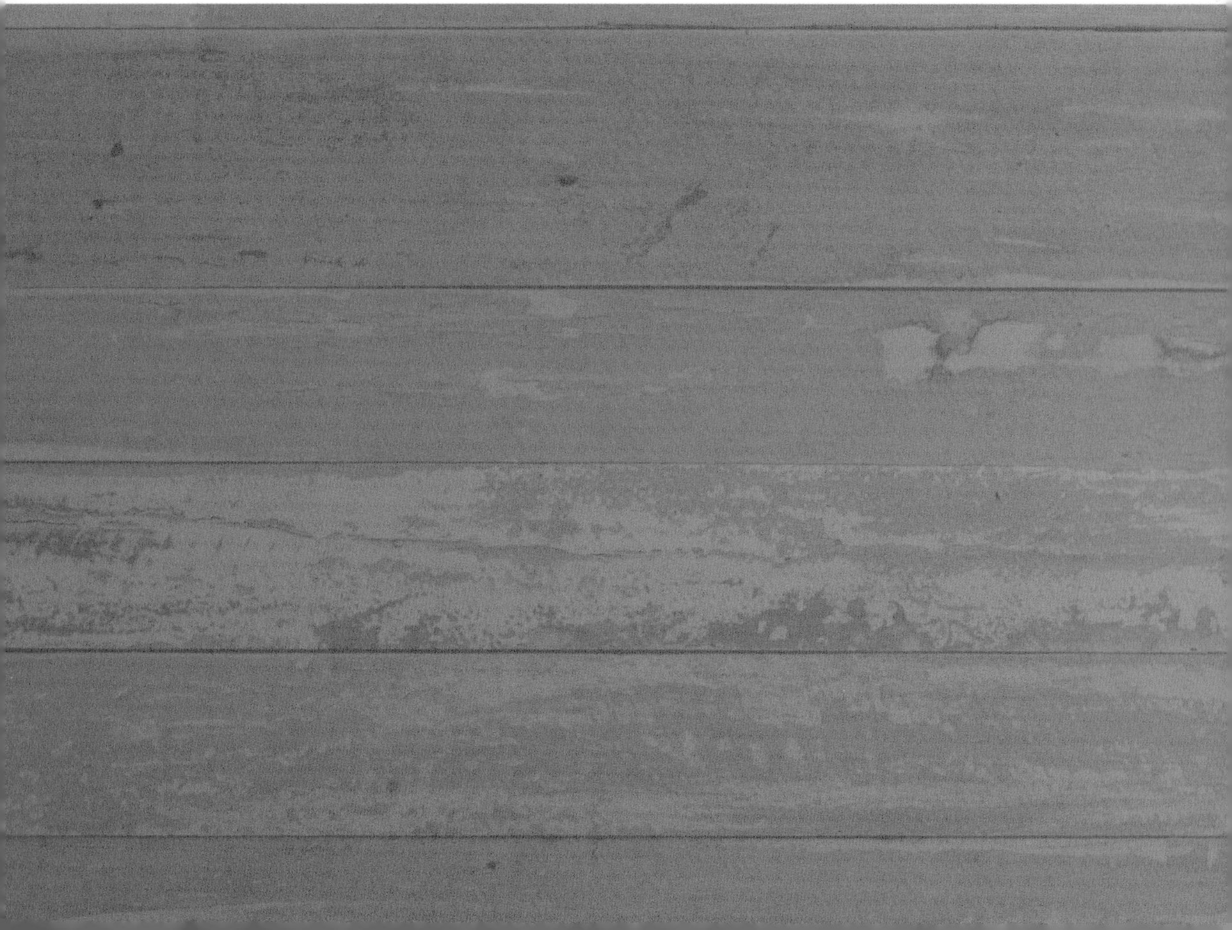

5 REGENERATION

5 Regeneration

Regeneration ist ein wichtiger Bestandteil in „Das perfekte Wedding Workout". Bevor wir gleich zu den Übungen und dem Workout übergehen, möchte ich Ihnen noch einige effektive Maßnahmen der Regeneration vorstellen. Neben den Elementen ***Training*** und ***Ernährung*** ist die **Regeneration** ein weiterer wichtiger Faktor, um effektives Training zu gewährleisten. Außerdem kann man die Gefahr eines Muskelkaters wesentlich verringern, wenn man die Regeneration bewusst und konsequent durchführt.

1. **Schlaf!** So banal es klingen möchte: Schlaf bildet die Basis jeder Regeneration. Nur während des Schlafs entspannen sich unser Gehirn als auch unsere Muskulatur vollumfänglich. Und diese Erholung ist wichtig, um danach wieder leistungsfähig zu sein. Das Schlafbedürfnis ist individuell. Sieben Stunden Schlaf haben sich bei dem Großteil meiner Klienten bewährt. Falls es realisierbar ist, empfiehlt sich auch ein Mittagsschlaf von ca. 20-30 min.

2. **Massagen.** Lassen Sie sich gerne von Ihrem Liebsten massieren. Massagen sind wohltuend und entspannen Körper und Geist. Sicher ist das auch im Sinne Ihres Partners. Natürlich können Sie auch hier Termine bei einem Physiotherapeuten oder Masseur vereinbaren.

3. **Stretching.** Das Dehnen kann Verspannungen lösen und macht die Muskulatur geschmeidig. Welche Dehnübungen sinnvoll sind, erfahren Sie im nächsten Kapitel.

4. **Wechselduschen.** Wie bereits bei den Trainingsprinzipien aufgeführt, sind Kalt-Warm-Duschen ein fester Bestandteil von „Das perfekte Wedding Workout".

5. **Ernährung.** Und zwar nicht irgendeine – sondern die Richtige. Und wie die aussieht, können Sie im Kapitel „Ernährung" von Dr. med. Gabriele Anderl lesen.

6. **Wasser!** Auch dieses Thema konnten Sie bereits bei den Trainingsprinzipien kennenlernen. Versuchen Sie wirklich, die Wasserzufuhr zu beachten. 35 ml Wasser pro kg Körpergewicht sind empfehlenswert. Versuchen Sie, Wasser stets griffbereit zu haben.

   Legen Sie sich eine Flasche in das Auto, stellen Sie eine Flasche am Arbeitsplatz parat und beginnen Sie mit der Flüssigkeitszufuhr bestenfalls gleich zum Frühstück.

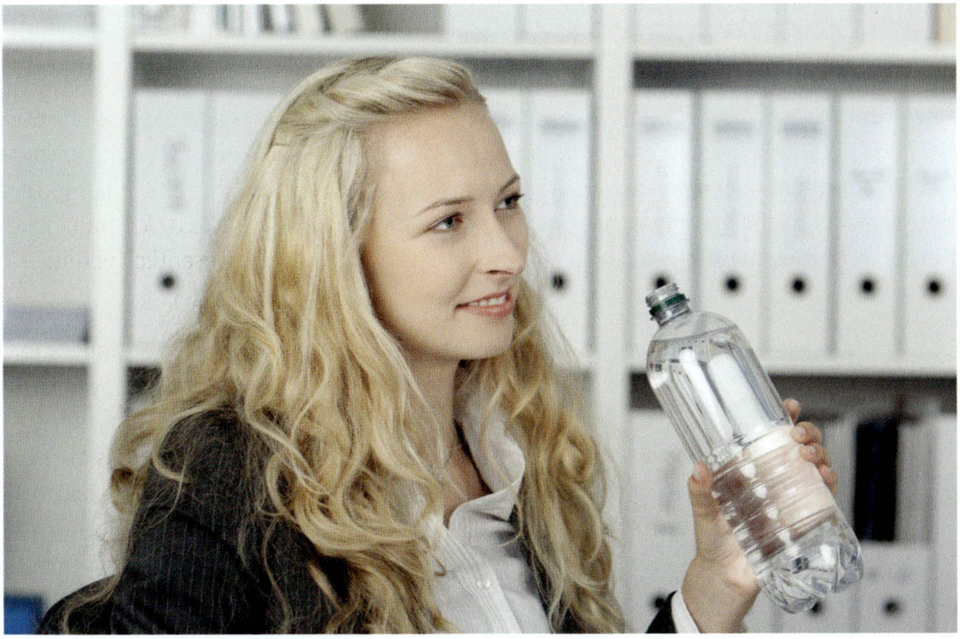

6 ÜBUNGEN

6 Übungen

6.1 OBERKÖRPER & CORE

Schattenboxen

Klassisches Schattenboxen: Stehen Sie in der Beinachse stabil. Versuchen Sie nun, jeweils überkreuz zu boxen. Das heißt: linken Arm nach rechts bewegen, rechten Arm nach links bewegen. Dabei das Tempo stets erhöhen und die vorgegebene Zeit einhalten. Versuchen Sie, bis zum Schluss ein maximal hohes Bewegungstempo zu erreichen.

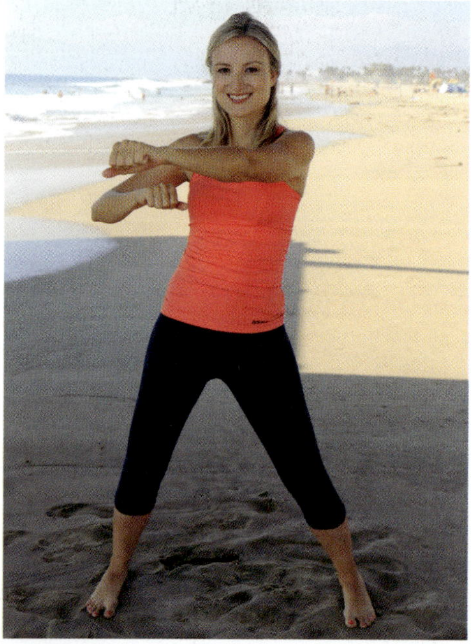

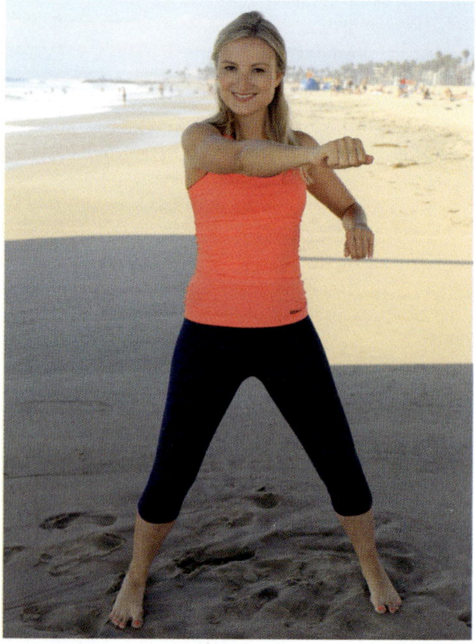

Stehender Crunch

Sie führen jeweils einen Crunch im Stehen durch. Das heißt: Während einer dynamischen Bewegung führen Sie jeweils diagonal Knie und Ellbogen auf Höhe der Körpermitte zusammen. Versuchen Sie, flüssige Bewegungen beizubehalten.

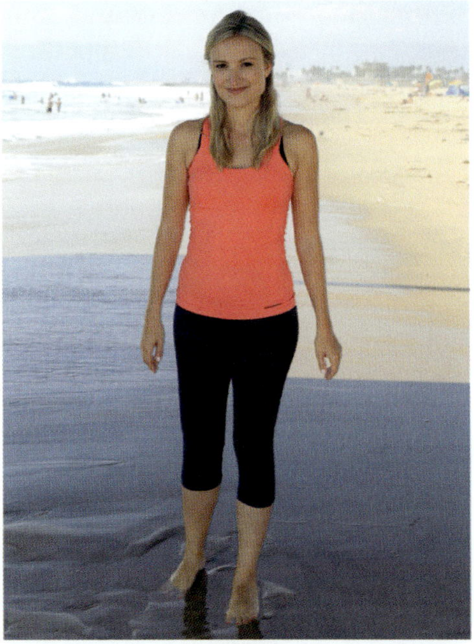

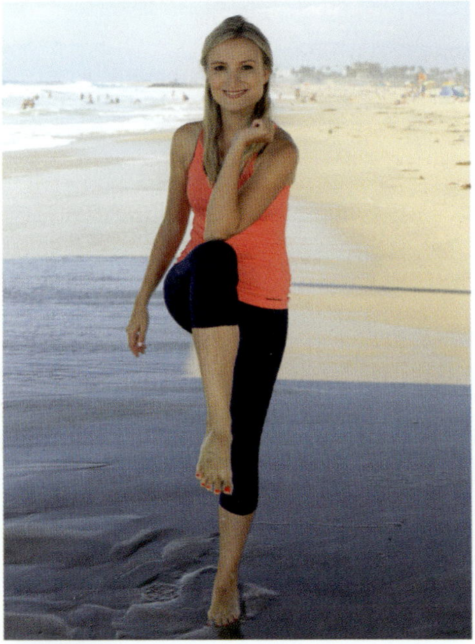

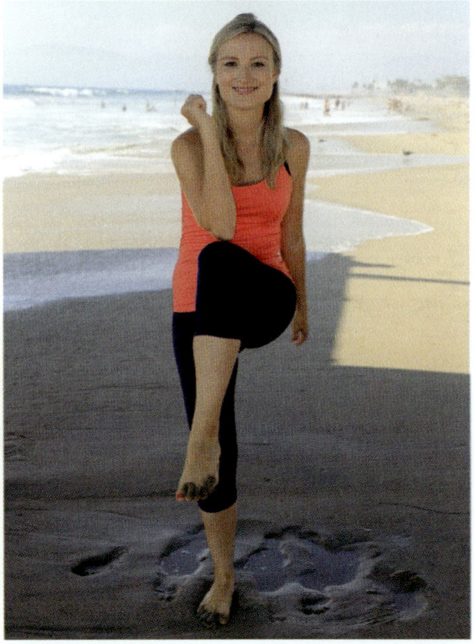

45°-Liegestütze

Nehmen Sie an einer Wand eine Liegestützposition ein, die Hände befinden sich dabei ungefähr schulterbreit auf der Wand, die Beine sind gestreckt und der Rücken ist gerade. Gehen Sie nun mit geradem Körper in eine möglichst tiefe Position, achten Sie darauf, eine aktive Körperspannung beizubehalten.

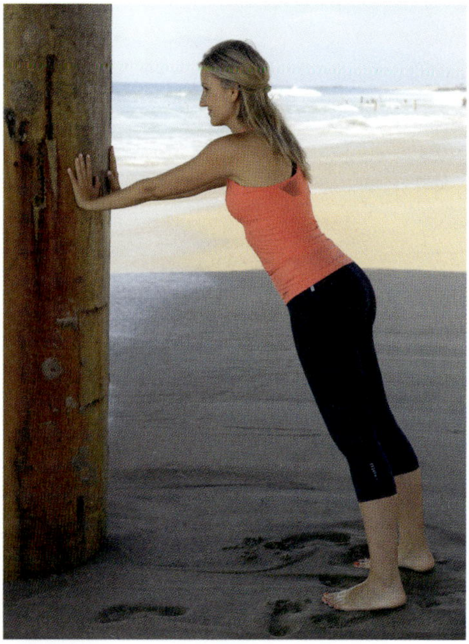

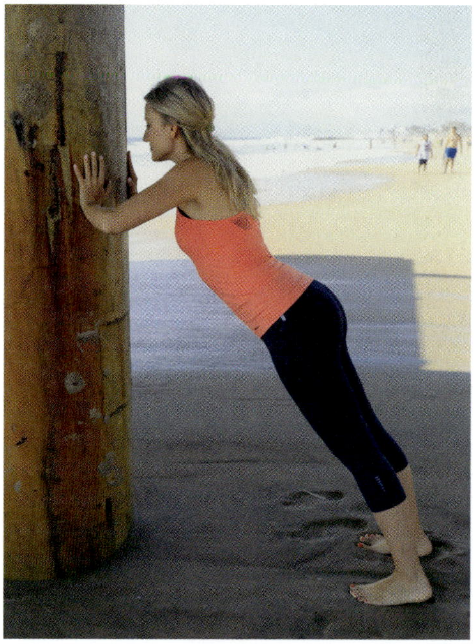

45°-Dreipunkt-Liegestütze

Nehmen Sie an einer Wand eine Liegestützposition ein, die Hände befinden sich dabei ungefähr schulterbreit an der Wand, die Beine sind gestreckt und der Rücken ist gerade. Heben Sie nun ein Bein weg vom Boden und gehen Sie dann mit geradem Körper in eine möglichst tiefe Position. Achten Sie darauf, eine aktive Körperspannung beizubehalten.

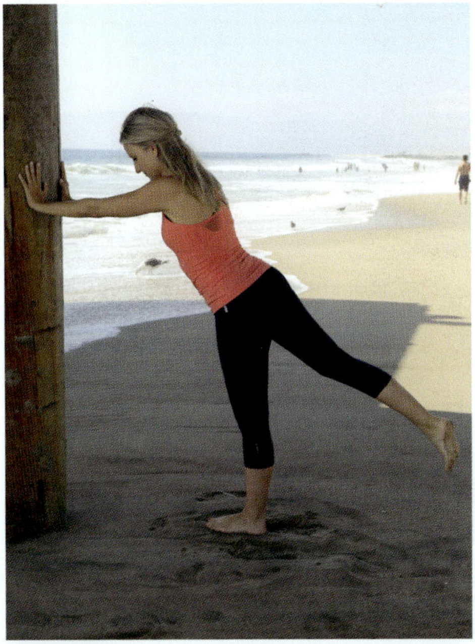

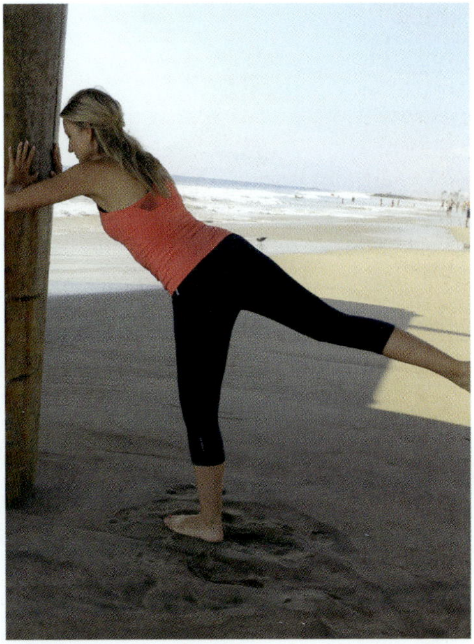

Kniende Liegestütze

Nehmen Sie die kniende Liegestützposition ein. Überkreuzen Sie die Waden und halten Sie den Oberkörper in einer stabilen Haltung, die Hände sind etwa schulterbreit. Nun versuchen Sie, mit geradem Rücken eine möglichst tiefe Position des Oberkörpers zu erreichen. Achten Sie stets darauf, den Rücken gerade und den Kopf in Verlängerung der Wirbelsäule zu halten.

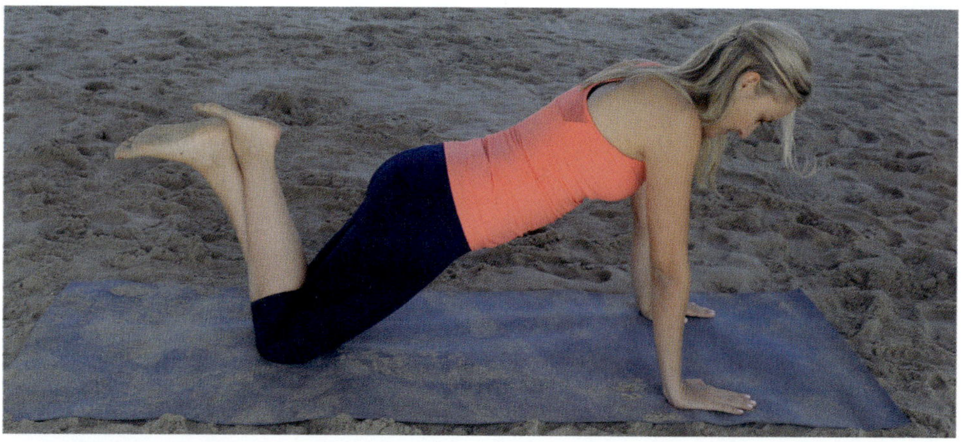

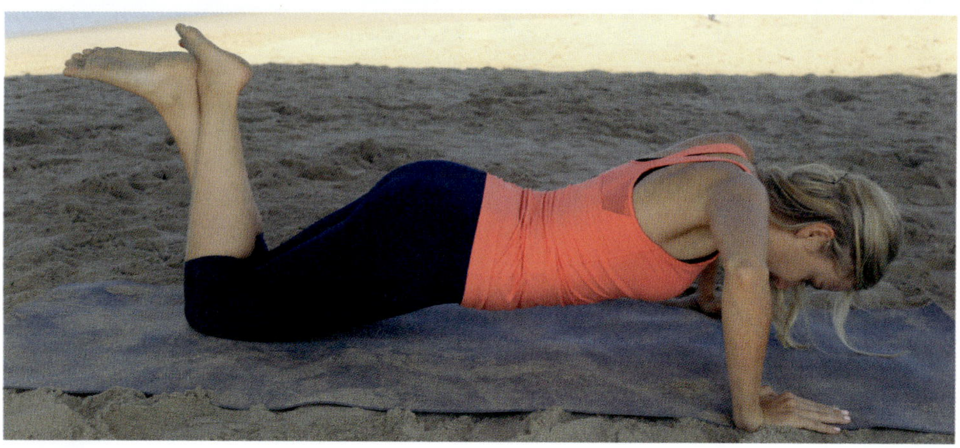

Kniende Dreipunkt-Liegestütze

Nehmen Sie die kniende Liegestützposition ein und strecken dabei ein Bein horizontal nach hinten. Die Hände sind etwa schulterbreit. Strecken Sie nun je ein Bein nach oben weg, der Oberkörper bleibt gerade und kippt nicht nach links oder rechts weg. Nun versuchen Sie, mit geradem Rücken eine möglichst tiefe Position des Oberkörpers zu erreichen. Achten Sie stets darauf, den Rücken gerade und den Kopf in Verlängerung der Wirbelsäule zu halten.

Wichtig: Spannen Sie Ihre Bauch- und Rumpfmuskulatur aktiv an.

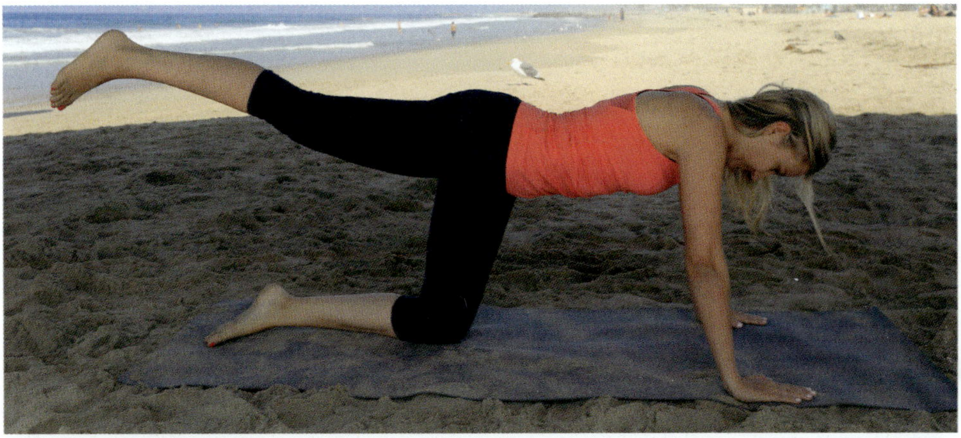

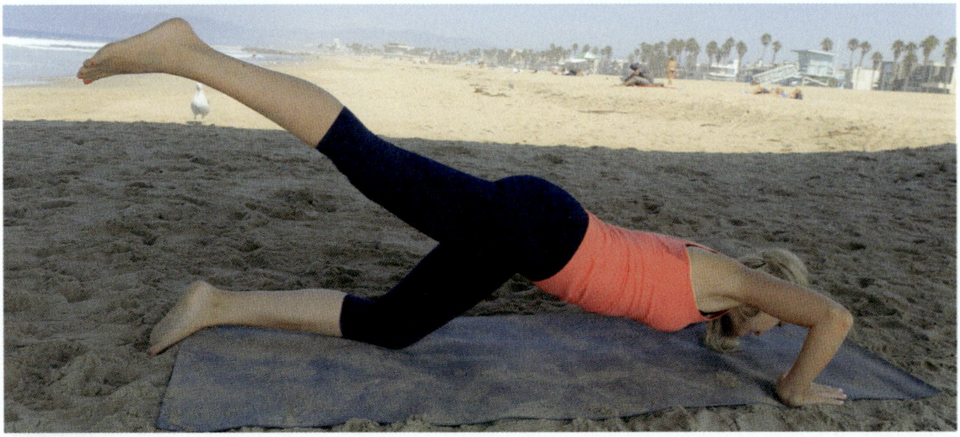

Liegestütze klassisch

Nehmen Sie die klassische Liegestützposition ein, die Hände sind etwa schulterbreit. Gehen Sie nun mit geradem Oberkörper in eine möglichst tiefe Position und achten Sie darauf, den Rücken gerade und den Kopf in Verlängerung der Wirbelsäule zu halten.

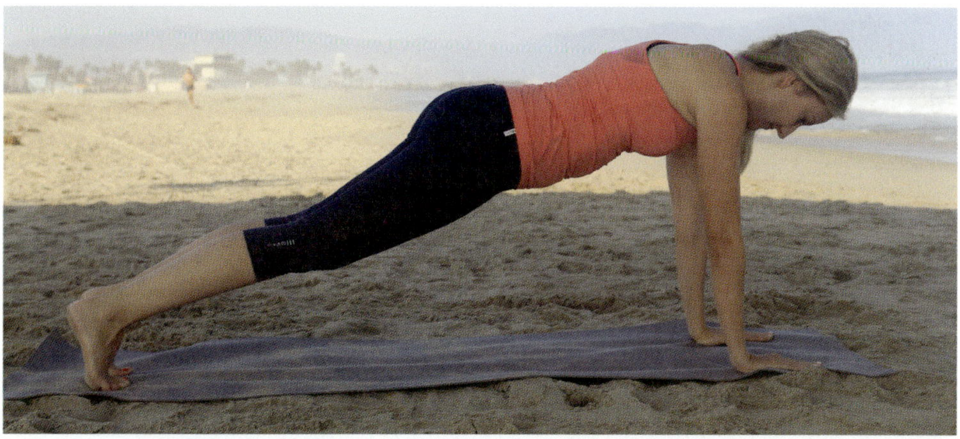

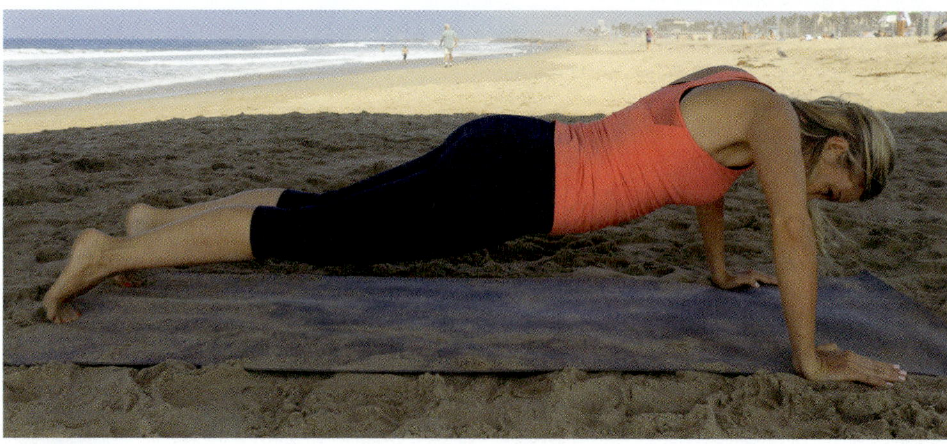

Liegestützposition + Frontalstreckung

Die Ausgangsposition ist die Liegestützposition. In einer Hand halten Sie nun ein Zusatzgewicht (Wasserflasche, Buch, Tasche etc.). Nun strecken Sie den Arm frontal möglichst weit nach vorne, ohne die Position der Körpermitte (Core) zu verändern. Spannen Sie hierfür Ihren Core aktiv an und legen Sie den Fokus auf die Armbewegung.

Wichtig: Trainieren Sie beide Seiten!

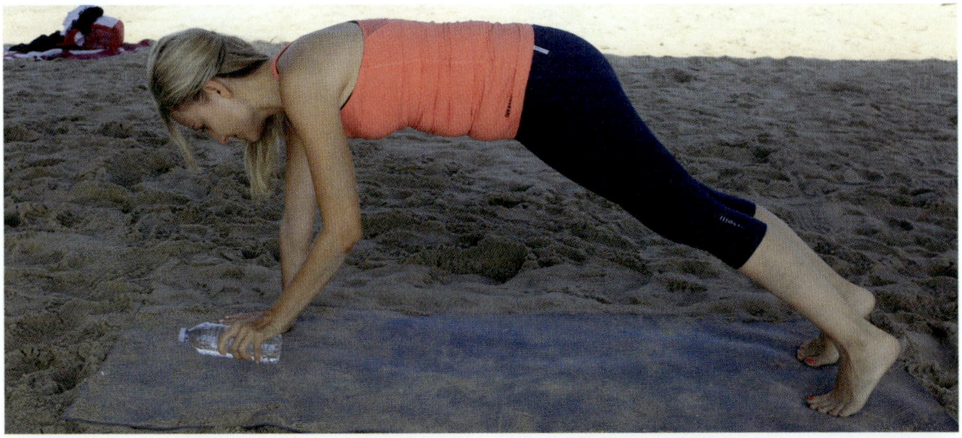

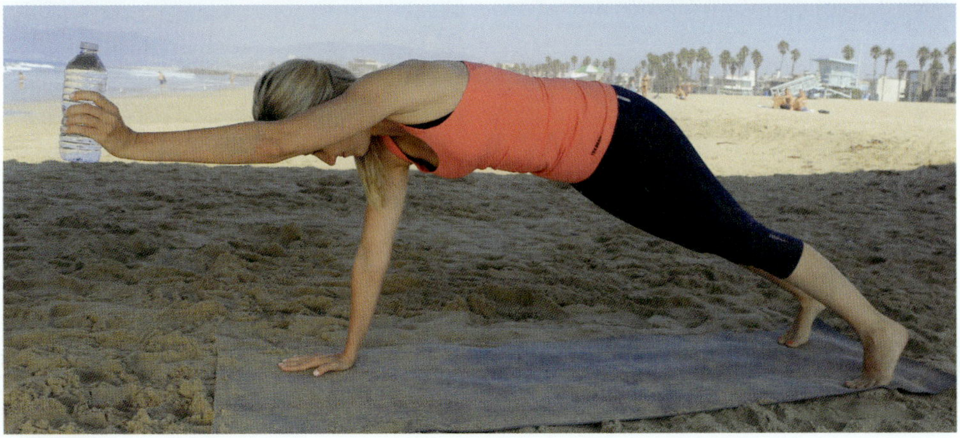

Dips 90°

Nehmen Sie auf einem Stuhl Platz und fassen Sie den Stuhl möglichst nah am Körper, die Ellbogen zeigen nach hinten, entgegen der Blickrichtung, die Beine sind in 90° angewinkelt. Rutschen Sie nun ein Stück nach vorne, sodass Ihr Körpergewicht nur von Ihren Armen und Füßen getragen wird. Nun versuchen Sie, mit dem Gesäß eine möglichst tiefe Position zu erreichen und beugen dabei Ihre Arme. Direkt danach verlagern Sie Ihren Körperschwerpunkt wieder nach oben und strecken die Arme.

Wichtig: Der Rücken bleibt gerade, der Kopf befindet sich stets in Verlängerung der Wirbelsäule, die Ellbogen zeigen stets nach hinten.

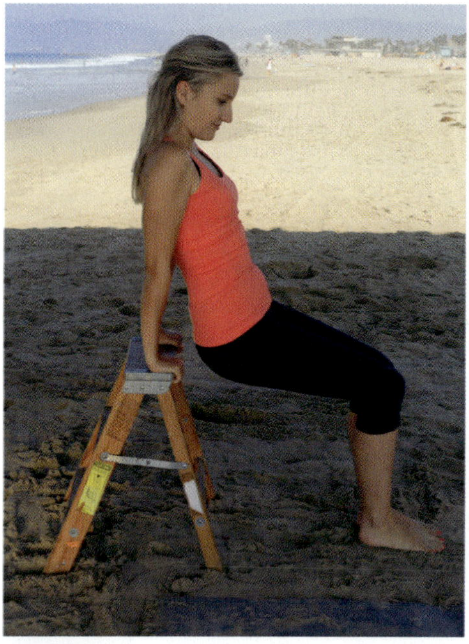

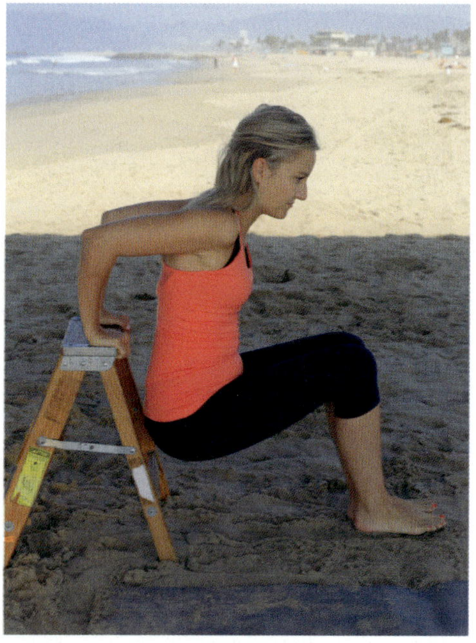

Liegestützposition + Seitstreckung

Die Ausgangsposition ist die Liegestützposition. In einer Hand halten Sie nun ein Zusatzgewicht (Wasserflasche, Buch, Tasche etc.). Nun strecken Sie den Arm zur Seite möglichst weit nach oben, ohne die Position der Körpermitte (Core) zu verändern. Spannen Sie hierfür Ihren Rumpf aktiv an und legen Sie den Fokus auf die Armbewegung.

Wichtig: Trainieren Sie beide Seiten!

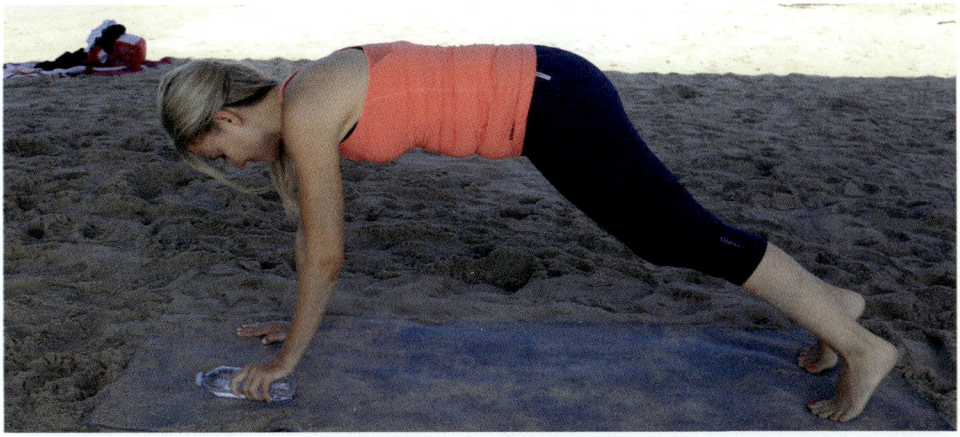

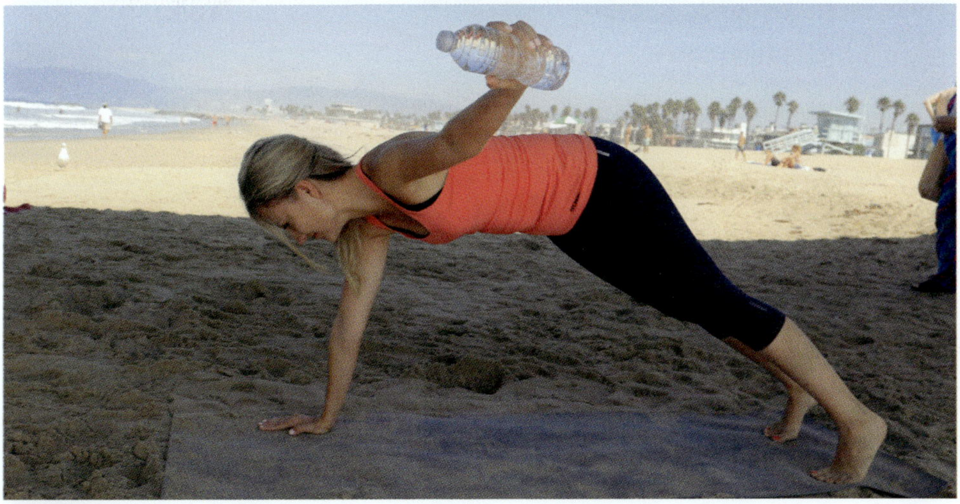

Fallschirmspringer-Liegestütze

Zunächst nehmen Sie die klassische Liegestützposition ein. Nun schieben Sie Hüfte möglichst weit nach oben und gehen mit den Fußspitzen eine Fußlänge näher zu den Händen. Aus dieser Position beugen Sie nun Ihre Arme und senken Ihren Kopf nach unten ab. Das Ziel der Bewegung ist es, die Stirn zwischen den Händen gen Boden abzusenken und nach Möglichkeit auch einen dezenten und minimalen Kontakt zwischen Stirn und Boden herzustellen. Danach strecken Sie Ihre Arme wieder und gehen zurück in die Ausgangsposition.

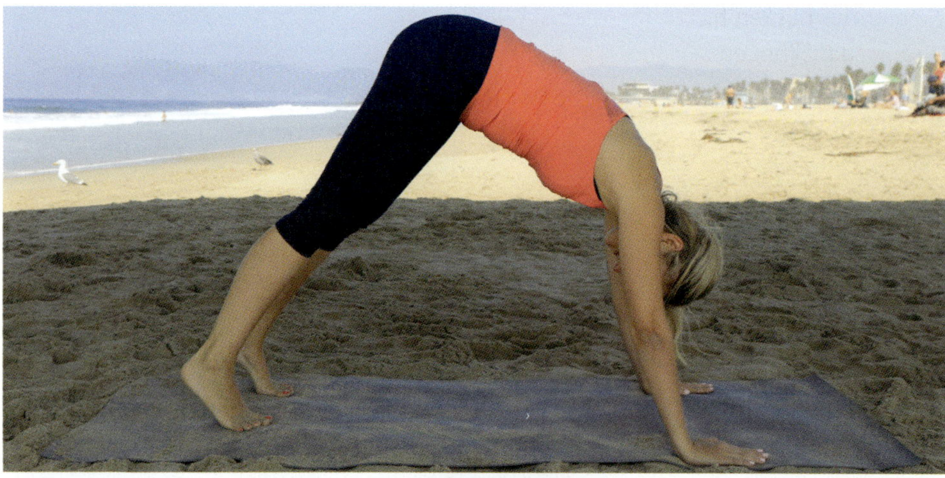

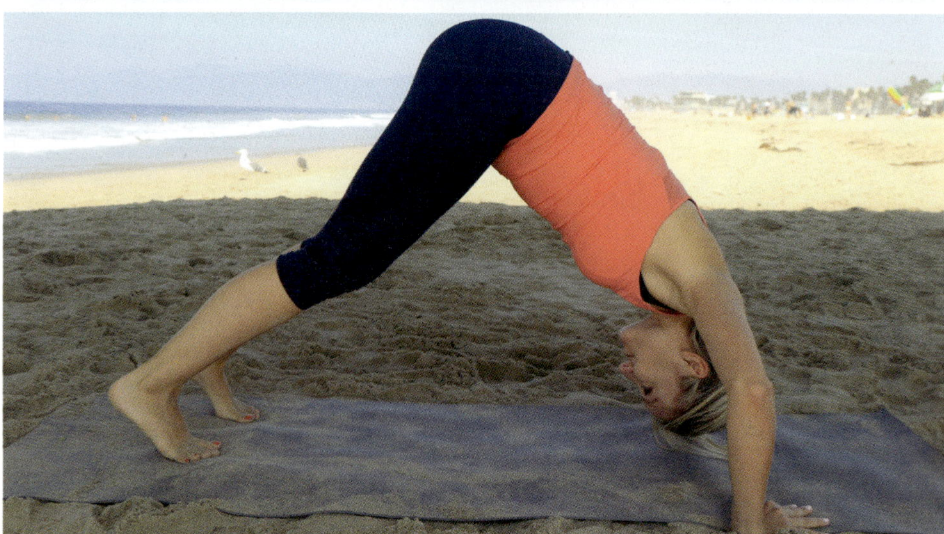

Dips gestreckt

Nehmen Sie auf einem Stuhl Platz und fassen Sie den Stuhl möglichst nah am Körper, die Ellbogen zeigen nach hinten, entgegen der Blickrichtung, die Beine sind gestreckt. Rutschen Sie nun ein Stück nach vorne, sodass Ihr Körpergewicht nur von Ihren Armen und Füßen getragen wird. Nun versuchen Sie, mit dem Gesäß eine möglichst tiefe Position zu erreichen und beugen dabei Ihre Arme. Direkt danach verlagern Sie Ihren Körperschwerpunkt wieder nach oben und strecken die Arme.

Wichtig: Der Rücken bleibt gerade, der Kopf befindet sich stets in Verlängerung der Wirbelsäule, die Ellbogen zeigen stets nach hinten.

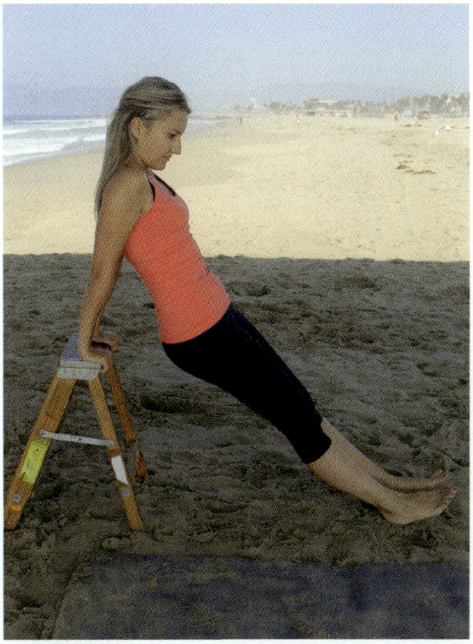

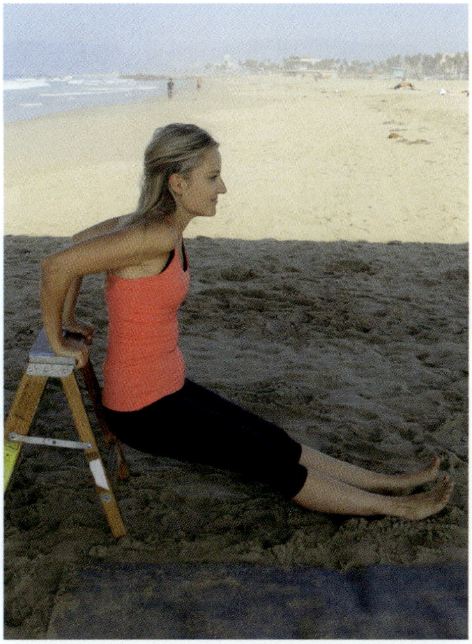

Dreipunkt-Dips

Nehmen Sie auf einem Stuhl Platz und fassen Sie den Stuhl möglichst nah am Körper. Die Ellbogen zeigen nach hinten – entgegen der Blickrichtung, die Beine sind gestreckt. Rutschen Sie nun ein Stück nach vorne, sodass Ihr Körpergewicht nur von Ihren Armen getragen wird, heben Sie zusätzlich ein Bein vom Boden weg. Nun versuchen Sie, mit dem Gesäß eine möglichst tiefe Position zu erreichen und beugen dabei Ihre Arme. Direkt danach verlagern Sie Ihren Körperschwerpunkt wieder nach oben und strecken somit die Arme.

Wichtig: Der Rücken bleibt gerade, der Kopf befindet sich stets in Verlängerung der Wirbelsäule, die Ellbogen zeigen stets nach hinten.

Wichtig: Trainieren Sie beide Seiten!

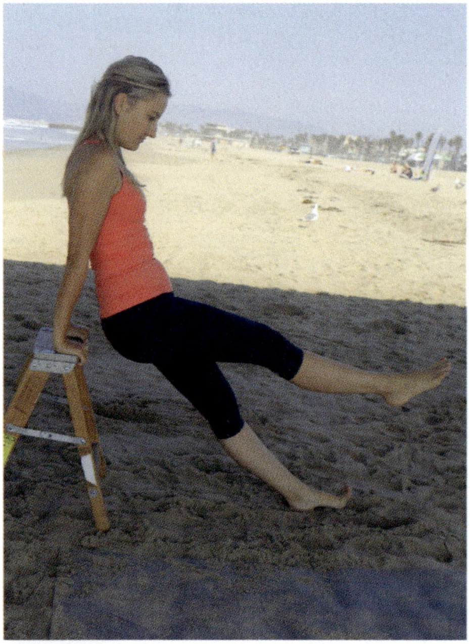

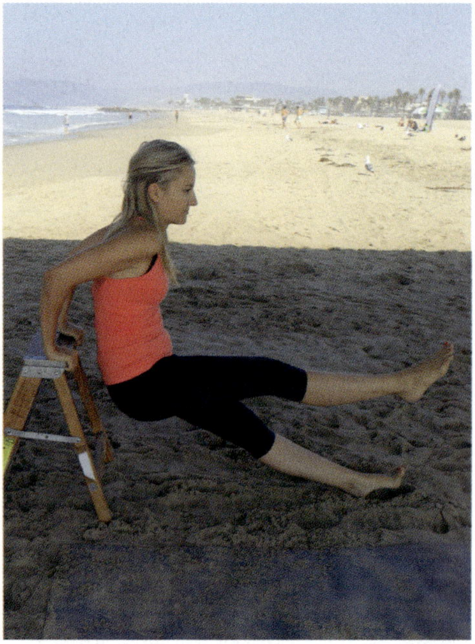

Armstreckung Seitlage

Nehmen Sie eine stabile Seitlage ein, legen Sie auch Ihre Schultern ab. Ihren unteren Arm legen Sie nun über Ihren Brustkorb/Rippenbogen, mit dem oberen Arm stützen Sie sich auf Höhe des Brustbeins ab und strecken nun mithilfe des oberen Armes Ihren Oberkörper in eine möglichst aufgerichtete Position.

Wichtig: Trainieren Sie beide Seiten!

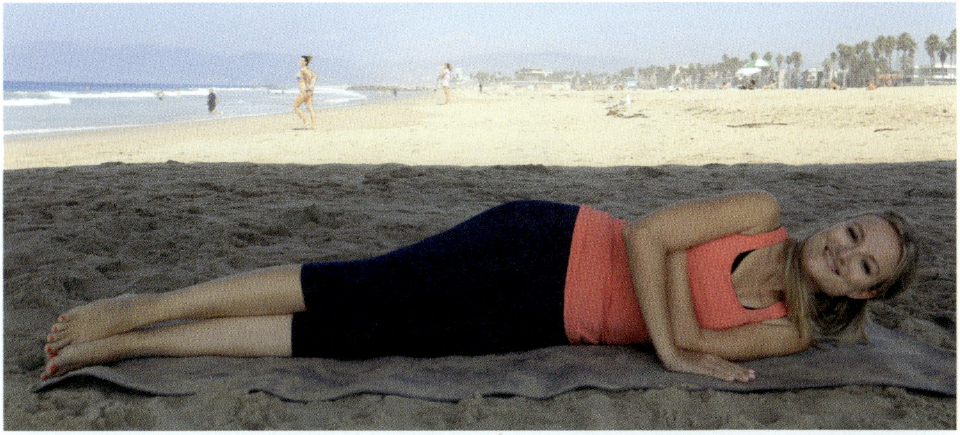

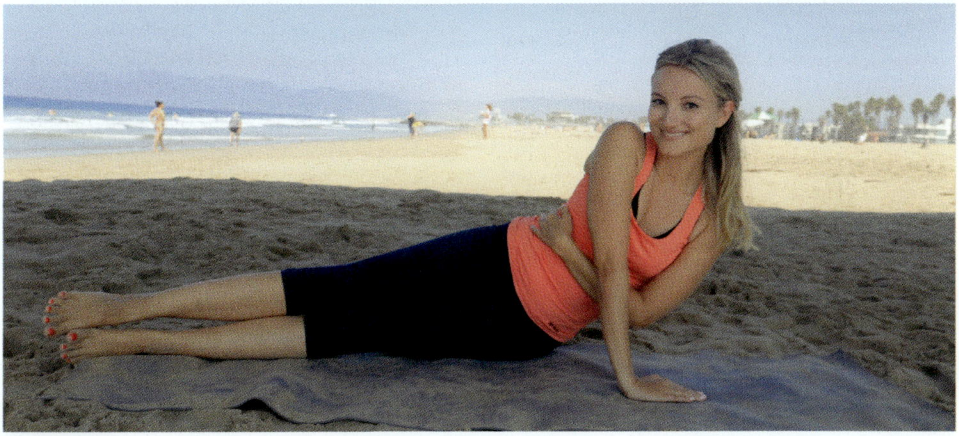

Kniender Unterarmstütz + Beinstreckung

Bei dieser Übung wird Ihr Körper sowohl von den Knien als auch den Unterarmen bzw. Ellbogen getragen. Halten Sie die Körpermitte stabil. Spannen Sie Ihre Bauchmuskulatur aktiv an und vermeiden Sie ein Hohlkreuz oder einen Buckel. Ihr Kopf befindet sich in Verlängerung der Wirbelsäule. Nun strecken Sie ein Bein horizontal nach hinten. Ihr Bein befindet sich in Verlängerung des Körpers. Vermeiden Sie ein Abkippen Ihres Körpers nach links oder rechts.

Wichtig: Trainieren Sie dies auf beiden Seiten!

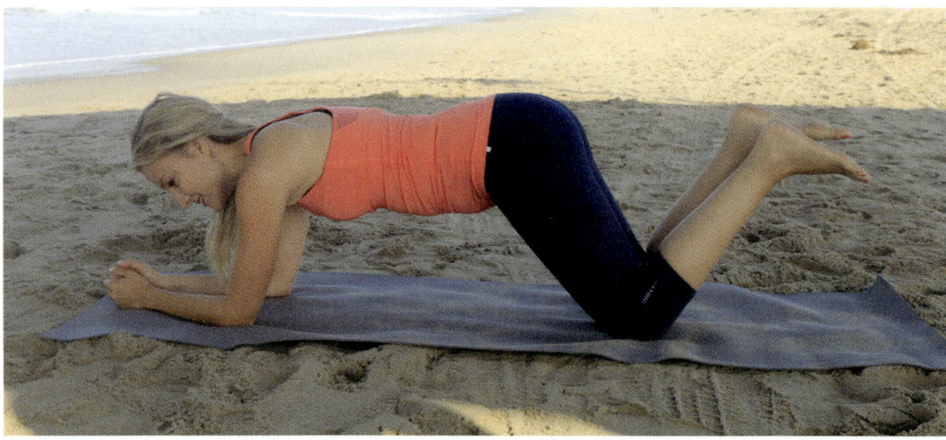

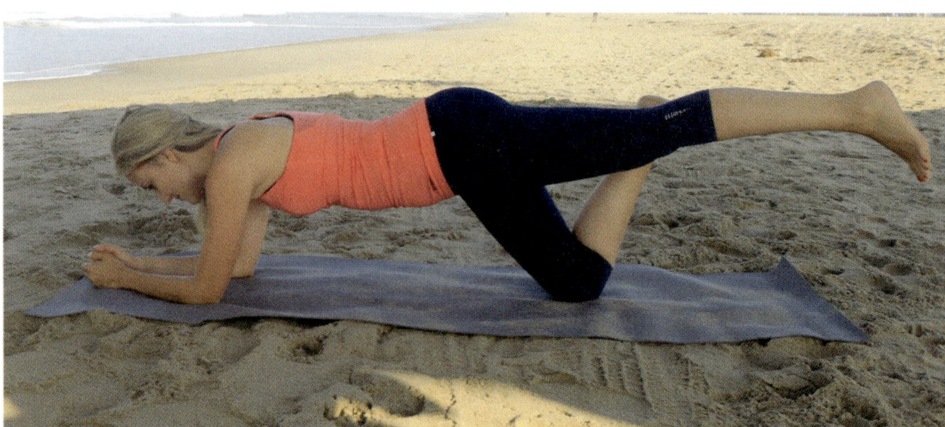

Kniender Unterarmstütz + Diagonalstreckung

Bei dieser Übung wird Ihr Körper sowohl von den Knien als auch den Unterarmen bzw. Ellbogen getragen. Halten Sie die Körpermitte stabil. Spannen Sie Ihre Bauchmuskulatur aktiv an und vermeiden Sie ein Hohlkreuz oder einen Buckel. Ihr Kopf befindet sich in Verlängerung der Wirbelsäule. Nun strecken Sie einen Arm horizontal nach vorne und diagonal davon ein Bein horizontal nach hinten. Ihr Arm befindet sich auf Kopfhöhe, das Bein in Verlängerung des Körpers. Vermeiden Sie ein Abkippen Ihres Körpers nach links oder rechts.

Wichtig: Trainieren Sie dies auf beiden Seiten!

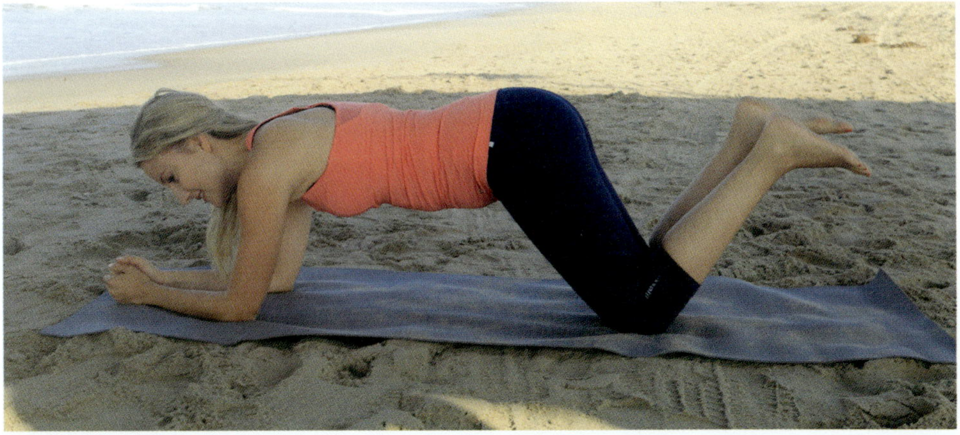

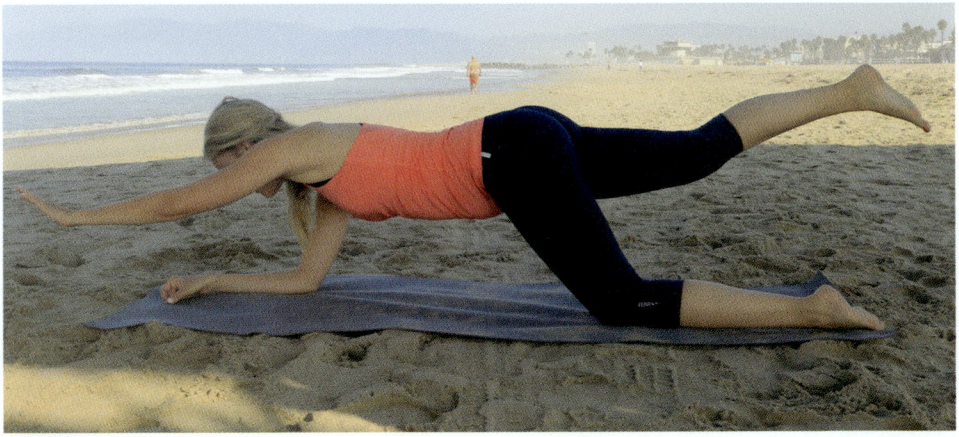

Kniender Unterarmstütz + Armstreckung

Bei dieser Übung wird Ihr Körper sowohl von den Knien als auch den Unterarmen bzw. Ellbogen getragen. Überkreuzen Sie die Waden, halten Sie die Körpermitte stabil. Spannen Sie Ihre Bauchmuskulatur aktiv an und vermeiden Sie ein Hohlkreuz oder einen Buckel. Ihr Kopf befindet sich in Verlängerung der Wirbelsäule. Nun strecken Sie einen Arm horizontal nach vorne. Ihr Arm befindet sich auf Kopfhöhe. Vermeiden Sie ein Abkippen Ihres Körpers nach links oder rechts.

Wichtig: Trainieren Sie beide Seiten!

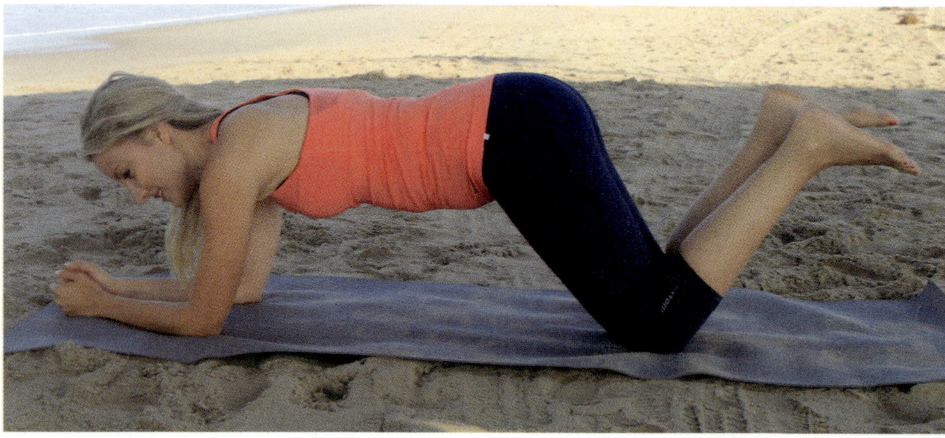

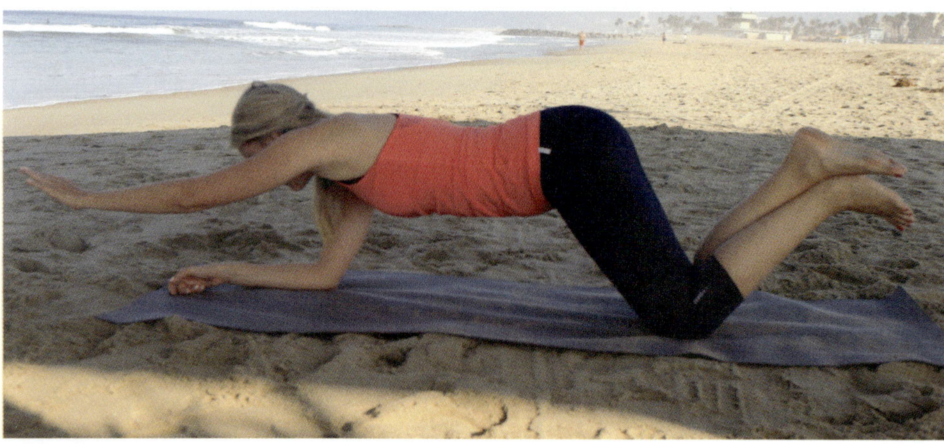

Unterarmstütz

Ihr kompletter Körper wird von den Fußspitzen und Ellbogen/Unterarmen getragen. Ihr Rücken ist gerade, bilden Sie kein Hohlkreuz und auch keinen Buckel. Ihr Kopf befindet sich in Verlängerung der Wirbelsäule, versuchen Sie, aktiv Ihre Bauchmuskulatur anzuspannen.

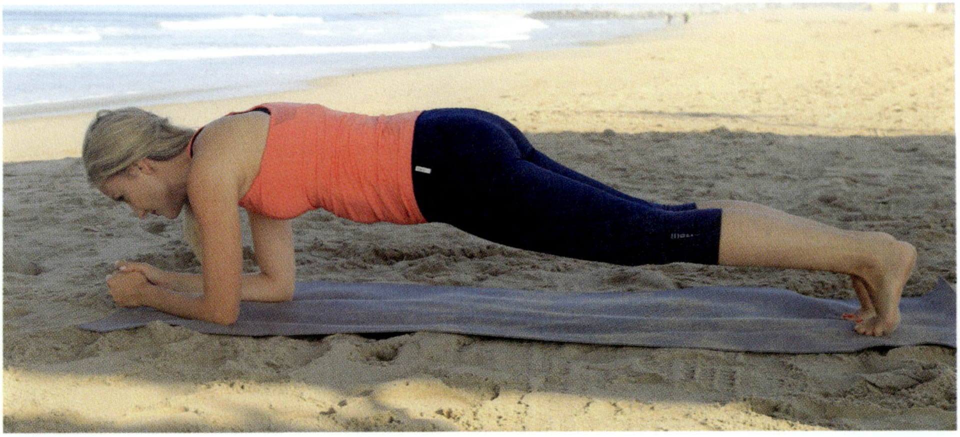

Unterarmstütz + Beinstreckung

Sie begeben sich in eine Liegestützposition. Wichtig dabei: Ihr Körper bildet eine gerade Linie, bleiben Sie im Rumpf stabil und bilden Sie kein Hohlkreuz oder einen Buckel. Ihr Kopf ist in Verlängerung der Wirbelsäule. Spannen Sie Ihre Bauchmuskulatur aktiv an und halten Sie die Spannung. Nun strecken Sie ein Bein nach hinten weg. Achten Sie darauf, dass Sie nun in der Körpermitte nicht nach links oder rechts abkippen. Ihr Körper bleibt gerade.

Wichtig: Trainieren Sie beide Seiten!

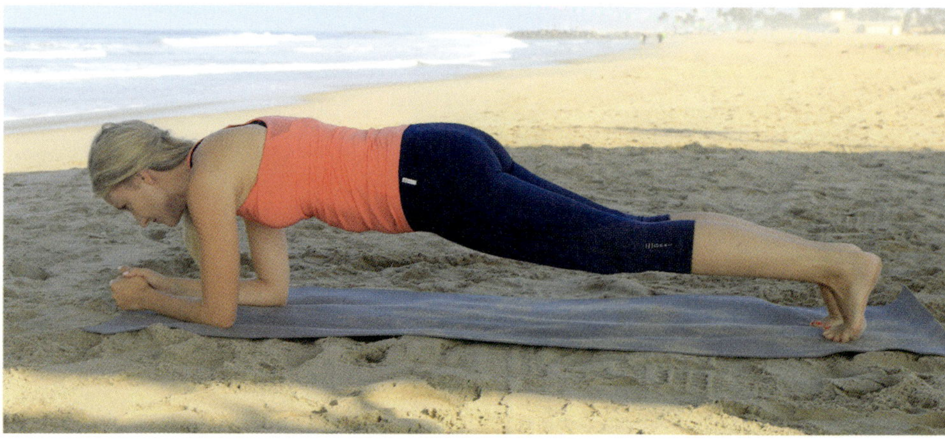

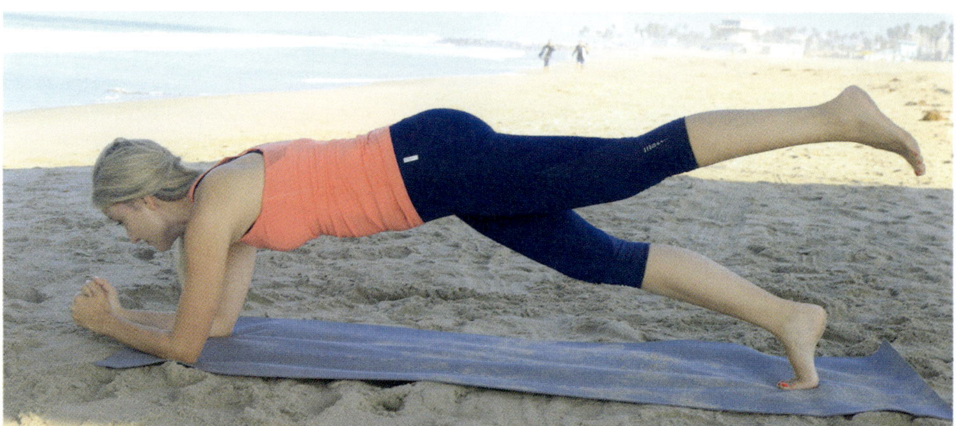

Unterarmstütz + Armstreckung

Bleiben Sie mit dem Körper in einer geraden Position, strecken Sie jeweils einen Arm horizontal und rotieren Sie Ihren Körper nicht nach links oder rechts. Ihr Arm ist gestreckt und befindet sich auf Kopfhöhe, Ihr Kopf befindet sich in Verlängerung der Wirbelsäule. Halten Sie die Bauchspannung aktiv.

Wichtig: Trainieren Sie dies auf beiden Seiten.

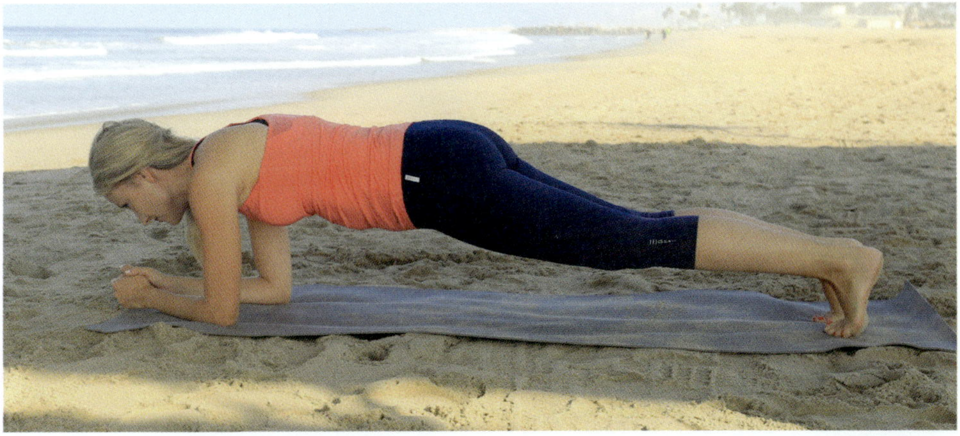

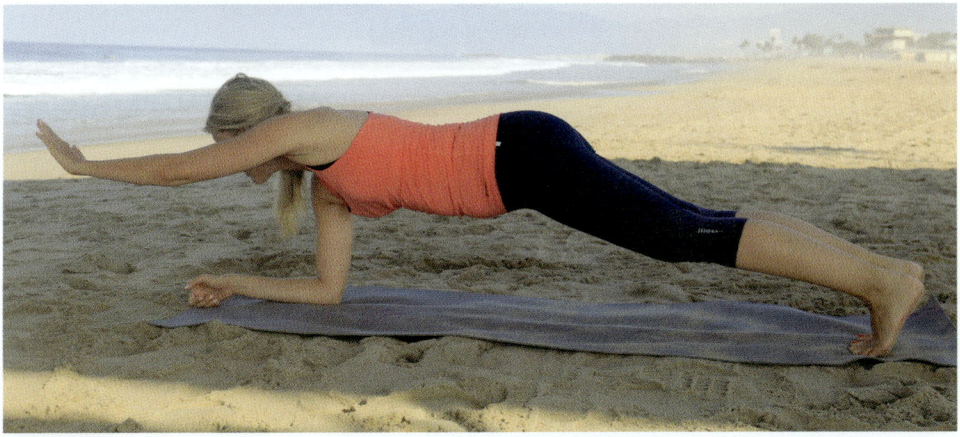

Unterarmstütz + Diagonalstreckung

Bleiben Sie mit dem Körper in einer geraden Position, strecken Sie jeweils ein Bein und den diagonal liegenden Arm horizontal und rotieren Sie Ihren Körper nicht nach links oder rechts. Ihr Bein und der diagonal liegende Arm sind maximal gestreckt und befinden sich in Verlängerung Ihrer Wirbelsäule, Ihr Kopf befindet sich ebenso in Verlängerung der Wirbelsäule. Halten Sie die Bauchspannung aktiv.

Wichtig: Trainieren Sie dies auf beiden Seiten!

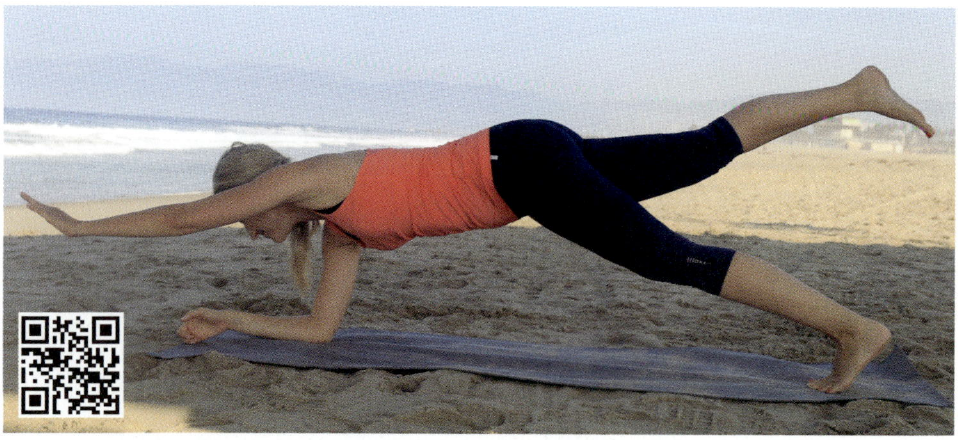

Liegestützposition statisch

Sie begeben sich in eine Liegestützposition. Wichtig dabei: Ihr Körper bildet eine gerade Linie, bleiben Sie im Rumpf stabil und bilden Sie kein Hohlkreuz oder einen Buckel. Ihr Kopf ist in Verlängerung der Wirbelsäule. Spannen Sie Ihre Bauchmuskulatur aktiv an und halten Sie die Spannung.

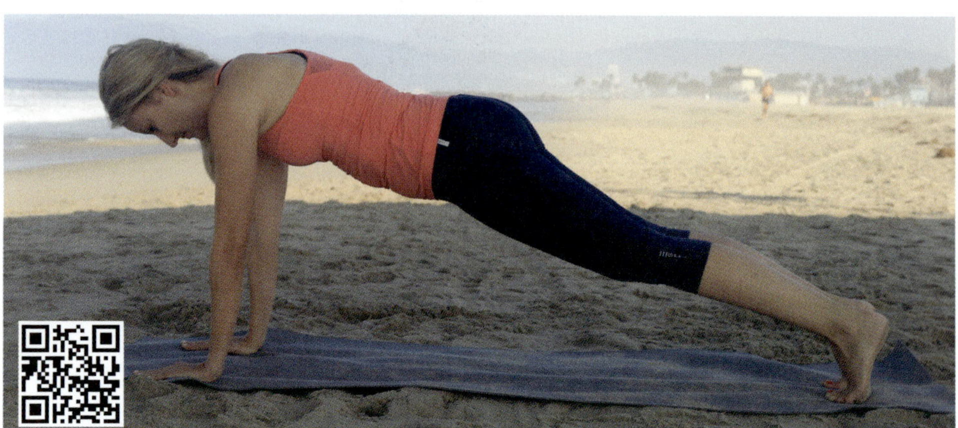

Liegestützposition + Beinstreckung

Sie begeben sich in eine Liegestützposition. Wichtig dabei: Ihr Körper bildet eine gerade Linie, bleiben Sie im Rumpf stabil und bilden Sie kein Hohlkreuz oder einen Buckel. Ihr Kopf ist in Verlängerung der Wirbelsäule. Spannen Sie Ihre Bauchmuskulatur aktiv an und halten Sie die Spannung. Nun strecken Sie ein Bein nach oben. Achten Sie darauf, dass Sie in der Körpermitte nicht nach links oder rechts abkippen. Ihr Körper bleibt gerade.

Wichtig: Trainieren Sie beide Seiten!

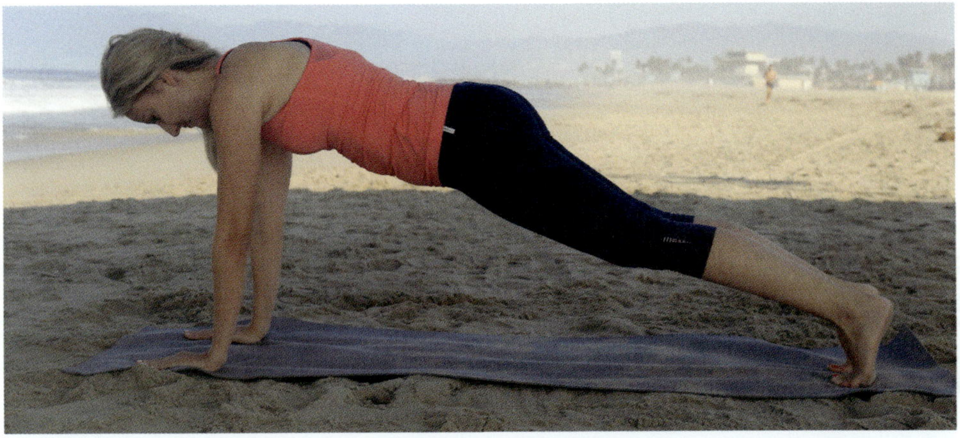

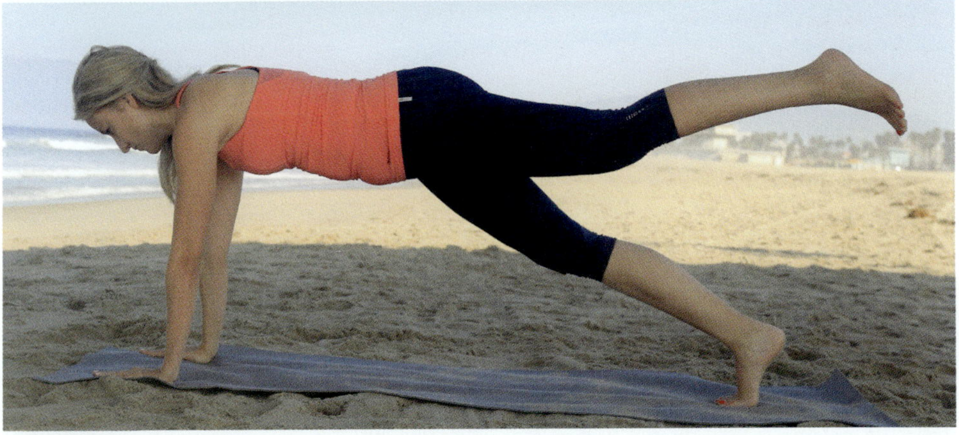

Liegestützposition + Armstreckung

Sie begeben sich in eine Liegestützposition. Wichtig dabei: Ihr Körper bildet eine gerade Linie, bleiben Sie im Rumpf stabil und bilden Sie kein Hohlkreuz oder einen Buckel. Spannen Sie Ihre Bauchmuskulatur aktiv an und halten Sie die Spannung. Nun strecken Sie einen Arm nach oben. Achten Sie darauf, dass Sie in der Körpermitte nicht nach links oder rechts abkippen. Ihr Körper bleibt in einer geraden Linie.

Wichtig: Trainieren Sie beide Seiten!

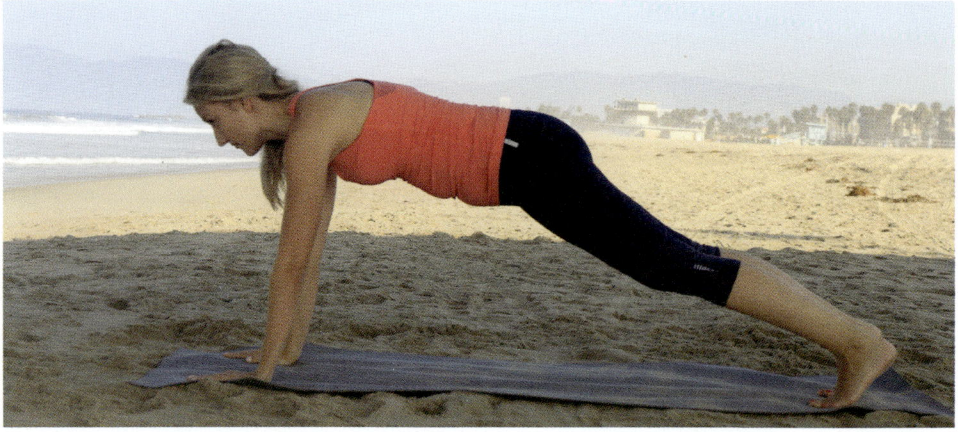

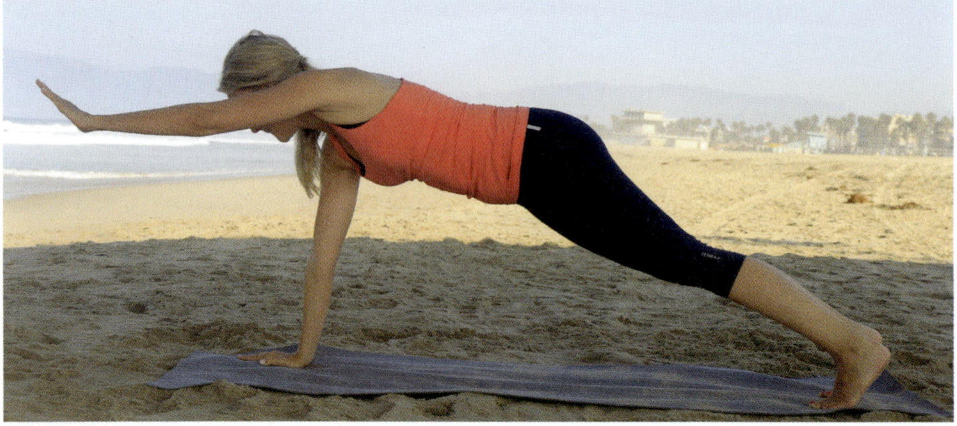

Liegestützposition + Diagonalstreckung

Sie begeben sich in eine Liegestützposition. Wichtig dabei: Ihr Körper bildet eine gerade Linie, bleiben Sie im Rumpf stabil und bilden Sie kein Hohlkreuz oder einen Buckel. Ihr Kopf ist in Verlängerung der Wirbelsäule. Spannen Sie Ihre Bauchmuskulatur aktiv an und halten Sie die Spannung. Nun strecken Sie ein Bein nach hinten weg und diagonal davon einen Arm nach vorne/oben. Achten Sie darauf, dass Sie in der Körpermitte nicht nach links oder rechts abkippen. Ihr Körper bleibt gerade.

Wichtig: Trainieren Sie dies auf beiden Seiten!

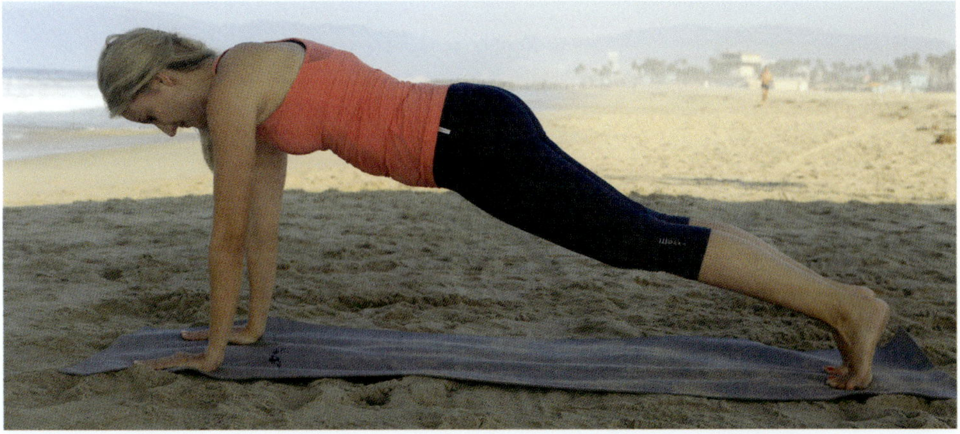

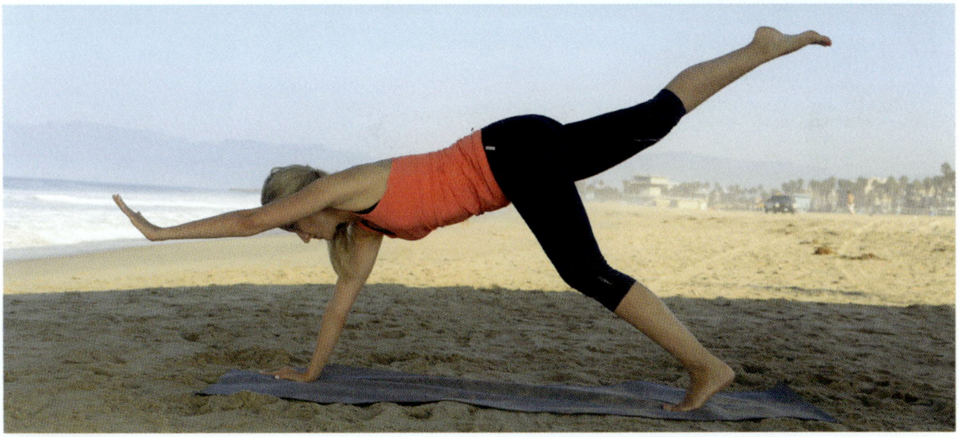

Seitlicher Unterarmstütz kniend

Sie nehmen zunächst eine Seitlage ein, die Tragfläche Ihres Körpers bei dieser Übung bilden Knie und Unterarm/Ellbogen. Die Knie werden nach hinten angewinkelt. Nun versuchen Sie, Ihre Hüfte weit nach oben zu strecken, Ihr oberer Arm wird so weit wie möglich über den Kopf gestreckt, um eine maximale Streckung Ihrer Hüfte zu erzielen. Ihr Körper kippt weder nach vorne noch nach hinten ab, der Kopf befindet sich in Verlängerung der Wirbelsäule. Spannen Sie aktiv Ihre Bauchmuskulatur an.

Wichtig: Trainieren Sie beide Seiten!

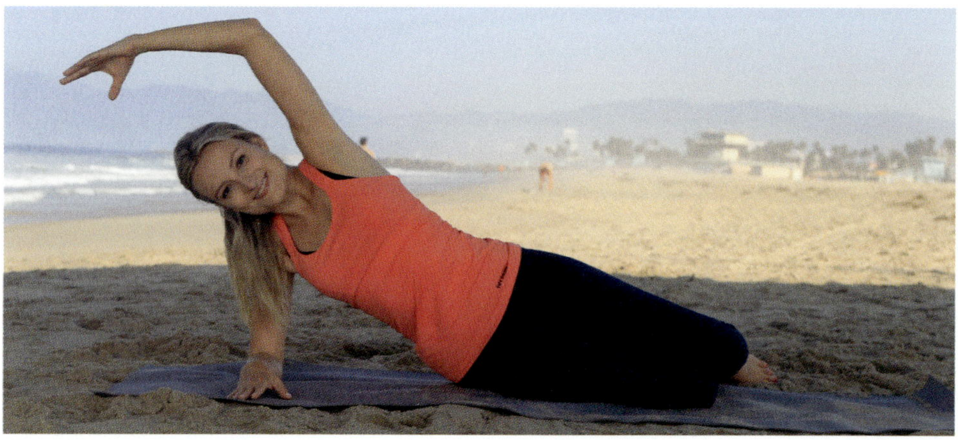

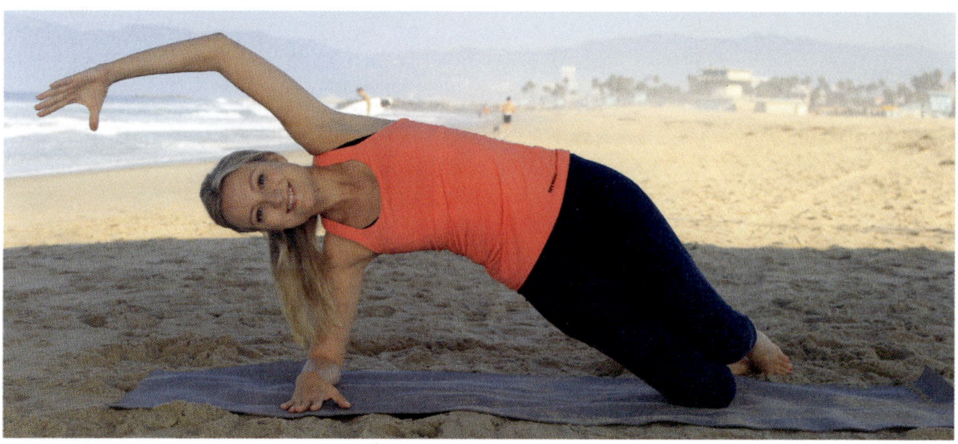

Seitlicher Unterarmstütz kniend + Beinstreckung

Sie nehmen zunächst eine Seitlage ein, die Tragfläche Ihres Körpers bei dieser Übung bilden Knie und Unterarm/Ellbogen. Die Knie werden angewinkelt. Nun versuchen Sie, Ihre Hüfte weit nach oben zu strecken, Ihr oberer Arm wird so weit wie möglich über den Kopf gestreckt, um eine maximale Streckung der Hüfte zu erzielen. Ihr Körper kippt weder nach vorne noch nach hinten ab, der Kopf befindet sich in Verlängerung der Wirbelsäule. Spannen Sie aktiv Ihre Bauchmuskulatur an. Zusätzlich strecken Sie nun das obere Bein weit nach oben vom Körper weg, achten Sie dabei darauf, die maximale Hüftstreckung aufrechtzuerhalten.

Wichtig: Trainieren Sie beide Seiten!

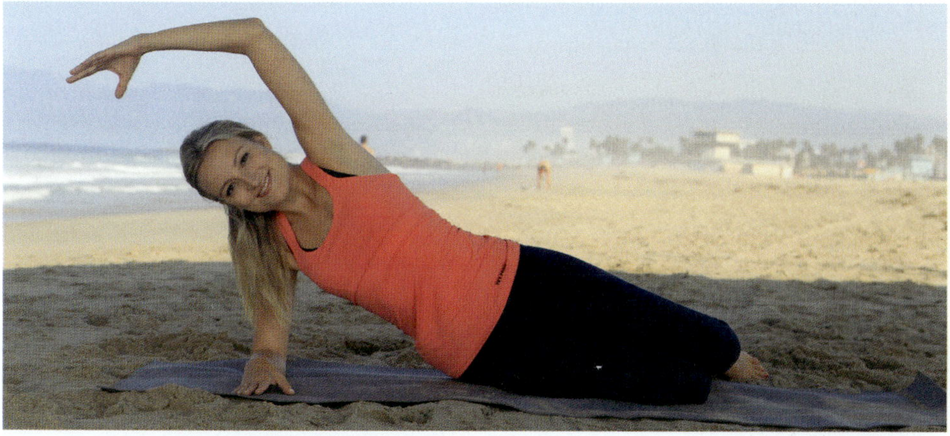

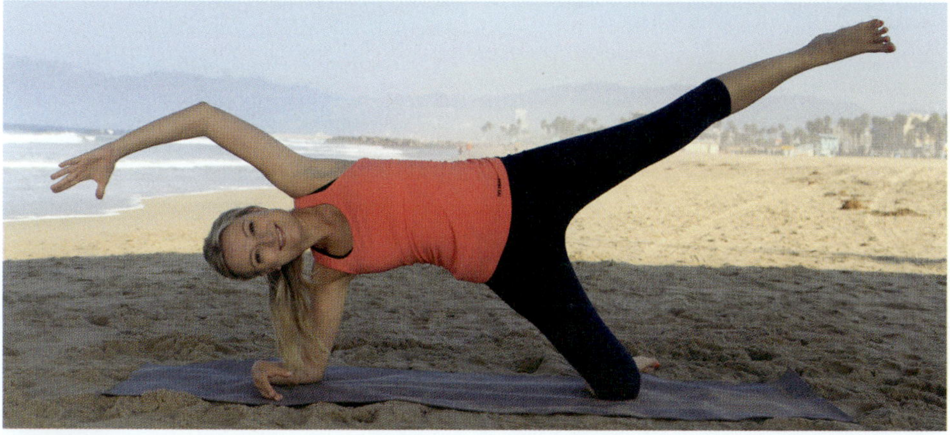

Seitlicher Unterarmstütz kniend + Crunch

Sie nehmen zunächst eine Seitlage ein, die Tragfläche Ihres Körpers bei dieser Übung bilden Knie und Unterarm/Ellbogen. Die Knie werden nach hinten angewinkelt. Nun versuchen Sie, Ihre Hüfte weit anzuheben, Ihr oberer Arm wird so weit wie möglich über den Kopf gestreckt, um eine maximale Streckung Ihrer Hüfte zu erzielen. Ihr Körper kippt weder nach vorne noch nach hinten ab, der Kopf befindet sich in Verlängerung der Wirbelsäule. Spannen Sie aktiv Ihre Bauchmuskulatur an. Zusätzlich strecken Sie nun das obere Bein maximal nach oben vom Körper weg, achten Sie dabei darauf, die maximale Hüftstreckung aufrechtzuerhalten. Nun führen Sie einen Crunch auf Höhe der Körpermitte durch und führen den oberen Ellbogen und das obere Knie zusammen, bevor Sie wieder zurück in die Ausgangsposition gehen.

Wichtig: Trainieren Sie beide Seiten!

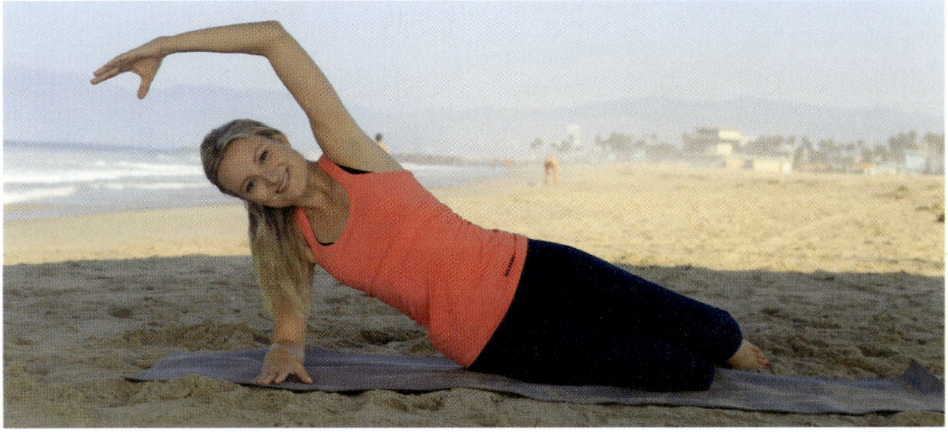

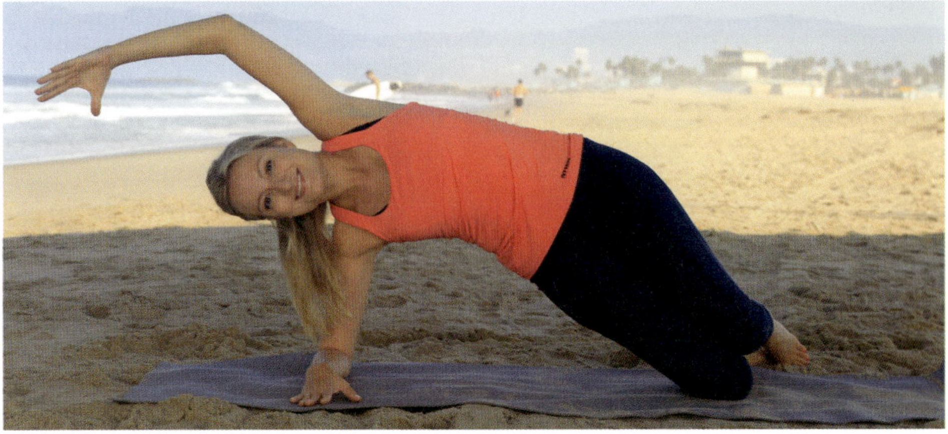

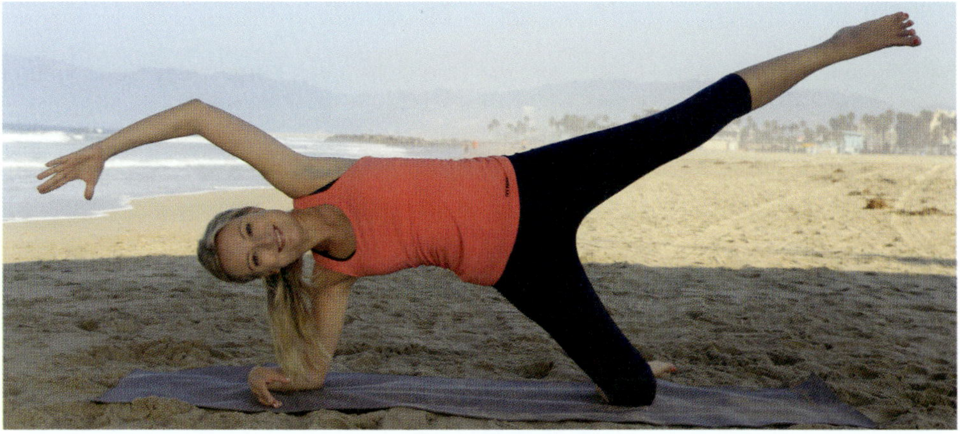

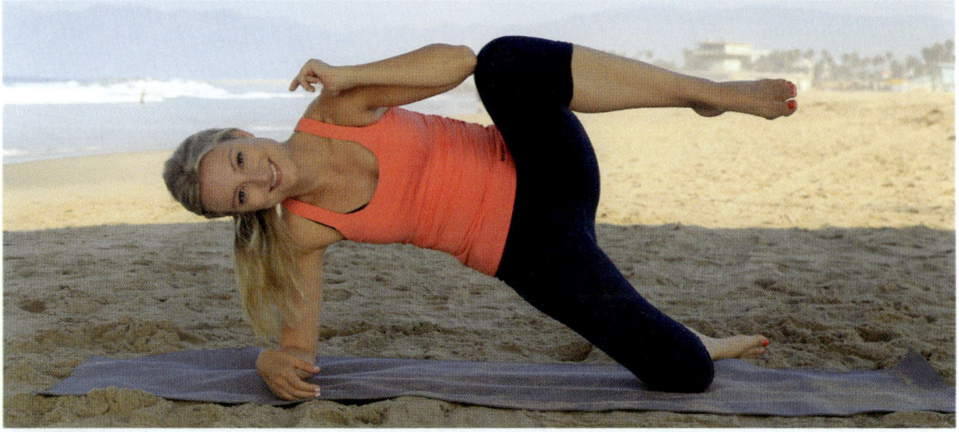

Seitlicher Unterarmstütz kniend + Twist

Sie nehmen zunächst eine Seitlage ein, die Tragfläche Ihres Körpers bei dieser Übung bilden Knie und Unterarm/Ellbogen. Die Knie werden nach hinten angewinkelt. Nun versuchen Sie, Ihre Hüfte weit anzuheben, Ihr oberer Arm wird so weit wie möglich über den Kopf gestreckt, um eine maximale Hüftstreckung zu erzielen. Ihr Körper kippt weder nach vorne noch nach hinten ab, der Kopf befindet sich in Verlängerung der Wirbelsäule. Spannen Sie aktiv Ihre Bauchmuskulatur an. Sobald Sie eine stabile Position eingenommen haben, führen Sie einen Twist durch, indem Sie den gestreckten Ellbogen zum unteren Ellbogen bewegen. Dazu müssen Sie sich nach vorne/unten einrollen. Versuchen Sie, beide Ellbogen möglichst nah zueinander zu bewegen.

Wichtig: Trainieren Sie beide Seiten!

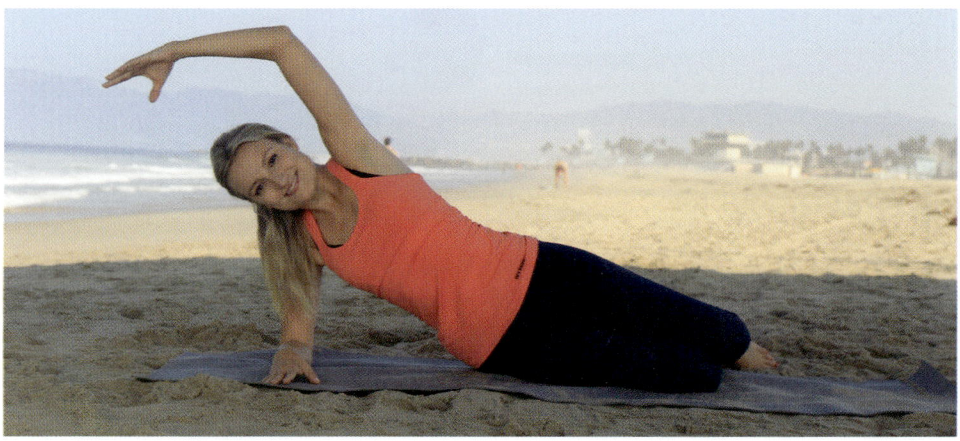

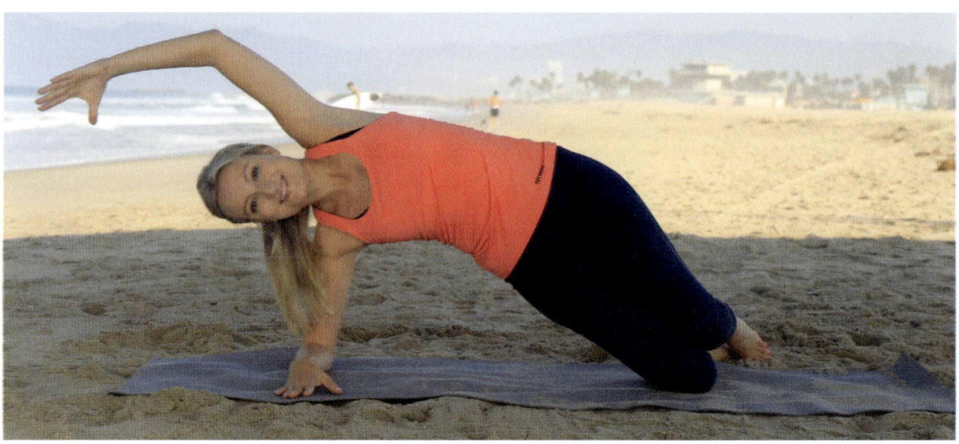

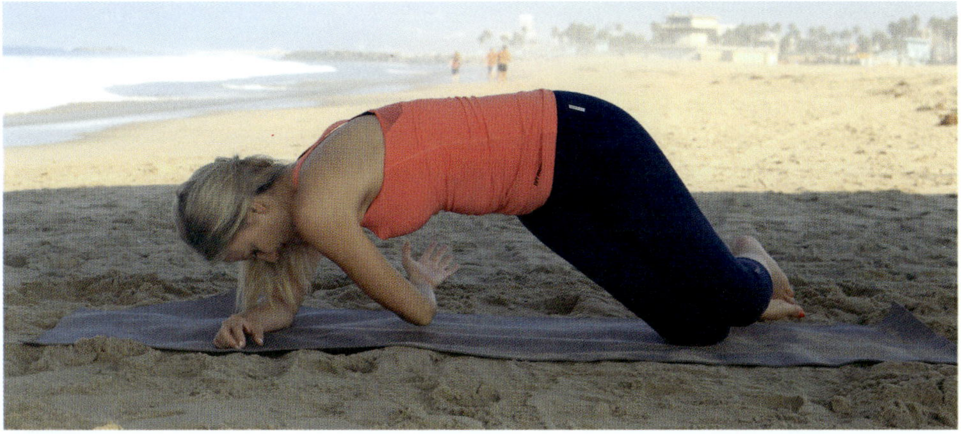

Seitlicher Unterarmstütz lang

Sie nehmen zunächst eine Seitlage ein, die Tragfläche Ihres Körpers bei dieser Übung bilden Fuß und Unterarm. Nun versuchen Sie, Ihre Hüfte weit anzuheben, Ihr oberer Arm wird so weit wie möglich über den Kopf gestreckt, um eine maximale Streckung der Hüfte zu erzielen. Ihr Körper kippt weder nach vorne noch nach hinten ab, der Kopf befindet sich in Verlängerung der Wirbelsäule. Spannen Sie aktiv Ihre Bauchmuskulatur an.

Wichtig: Trainieren Sie beide Seiten!

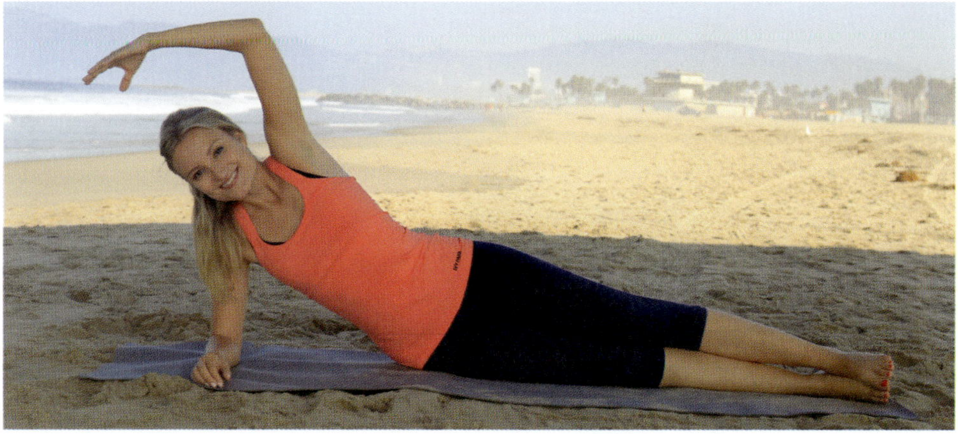

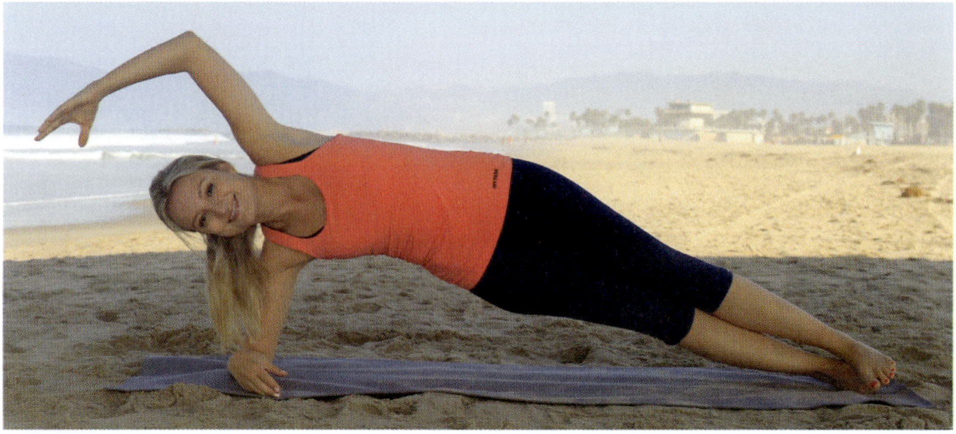

Seitlicher Unterarmstütz lang + Beinstreckung

Sie nehmen zunächst eine Seitlage ein, die Tragfläche Ihres Körpers bei dieser Übung bilden Fuß und Unterarm. Nun versuchen Sie, Ihre Hüfte weit anzuheben, Ihr oberer Arm wird so weit wie möglich über den Kopf gestreckt, um eine maximale Streckung der Hüfte zu erzielen. Zudem strecken Sie jetzt ein Bein möglichst weit vom Körper weg. Ihr Körper kippt weder nach vorne noch nach hinten ab, der Kopf befindet sich in Verlängerung der Wirbelsäule. Spannen Sie aktiv Ihre Bauchmuskulatur an.

Wichtig: Trainieren Sie beide Seiten!

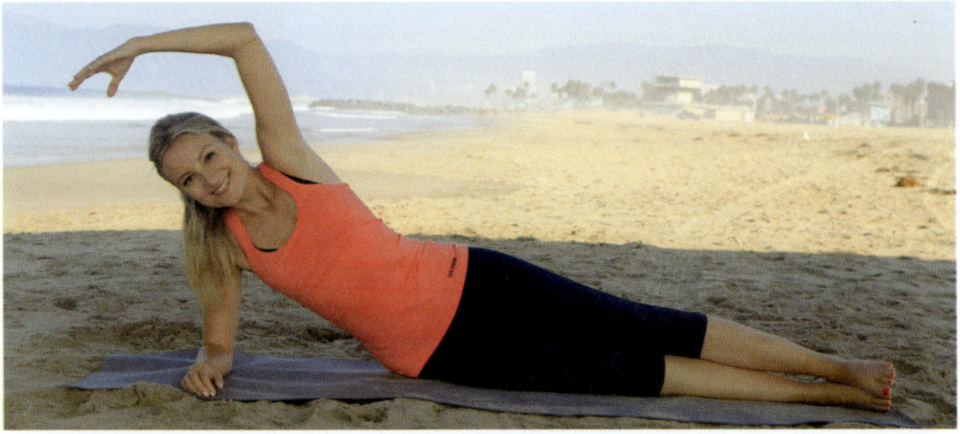

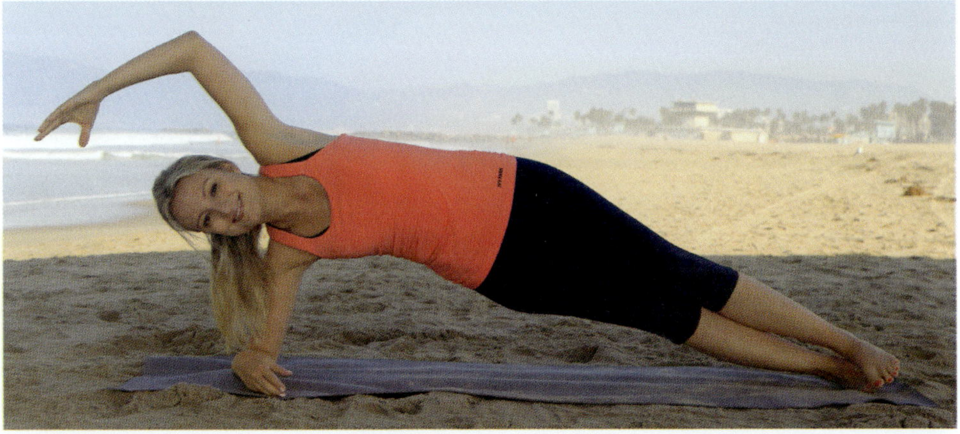

weitere Position nächste Seite

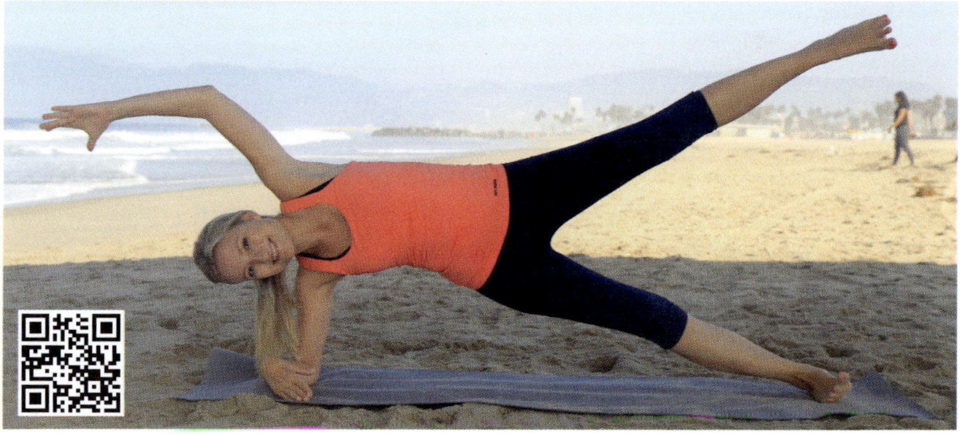

Seitlicher Unterarmstütz lang + Twist

Sie nehmen zunächst eine Seitlage ein, die Tragfläche Ihres Körpers bei dieser Übung bilden Fuß und Unterarm/Ellbogen. Nun versuchen Sie, Ihre Hüfte weit anzuheben, Ihr oberer Arm wird so weit wie möglich über den Kopf gestreckt, um eine maximale Streckung der Hüfte zu erzielen. Ihr Körper kippt weder nach vorne noch nach hinten ab, der Kopf befindet sich in Verlängerung der Wirbelsäule. Spannen Sie aktiv Ihre Bauchmuskulatur an. Sobald Sie eine stabile Position eingenommen haben, führen Sie nun einen Twist durch, indem Sie den gestreckten Ellbogen zum unteren Ellbogen bewegen. Dazu müssen Sie sich nach vorne/unten einrollen. Versuchen Sie, beide Ellbogen möglichst nah zueinander zu bewegen.

Wichtig: Trainieren Sie beide Seiten!

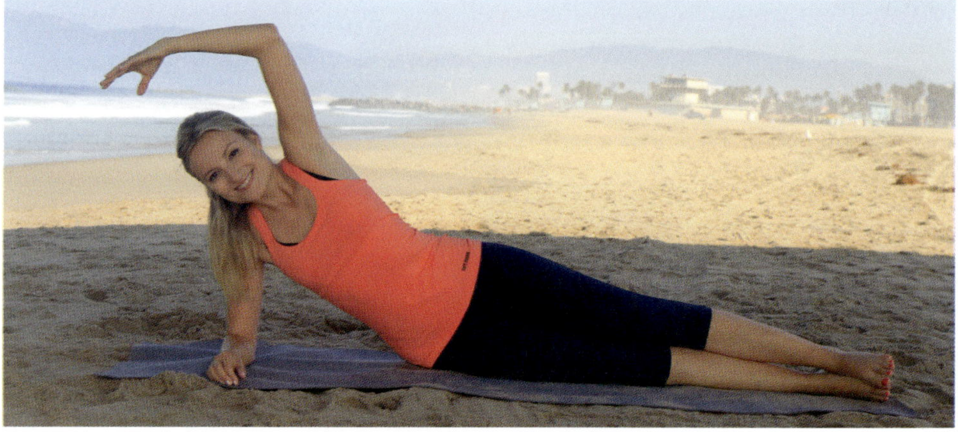

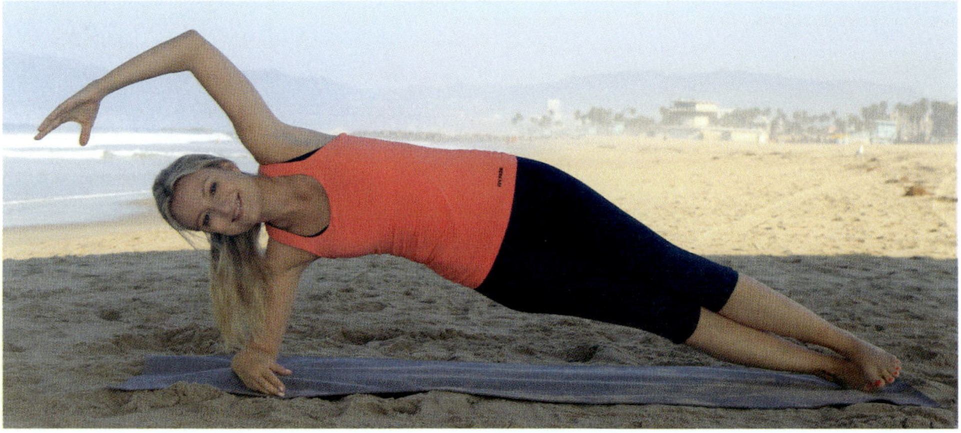

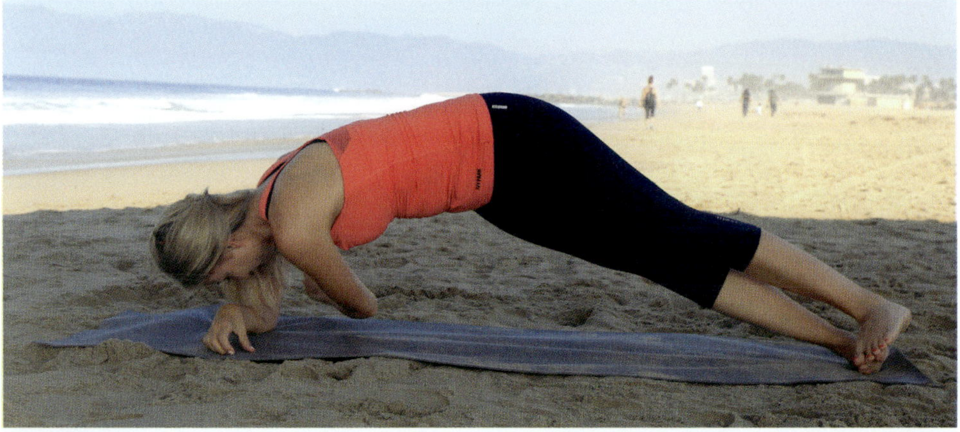

Seitlicher Unterarmstütz + Crunch

Sie nehmen zunächst eine Seitlage ein, die Tragfläche Ihres Körpers bei dieser Übung bilden Fuß und Unterarm/Ellbogen. Nun versuchen Sie, Ihre Hüfte weit nach oben zu strecken, Ihr oberer Arm wird so weit wie möglich über den Kopf gestreckt, um eine maximale Streckung Ihrer Hüfte zu erzielen. Ihr Körper kippt weder nach vorne noch nach hinten ab, der Kopf befindet sich in Verlängerung der Wirbelsäule. Spannen Sie aktiv Ihre Bauchmuskulatur an. Zusätzlich strecken Sie nun das obere Bein weit nach oben vom Körper weg, achten Sie dabei darauf, die maximale Hüftstreckung aufrechtzuerhalten. Nun führen Sie einen Crunch auf Höhe der Körpermitte durch und führen den oberen Ellbogen als auch das obere Knie zusammen, bevor Sie wieder zurück in die Ausgangsposition gehen.

Wichtig: Trainieren Sie beide Seiten!

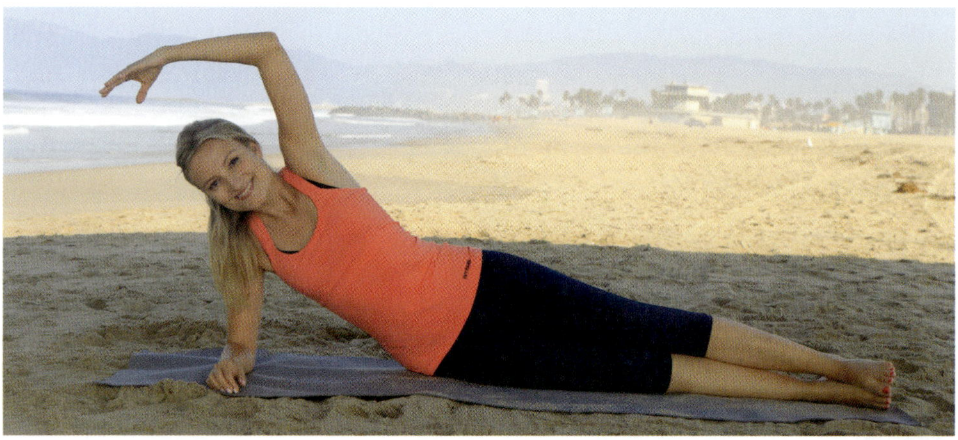

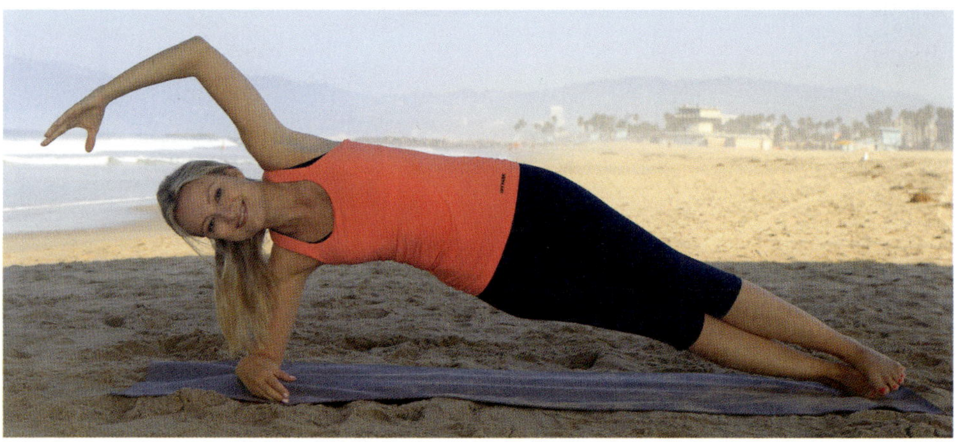

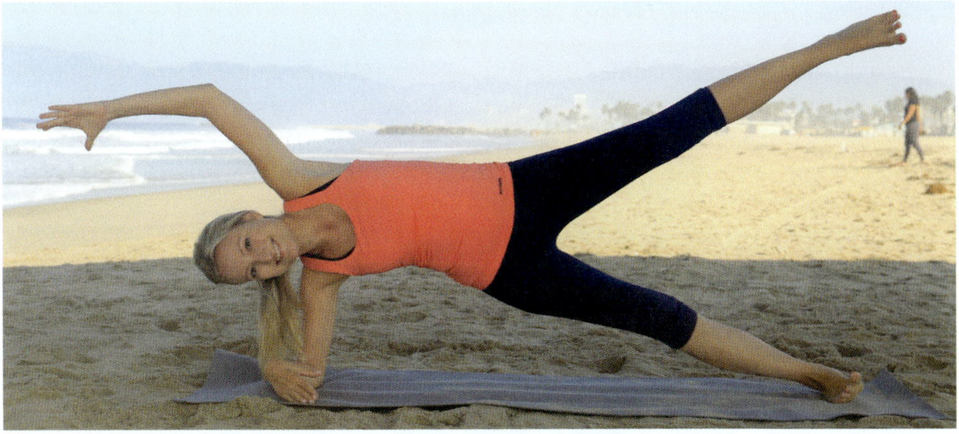

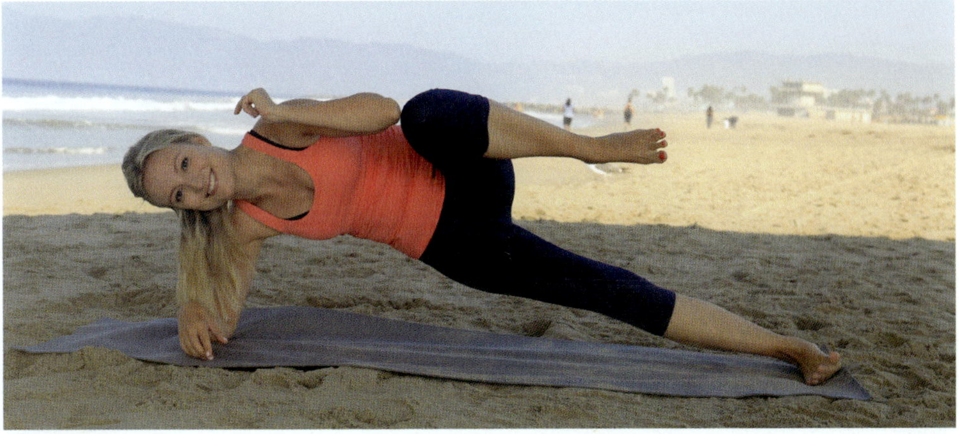

Schulterberührung kniend (Shoulder tap)

Die Grundposition ist die kniende Liegestützposition. Halten Sie Ihren Körper gerade und permanent unter Spannung – spannen Sie Ihre Muskulatur aktiv an. Nun versuchen Sie, eine Hand vom Boden zu lösen und die diagonal liegende Schulter zu berühren. Führen Sie eine langsame Wiederholung durch.

Wichtig: Wechseln Sie die Seite und bleiben Sie in der Körpermitte maximal gerade, ohne das Gewicht nach links oder rechts zu verlagern.

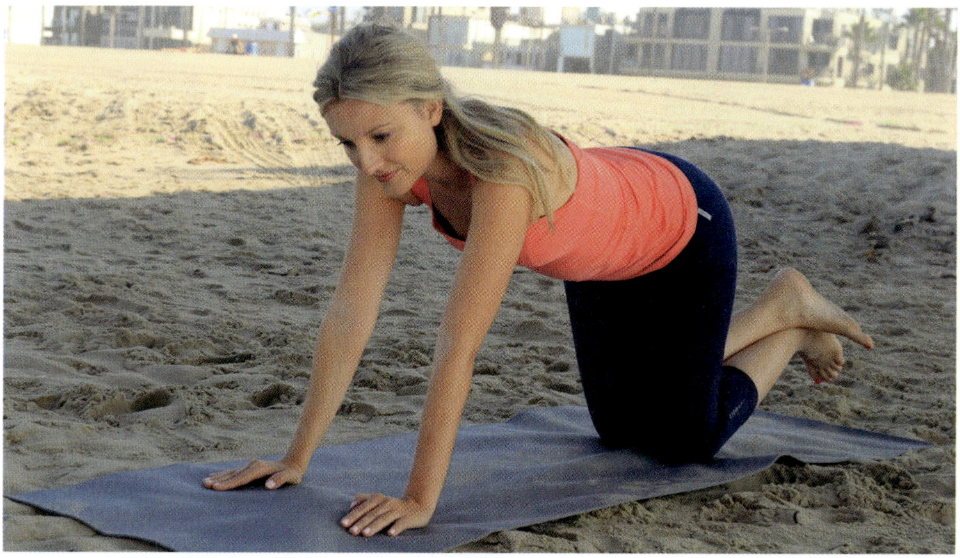

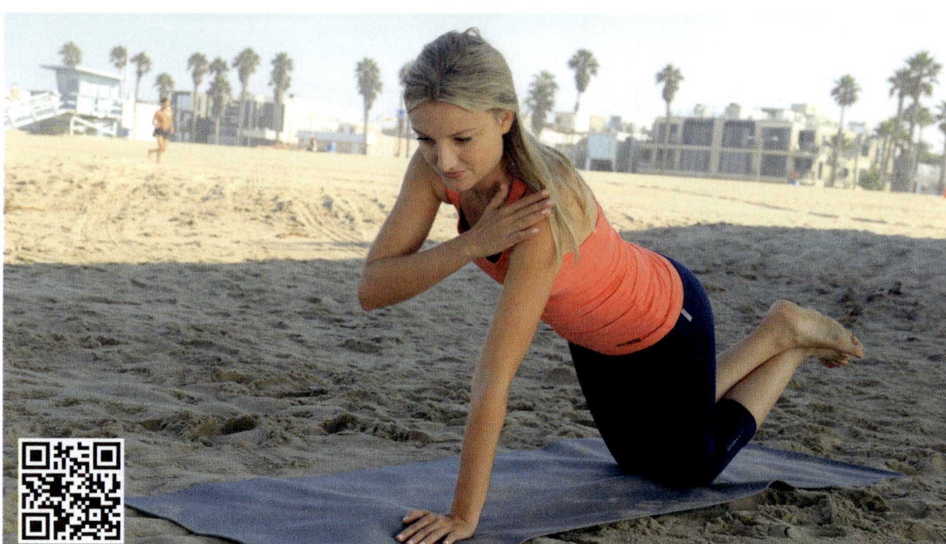

Schulterberührung (Shoulder tap)

Die Grundposition ist die Liegestützposition. Halten Sie Ihren Körper gerade und permanent unter Spannung – spannen Sie Ihre Muskulatur aktiv an. Nun versuchen Sie, eine Hand vom Boden zu lösen und die diagonal liegende Schulter zu berühren. Führen Sie eine langsame Wiederholung durch.

Wichtig: Wechseln Sie die Seite und bleiben Sie in der Körpermitte maximal gerade, ohne das Gewicht nach links oder rechts zu verlagern.

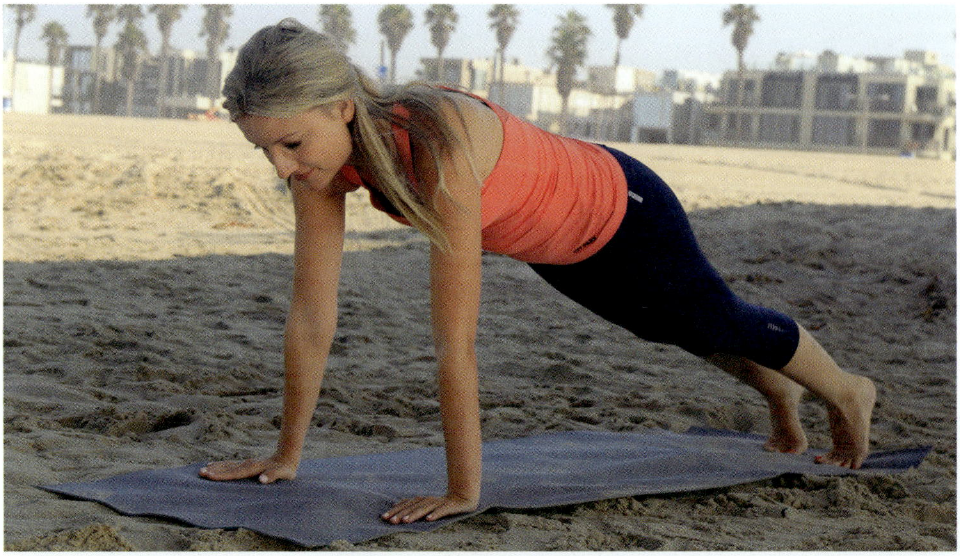

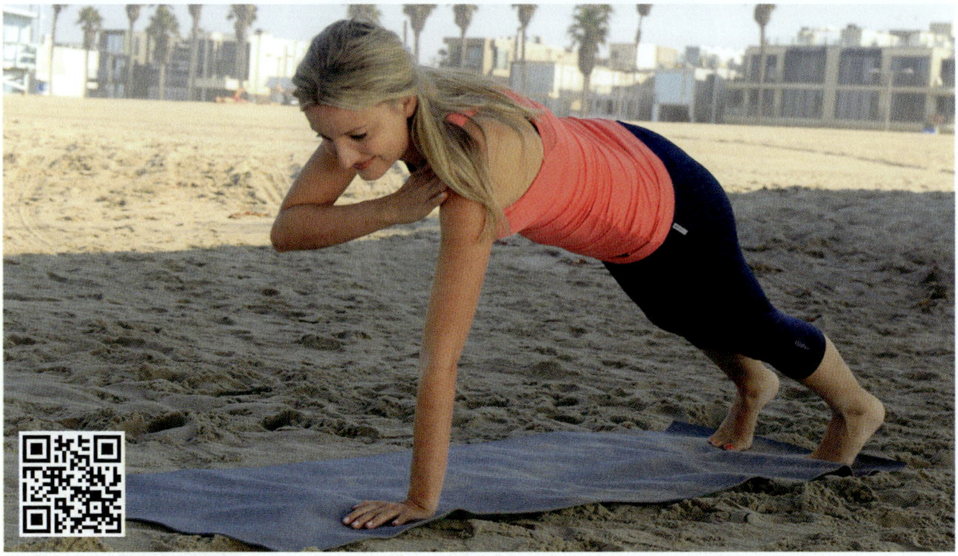

Bergsteiger

Die Grundposition ist die Liegestützposition. Die Schulterachse ist maximal stabil – spannen Sie Ihre Muskulatur aktiv an. Nun bewegen Sie im Wechsel das linke und rechte Knie so weit wie möglich nach vorne zwischen die Arme. Versuchen Sie dabei, die Bauchmuskulatur zusätzlich aktiv anzuspannen, während Sie die Bewegung durchführen. Je größer die Bewegung nach vorne – desto besser. Heben Sie sowohl das Knie als auch den Fuß während der Übung möglichst weit weg vom Boden.

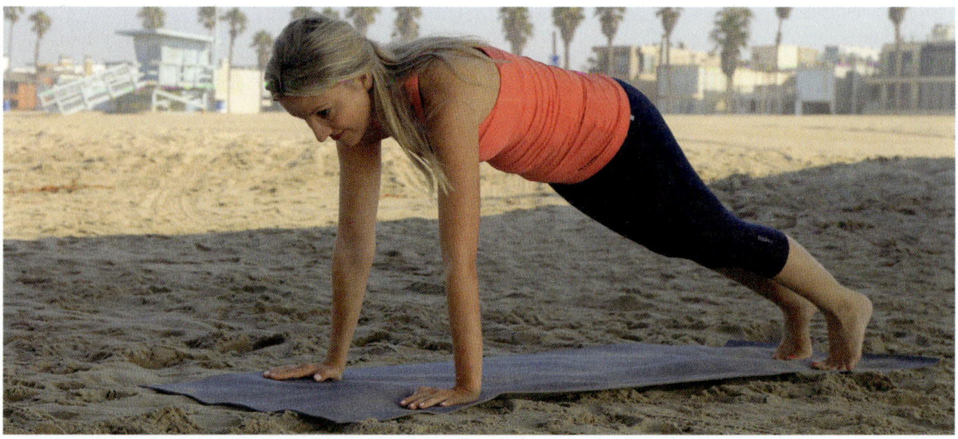

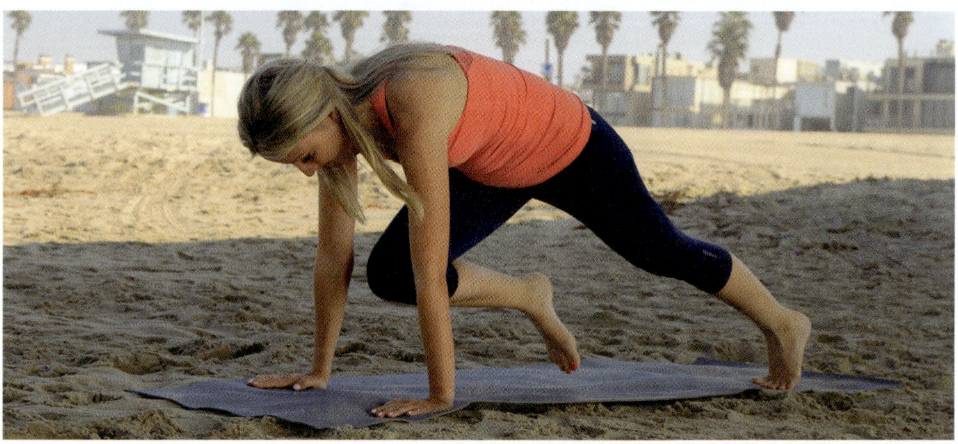

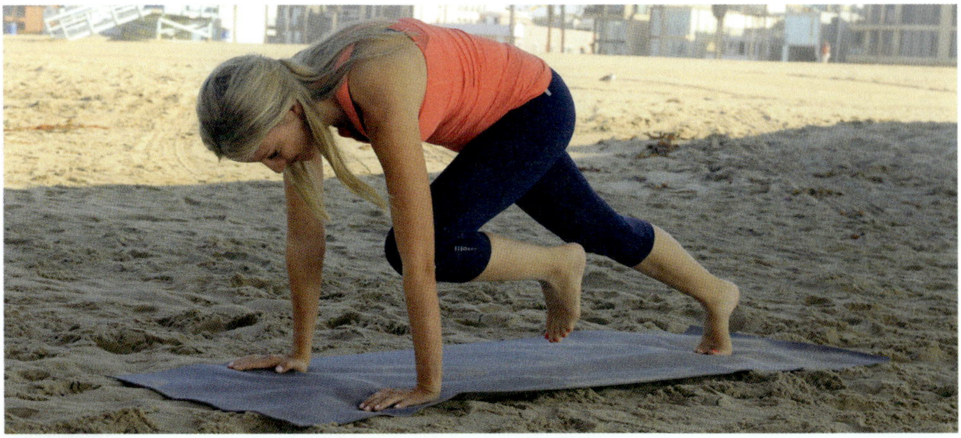

Bergsteiger diagonal

Die Grundposition ist die Liegestützposition. Die Schulterachse ist maximal stabil – spannen Sie Ihre Muskulatur aktiv an. Nun bewegen Sie im Wechsel das linke und rechte Knie diagonal maximal weit nach vorne zwischen die Arme. Wenn möglich: Stellen Sie einen Kontakt zwischen Ellbogen und Knie her. Versuchen Sie, die Bauchmuskulatur zusätzlich aktiv anzuspannen, während Sie die Bewegung durchführen. Je größer die Bewegung nach vorne – desto besser. Heben Sie das Knie und auch den Fuß während der Übung möglichst weit weg vom Boden.

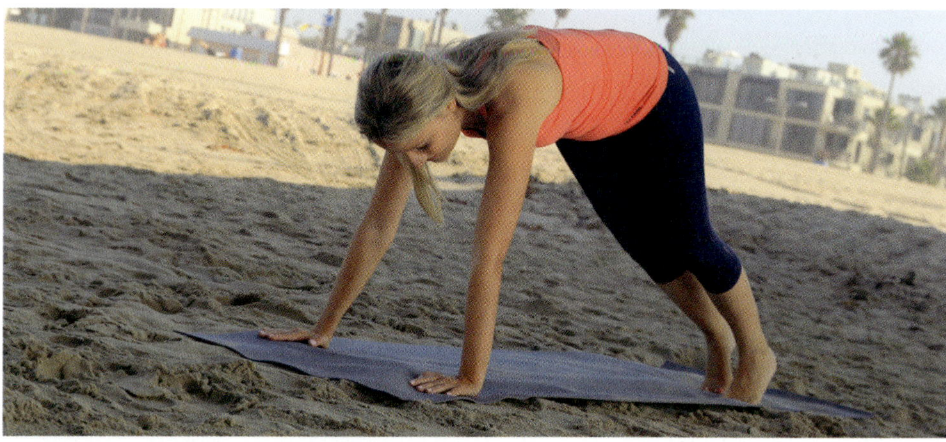

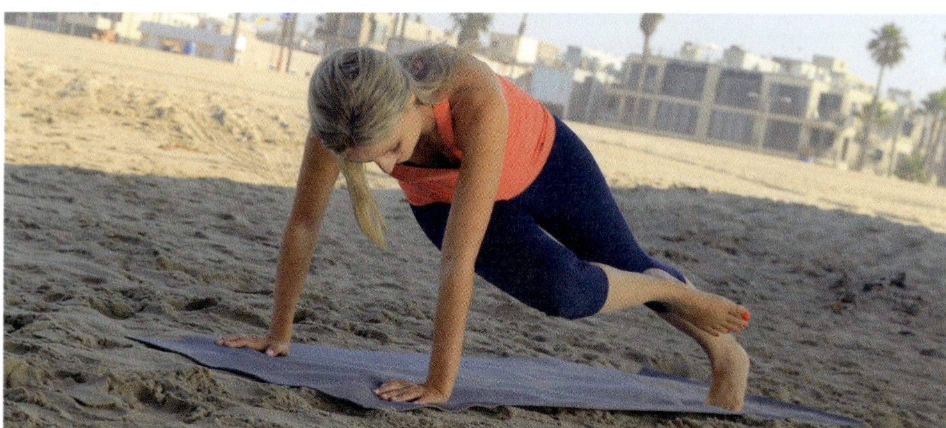

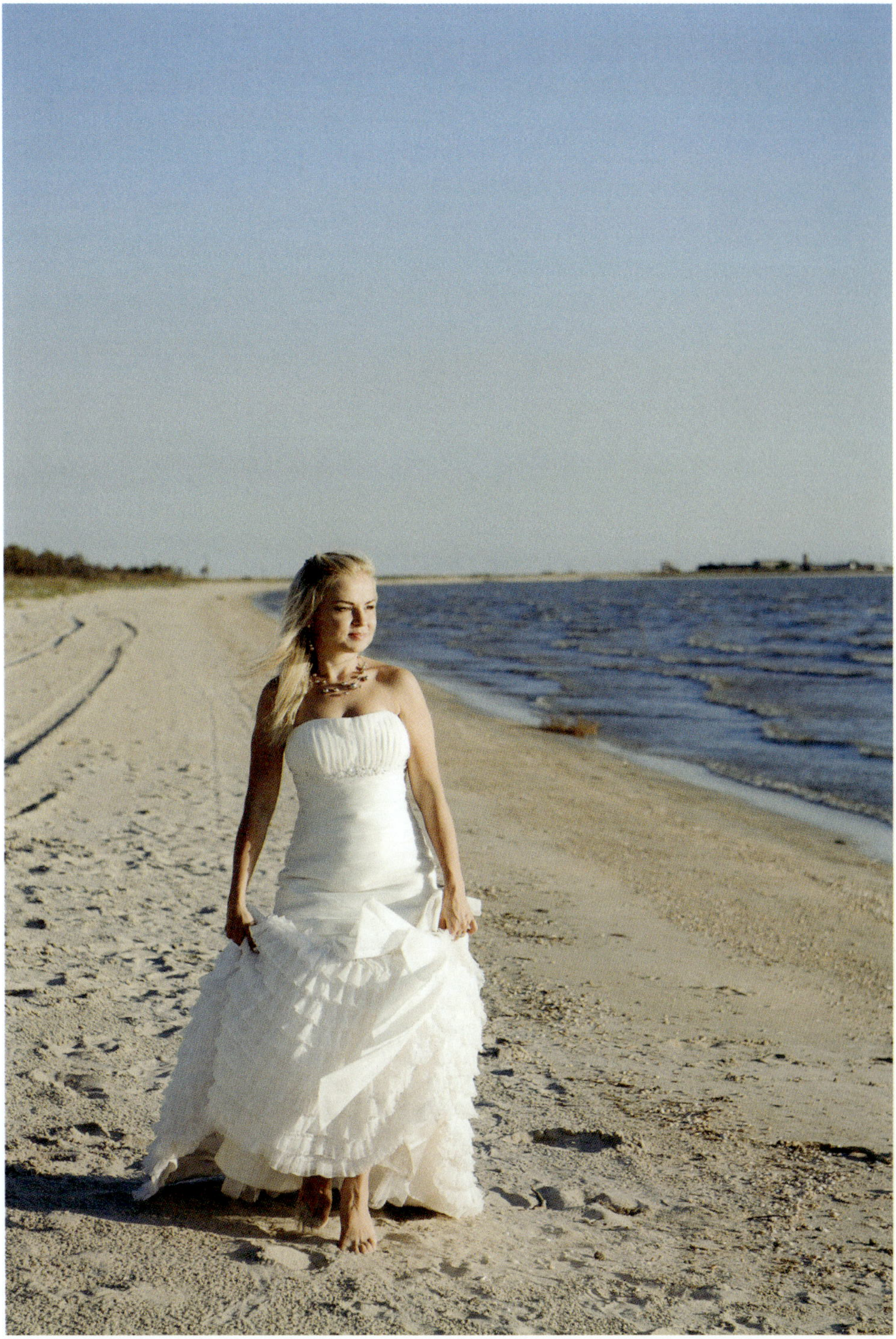

Brücken-Crunch diagonal

Nehmen Sie die „Brückenposition" ein. Strecken Sie nun die Hüfte möglichst weit nach oben. Der Kopf befindet sich zunächst in Verlängerung der Wirbelsäule.
Nun gehen Sie in eine Beugung und führen diagonal Fußspitze und Hand zueinander. Direkt danach gehen Sie zurück in die Ausgangsposition. Versuchen Sie, die Bewegungen langsam und kontrolliert auszuführen.

Wichtig: Trainieren Sie beide Seiten!

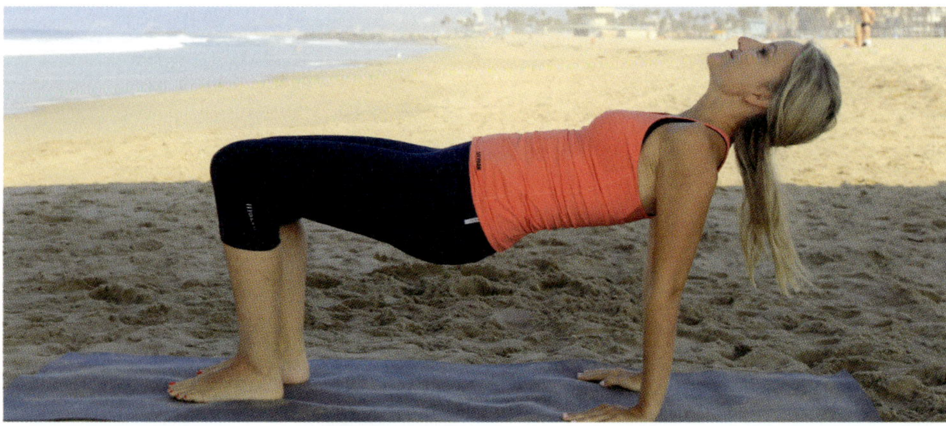

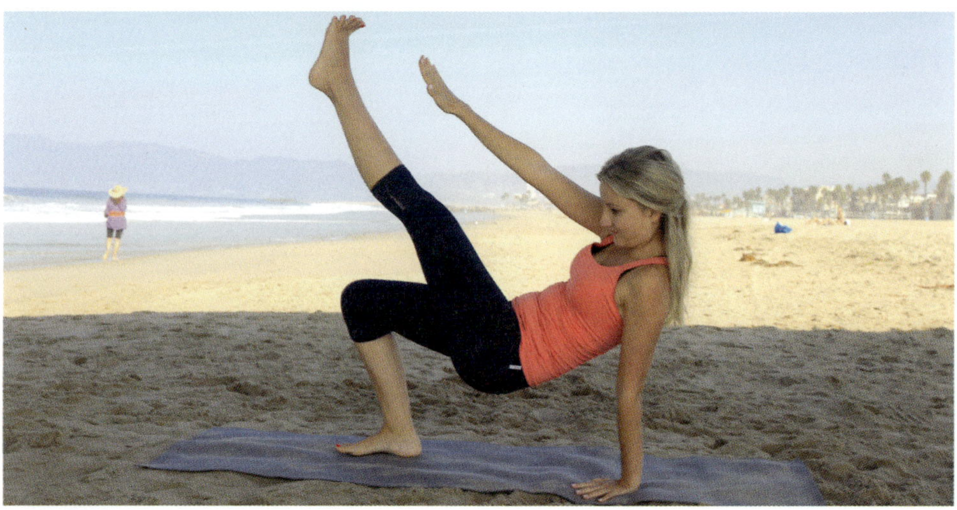

Brücken-Crunch

Nehmen Sie die „Brückenposition" ein. Strecken Sie nun die Hüfte möglichst weit nach oben. Der Kopf befindet sich zunächst in Verlängerung der Wirbelsäule.
Nun gehen Sie in eine Beugung und führen auf der je gleichen Seite Fußspitze und Hand zueinander. Direkt danach gehen Sie zurück in die Ausgangsposition. Versuchen Sie, die Bewegungen langsam und kontrolliert auszuführen.

Wichtig: Trainieren Sie beide Seiten!

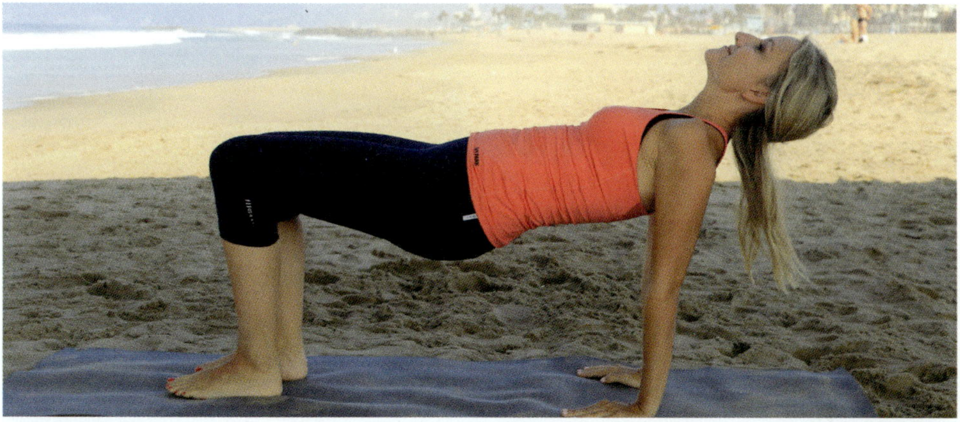

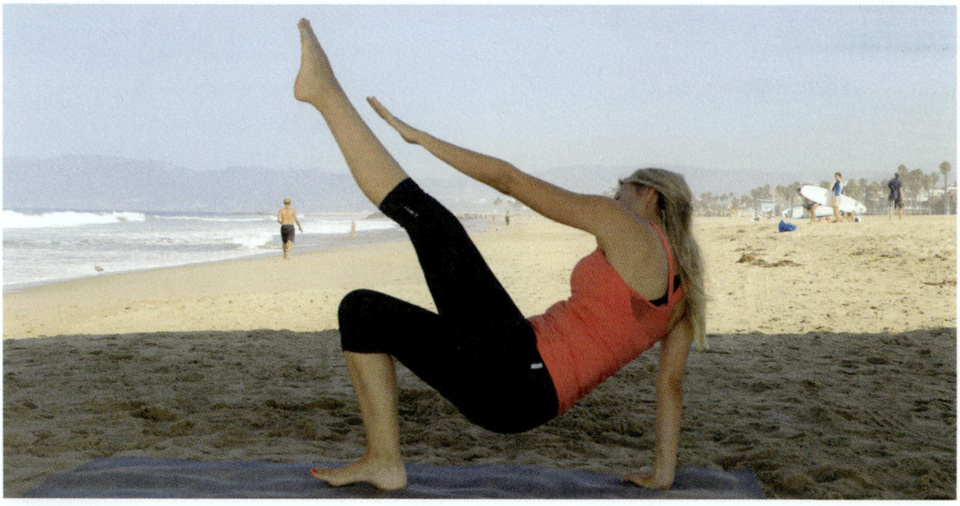

Sitzender Crunch

Sie nehmen eine nach hinten geneigte Sitzposition ein. Die Knie sind angewinkelt und die Fersen befinden sich in Kontakt mit dem Boden. Neigen Sie sich nun so weit nach hinten wie möglich. Dabei achten Sie immer auf eine aktive Bauchspannung. Der Kopf befindet sich stets in Verlängerung der Wirbelsäule.

Nun versuchen Sie, nur den Oberkörper im Wechsel nach links und rechts zu bewegen und mit den Fingerspitzen dabei zum einen möglichst weit neben den Körper zu kommen und zum anderen mit den Händen möglichst einen kurzen Kontakt zum Boden herzustellen.

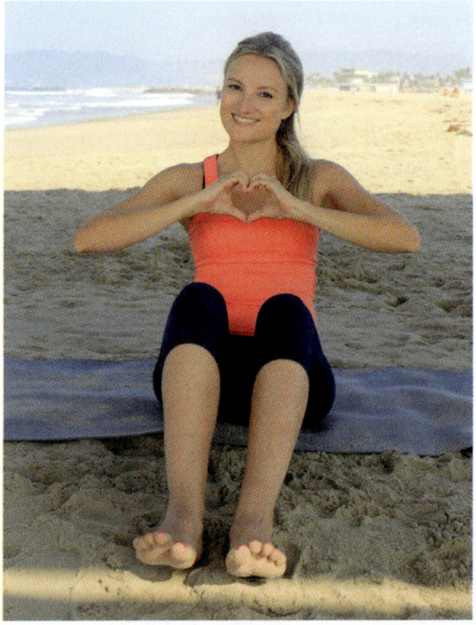

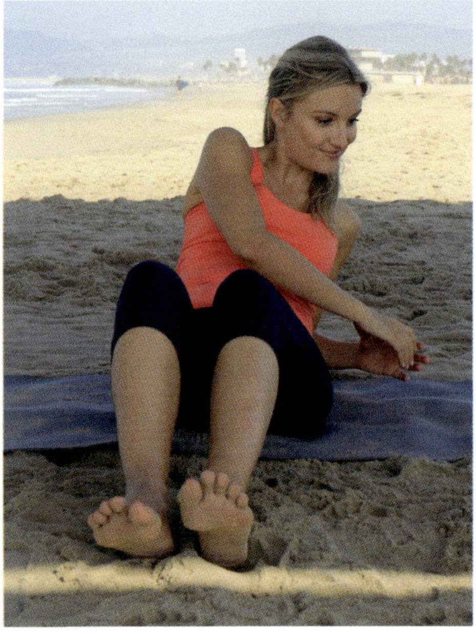

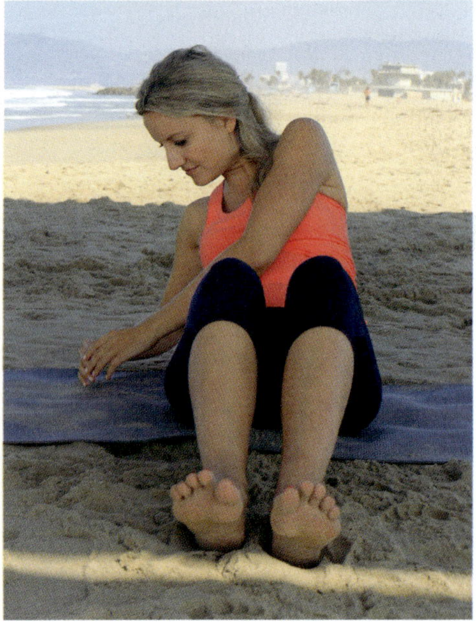

Sitzender Crunch fortgeschritten

Sie nehmen eine nach hinten geneigte Sitzposition ein. Die Knie sind angewinkelt und die Fersen befinden sich nicht auf dem Boden, sondern sind mindestens 5 cm vom Boden abgehoben. Neigen Sie sich nun so weit nach hinten wie möglich. Dabei achten Sie immer auf eine aktive Bauchspannung. Der Kopf befindet sich stets in Verlängerung der Wirbelsäule.
Nun versuchen Sie, nur den Oberkörper im Wechsel nach links und rechts zu bewegen und mit den Fingerspitzen dabei zum einen möglichst weit neben den Körper zu kommen und zum anderen mit den Händen möglichst einen kurzen Kontakt zum Boden herzustellen.

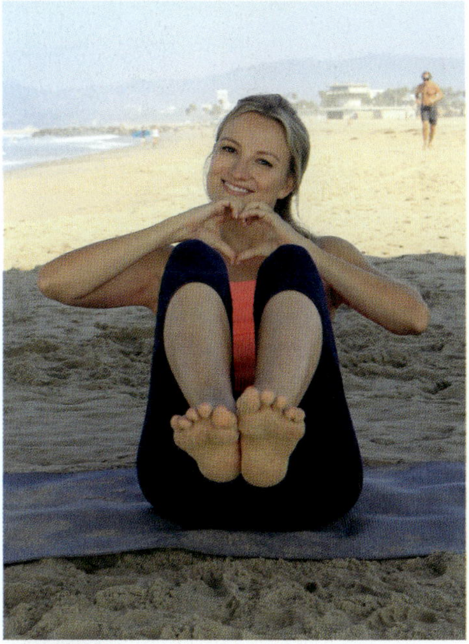

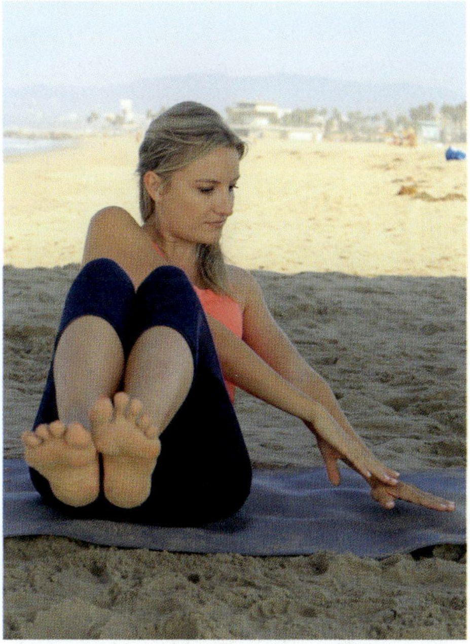

Vierfüßlerstand + Armstreckung

Kommen Sie in den Vierfüßlerstand. Achten Sie darauf, dass Ihr Rücken gerade ist, spannen Sie den Bauch aktiv an und halten Sie den Kopf in Verlängerung der Wirbelsäule. Nun versuchen Sie, jeweils einen Arm horizontal nach vorne zu strecken, ohne dabei den Körper nach links oder rechts abkippen zu lassen. Der Arm befindet sich auf Kopfhöhe. Achten Sie bewusst auf eine aktive Bauchspannung.

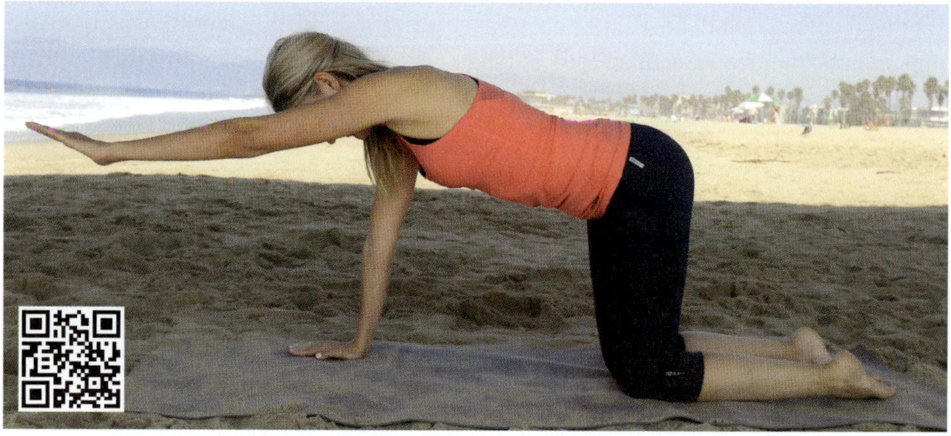

Vierfüßlerstand + Beinstreckung

Kommen Sie in den Vierfüßlerstand. Achten Sie darauf, dass Ihr Rücken gerade ist, spannen Sie den Bauch aktiv an und halten Sie den Kopf in Verlängerung der Wirbelsäule. Nun versuchen Sie, jeweils ein Bein horizontal nach hinten zu strecken, ohne dabei den Körper nach links oder rechts abkippen zu lassen. Das gestreckte Bein bildet eine Verlängerung Ihrer Körperachse. Achten Sie bewusst auf eine aktive Bauchspannung.

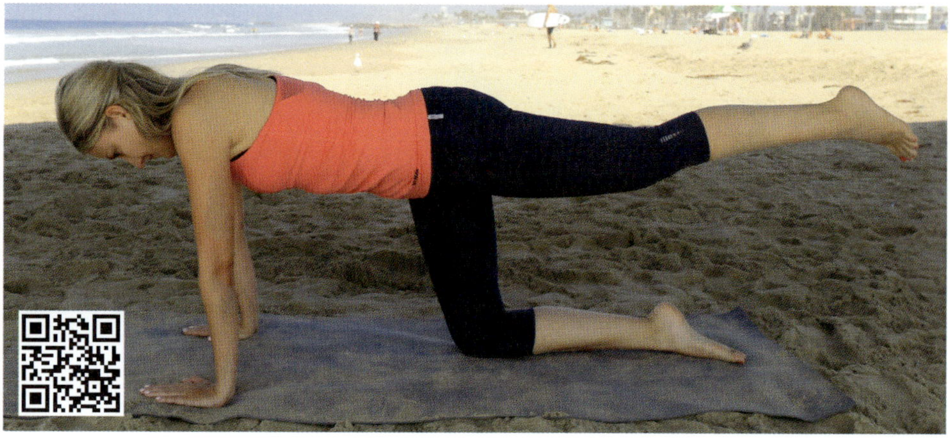

Vierfüßlerstand + Diagonalstreckung

Kommen Sie in den Vierfüßlerstand. Achten Sie darauf, dass Ihr Rücken gerade ist, spannen Sie den Bauch aktiv an und halten Sie den Kopf in Verlängerung der Wirbelsäule. Nun versuchen Sie, jeweils ein Bein horizontal nach hinten und den diagonal liegenden Arm nach vorne zu strecken, ohne dabei den Körper nach links oder rechts abkippen zu lassen. Das gestreckte Bein bildet eine Verlängerung Ihrer Körperachse, der gestreckte Arm befindet sich auf Kopfhöhe. Achten Sie bewusst auf eine aktive Bauchspannung.

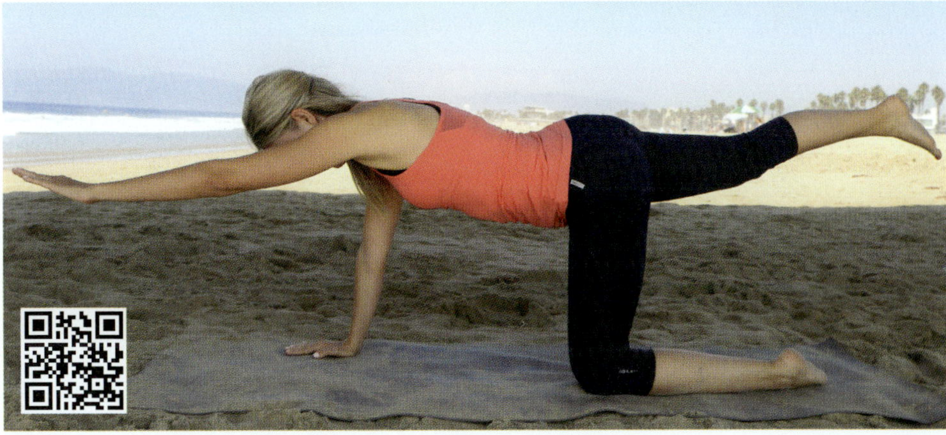

Vierfüßlerstand diagonal + Crunch

Kommen Sie in den Vierfüßlerstand. Achten Sie darauf, dass Ihr Rücken gerade ist, spannen Sie den Bauch aktiv an und halten Sie den Kopf in Verlängerung der Wirbelsäule. Nun versuchen Sie, jeweils ein Bein horizontal nach hinten und den diagonal liegenden Arm nach vorne zu strecken, ohne dabei den Körper nach links oder rechts abkippen zu lassen. Das gestreckte Bein bildet eine Verlängerung Ihrer Körperachse, der gestreckte Arm befindet sich auf Kopfhöhe. Nun führen Sie auf Höhe der Körpermitte einen Crunch durch und führen dabei Knie und Ellbogen zusammen. Achten Sie bewusst auf eine aktive Bauchspannung.

Wichtig: Trainieren Sie beide Seiten!

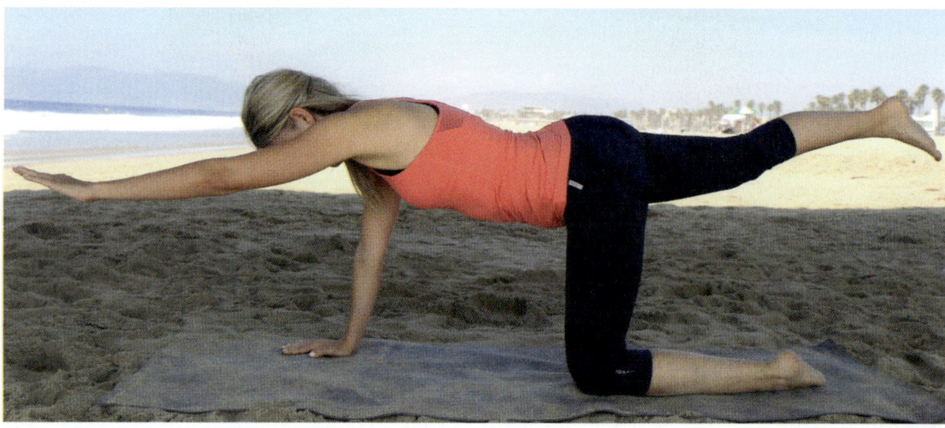

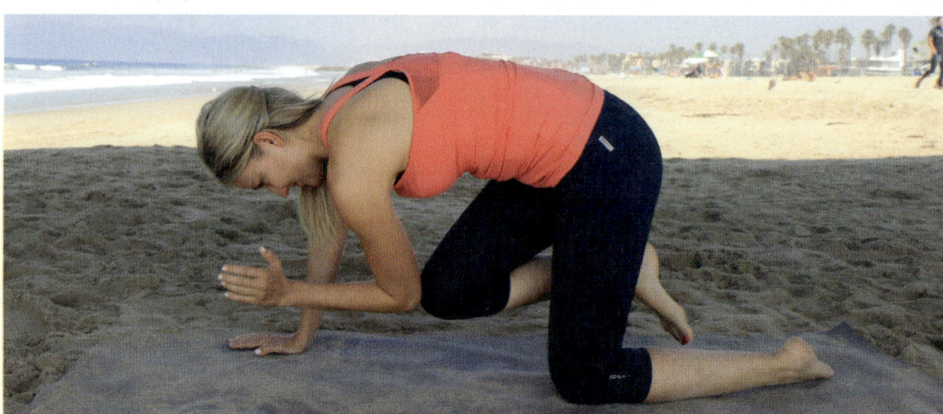

Trizeps-Dehnung

Sie führen je einen Arm vertikal, als Verlängerung des Oberkörpers, nach oben. Mit der freien Hand fassen Sie den Ellbogen und versuchen, den nach oben gestreckten Arm möglichst weit hinter den Kopf zu führen, um eine Dehnung des Trizeps zu spüren.

Wichtig: Dehnen Sie beide Seiten.

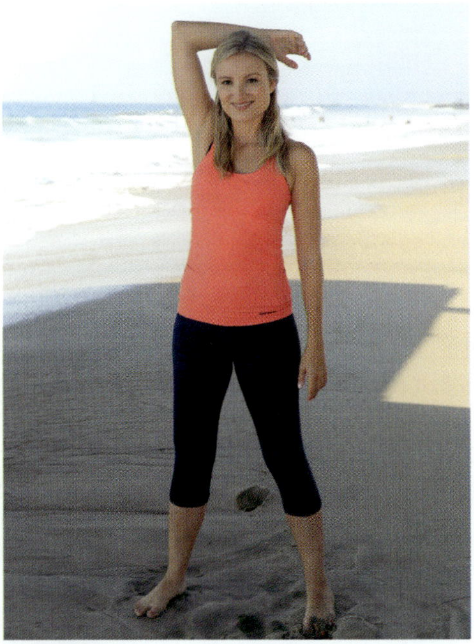

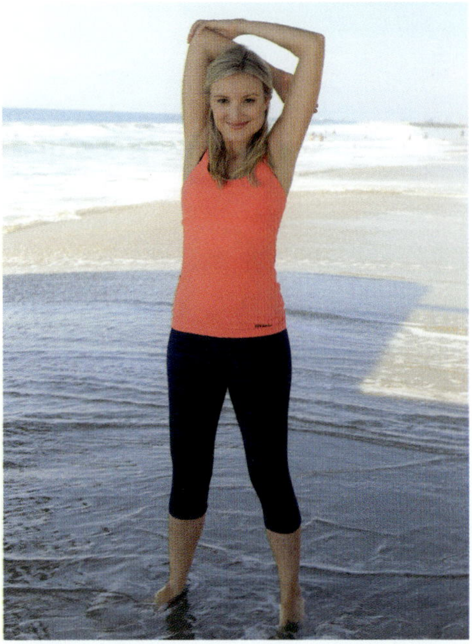

Schulter-Dehnung

Sie legen eine Hand diagonal über die Schulter. Der Ellbogen befindet sich dabei in paralleler Position zum Boden. Mit der freien Hand versuchen Sie nun, den über die Schulter gelegten Arm möglichst weit nach hinten zu schieben.

Wichtig: Dehnen Sie beide Seiten.

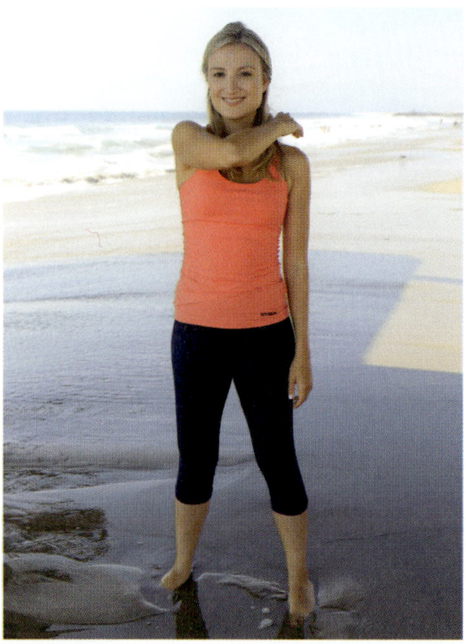

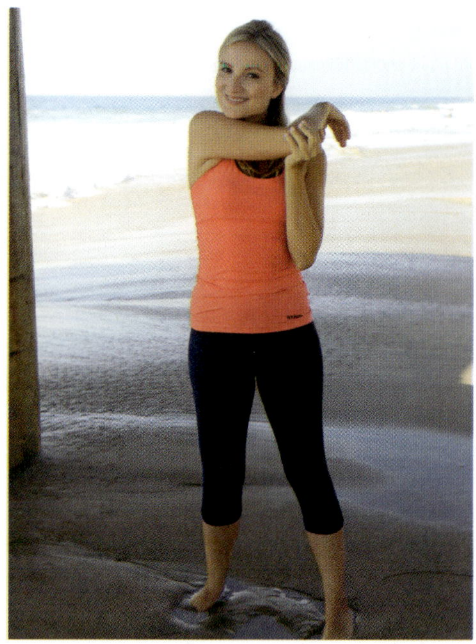

Gesäß-Dehnung

Stehen Sie gerade und aufrecht. Heben Sie nun ein Bein vom Boden weg und greifen es mit beiden Händen, um das Knie möglichst weit nach oben zur Brust zu schieben. Versuchen Sie, eine Endposition zu erreichen, bei der Sie eine Dehnung in der Gesäßmuskulatur spüren.

Wichtig: Dehnen Sie beide Seiten.

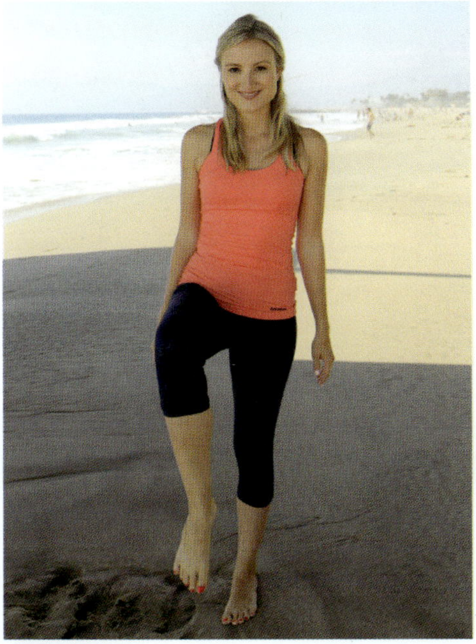

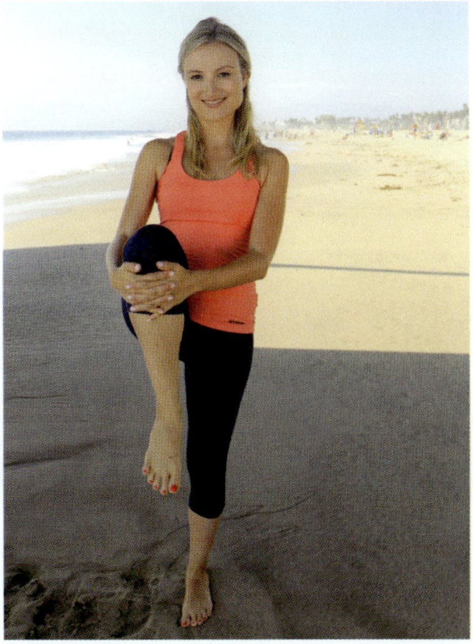

Babyposition

Kommen Sie in eine kniende Position und setzen Sie sich mit Ihrem Gesäß auf Ihre Fersen. Nun legen Sie den Oberkörper sanft nach vorne ab, ohne den Kontakt zwischen Gesäß und Ferse zu verringern. Strecken Sie nun die Arme möglichst weit nach vorne, lassen Sie dabei den Kopf stets in Verlängerung der Wirbelsäule.

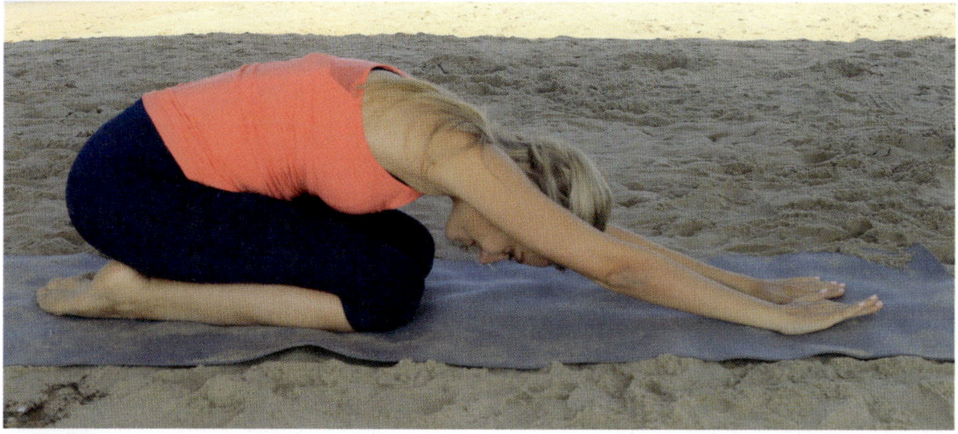

Bizeps Curls

Stellen Sie sich gerade hin. Nehmen Sie ein Zusatzgewicht (Wasserflasche, Rucksack, Tasche etc.) in jede Hand. Wählen Sie auf beiden Seiten das gleiche Gewicht. Oberarm und Ellbogen sind während der Übung permanent am Rippenbogen angelegt und verändern die Position nicht. Das Handgelenk bleibt stets in Verlängerung der Wirbelsäule. Beugen Sie nun den Unterarm und führen Sie die Hände soweit zum Oberkörper, bis Sie die maximale Spannung im Bizeps (Armbeuger) spüren. Danach die Arme in eine fast gestreckte Position zurückbringen.

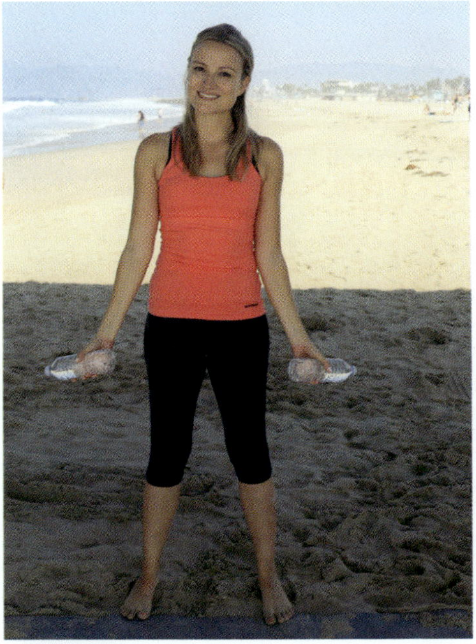

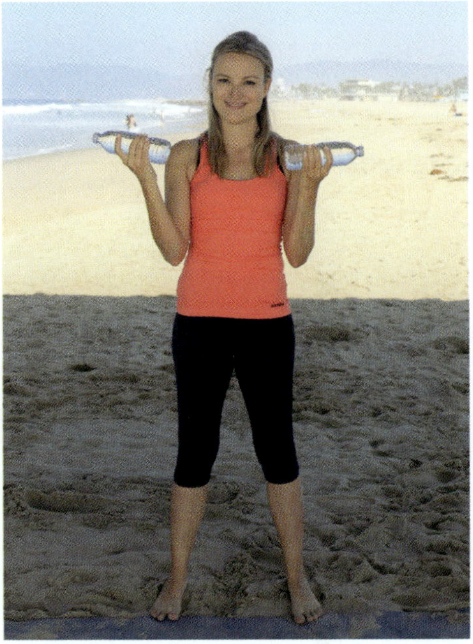

Seitheben

Stellen Sie sich gerade hin. Nehmen Sie ein Zusatzgewicht (Wasserflasche, Rucksack, Tasche etc.) in jede Hand. Wählen Sie auf beiden Seiten das gleiche Gewicht. Der Arm ist während der Übung gestreckt und verliert die gestreckte Position zu keinem Zeitpunkt. Strecken Sie nun die Arme seitlich neben dem Körper nach oben, bis die Ellbogen auf Stirnhöhe sind und senken Sie dann die Arme langsam wieder seitlich neben dem Körper ab.

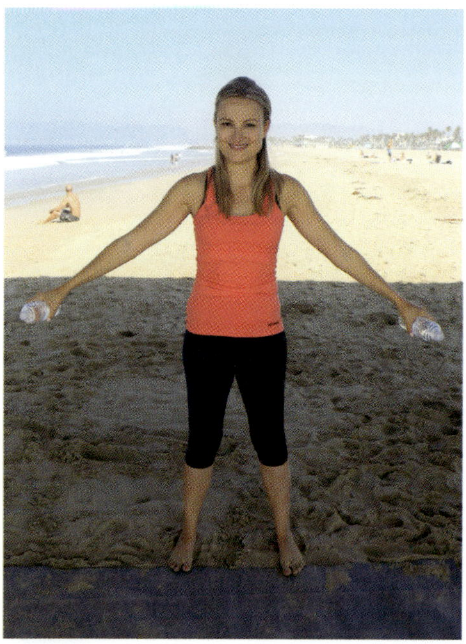

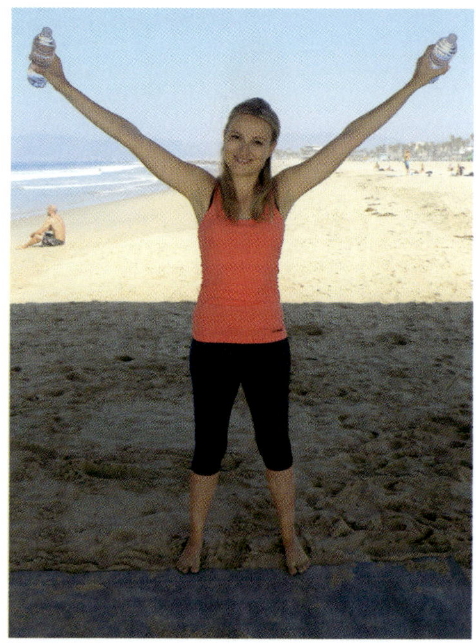

Schulterpresse

Stellen Sie sich gerade hin. Nehmen Sie ein Zusatzgewicht (Wasserflasche, Rucksack, Tasche etc.) in jede Hand. Wählen Sie auf beiden Seiten das gleiche Gewicht. Heben Sie nun die Arme seitlich neben dem Körper nach oben bis sich die Oberarme parallel zum Boden befinden. Die Unterarme sind vertikal nach oben gestreckt. Strecken Sie nun die Arme seitlich neben dem Körper samt Zusatzgewicht nach oben bis sich die Arme in einer fast vollständigen Streckung befinden. Danach führen Sie die Bewegung wieder nach unten durch, jedoch nur so weit, bis sich die Oberarme wieder parallel zum Boden befinden.

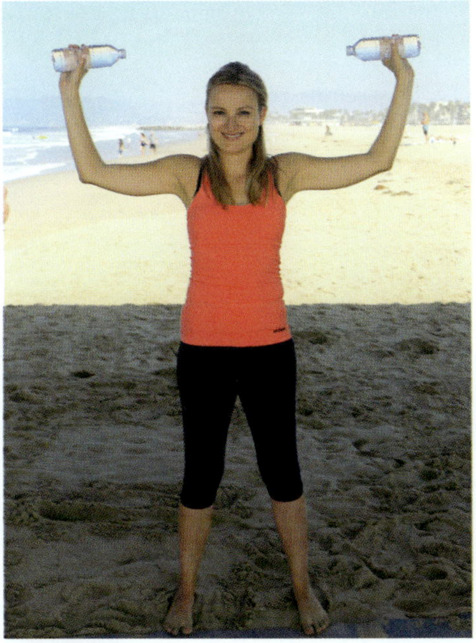

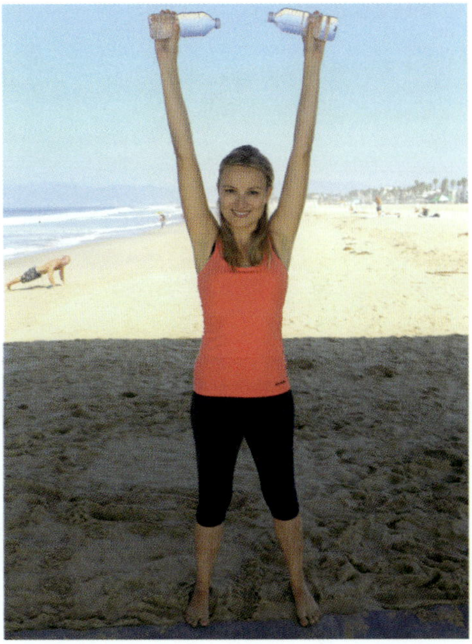

Armstreckung Trizeps

Gehen Sie mit Ihren Knien leicht in die Beugung. Beugen Sie nun auch den Oberkörper nach vorne. Der Oberarm bleibt während dieser Übung in Kontakt mit dem Rippenbogen. Nun bringen Sie Ihre Unterarme inklusive Zusatzgewicht (Wasserflasche, Rucksack, Tasche etc.) von der gebeugten in die gestreckte Position. Versuchen Sie, die maximale Streckung zu erreichen. Der Kopf ist stets in Verlängerung der Wirbelsäule.

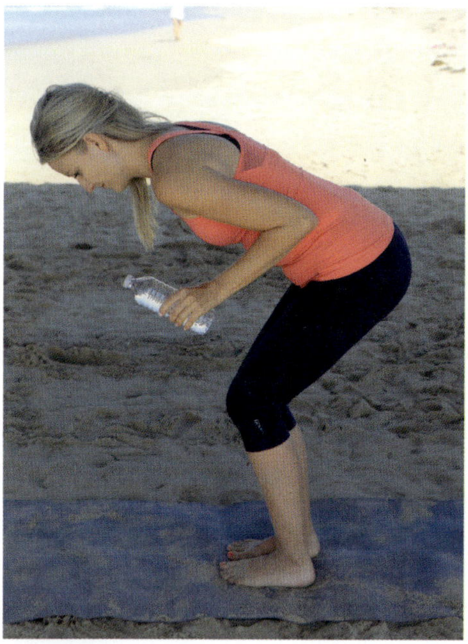

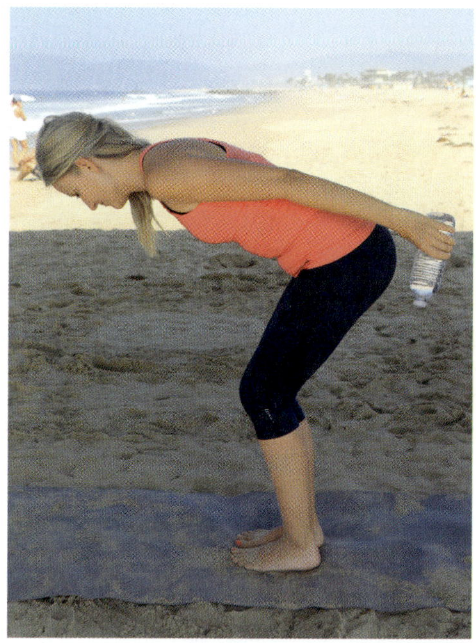

Katzenbuckel

Kommen Sie in einen klassischen Vierfüßlerstand. Aus dieser Position führen Sie nun langsame und kontrollierte Bewegungen durch. Zunächst gehen Sie maximal in den sogenannten *Katzenbuckel* – direkt danach gehen Sie kontrolliert in ein Hohlkreuz.

Wichtig: Führen Sie die Bewegungen langsam und kontrolliert durch, vermeiden Sie schnelle, ruckartige Bewegungen.

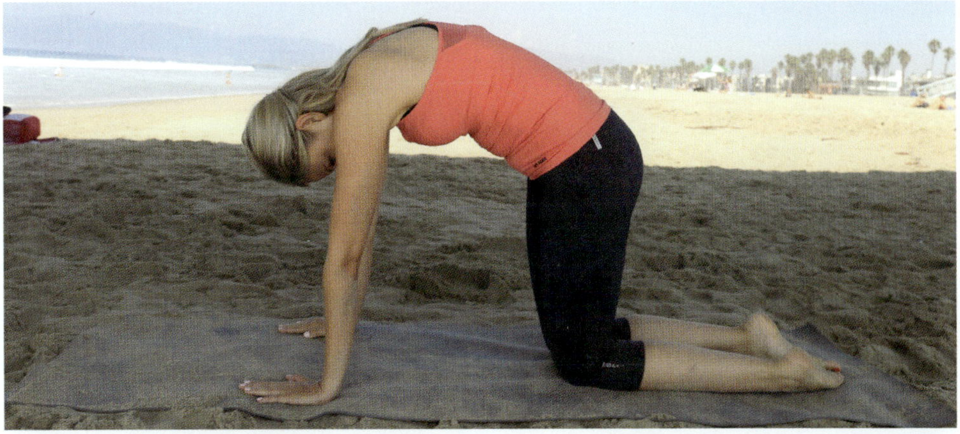

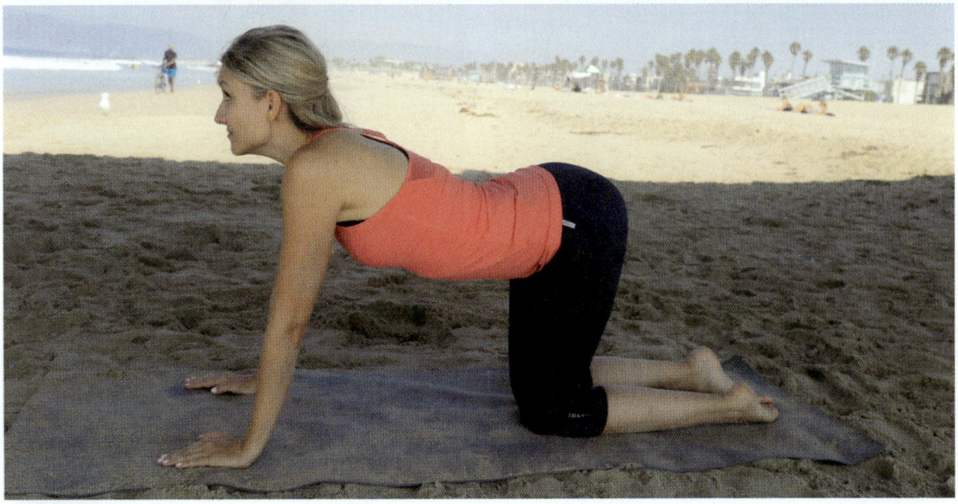

6.2 BEINE & GESÄSS

Links-rechts-Sprünge

Sie bauen zunächst ein kleines „Hindernis". Dafür geeignet ist ein eingerolltes Handtuch, eine Flasche oder einfach nur ein T-Shirt. Springen Sie nun mit einem Bein über das Hindernis. Springen Sie mit rechts ab, landen Sie auf dem linken Bein – und umgekehrt. Versuchen Sie, das Tempo zu erhöhen und springen Sie dabei möglichst hoch.

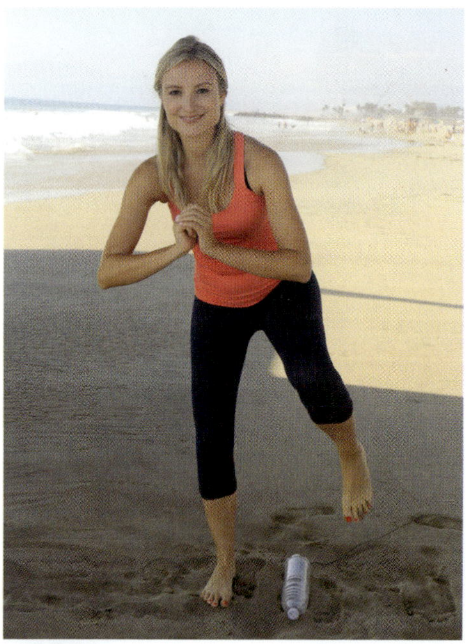

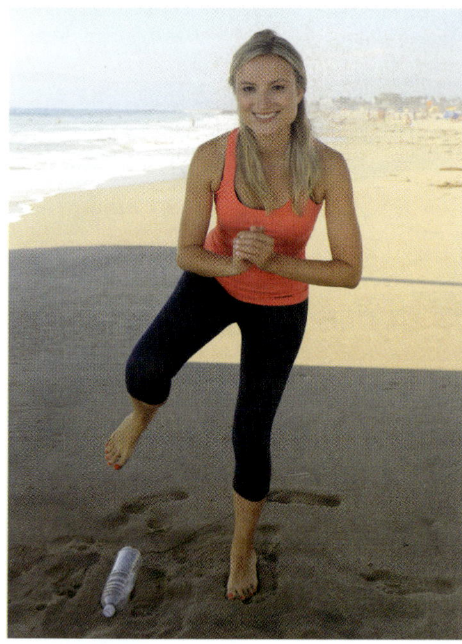

Wand-Hocke

Sie lehnen sich zunächst an eine Wand, zwischen Oberschenkel und Wade befinden sich in der Endposition möglichst 90°. Diese Position halten Sie in der vorgegebenen Zeit. Dabei versuchen Sie stets, das Hauptkörpergewicht in der Ferse zu halten.

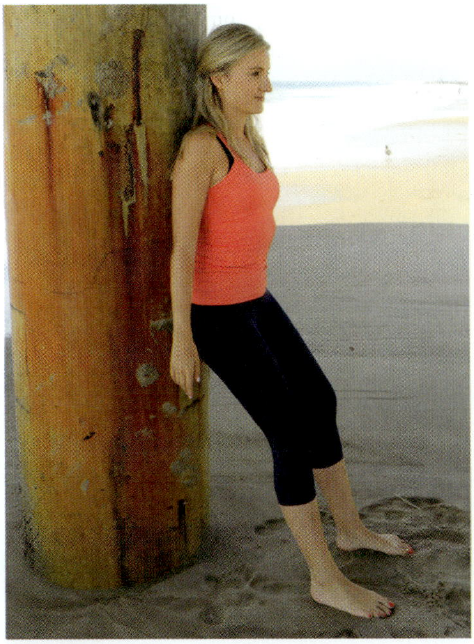

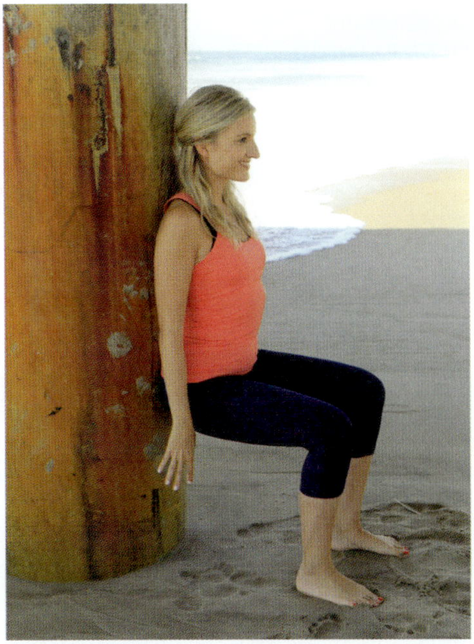

Kniebeuge

Sie stehen zunächst etwas breiter als hüftbreit, die Fußspitzen zeigen in Blickrichtung, das Hauptgewicht Ihres Körpers ist auf den Fersen, die Fußspitzen werden möglichst gering belastet. Nun schieben Sie das Gesäß nach unten und versuchen dabei, eine möglichst tiefe Position zu erreichen, der Oberkörper bleibt dabei möglichst gerade.

Wichtig: Schieben Sie das Knie nicht nach vorne, die Kniescheibe darf zu keinem Zeitpunkt vor dem großen Zeh sein.

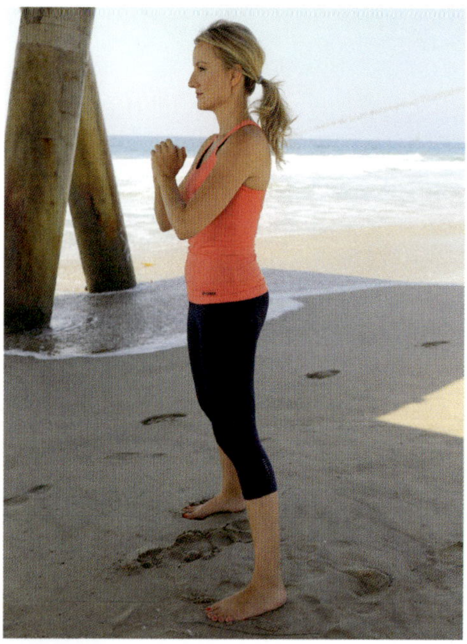

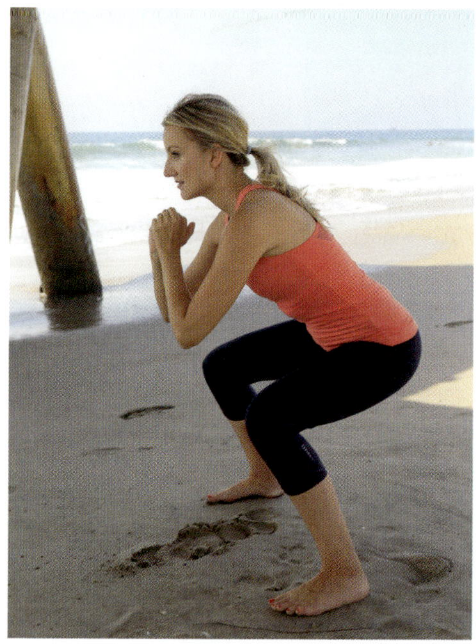

Überkreuz-Kniebeuge

Sie nehmen in der Ausgangsposition einen Überkreuzschritt ein. Die Fußspitzen zeigen in Blickrichtung, der Oberkörper befindet sich in einer geraden Position, das Hauptgewicht Ihres Körpers befindet sich auf der vorderen Ferse, die Fußspitzen sind größtenteils entlastet. Nun bewegen Sie das hintere Knie mit geradem Oberkörper nach unten Richtung Boden. Je tiefer die Position, desto intensiver ist die Übung.

Wichtig: Trainieren Sie beide Seiten!

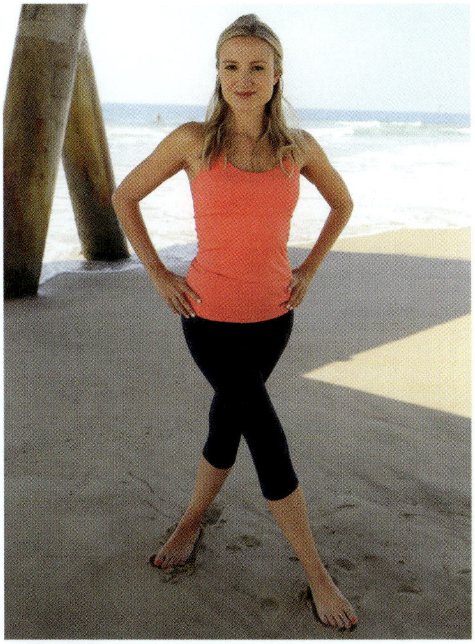

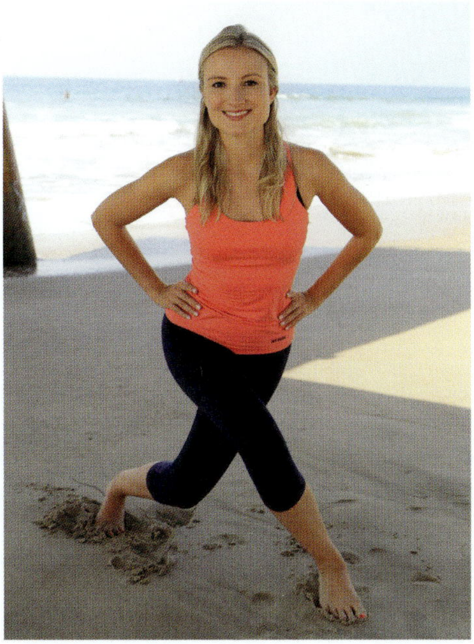

Zehenspitz-Kniebeuge

Stehen Sie in der Ausgangsposition etwas breiter als hüftbreit. Versuchen Sie nun, stabil auf den Fußspitzen zu stehen. Aus dieser Position führen Sie nun eine Kniebeuge durch. Versuchen Sie stets, das Gewicht NICHT nach vorne zu verlagern, sondern in einer möglichst geraden Position nach unten zu gehen. Je tiefer, desto besser. Der Oberkörper bleibt dabei stets gerade und der Kopf bleibt in Verlängerung der Wirbelsäule.

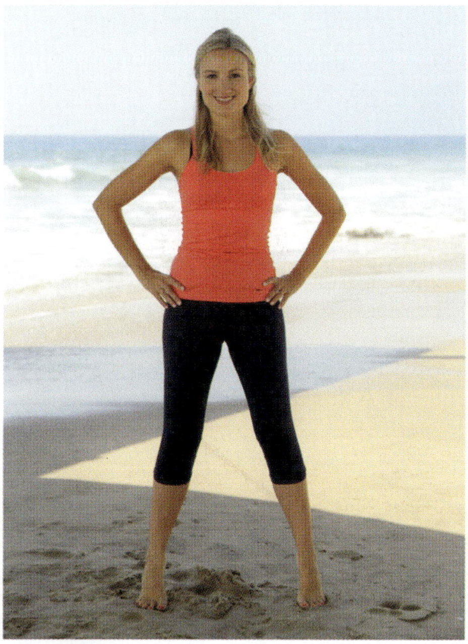

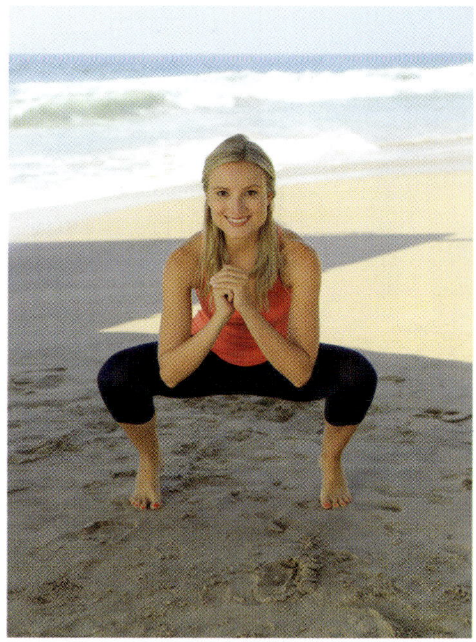

Kniebeuge + seitlicher Kick

Sie stehen zunächst etwas breiter als hüftbreit, die Fußspitzen zeigen in Blickrichtung, das Hauptgewicht Ihres Körpers ist auf den Fersen, die Fußspitzen werden möglichst gering belastet. Nun schieben Sie das Gesäß nach unten und versuchen dabei, eine möglichst tiefe Position zu erreichen, der Oberkörper bleibt dabei möglichst gerade. Wichtig: Schieben Sie das Knie nicht nach vorne, die Kniescheibe darf zu keinem Zeitpunkt vorderhalb des großen Zehs sein. Gehen Sie nun aus der tiefen Kniebeuge-Position zurück in die Ausgangsposition und führen dabei in einer fließender Bewegung einen Kick zur Seite aus. Im Wechsel links und rechts. Versuchen Sie dabei, das Bein möglichst weit nach oben zu „kicken". Direkt danach gehen Sie ohne Unterbrechung zurück in die tiefe Endposition.

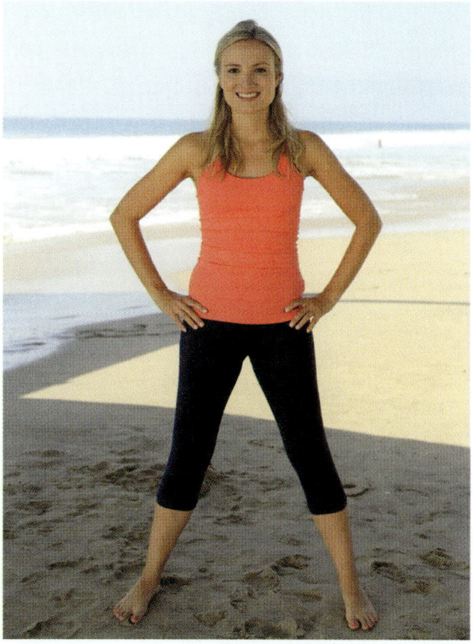

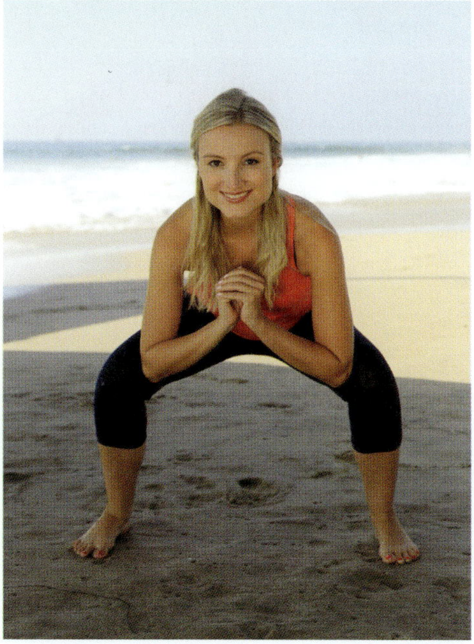

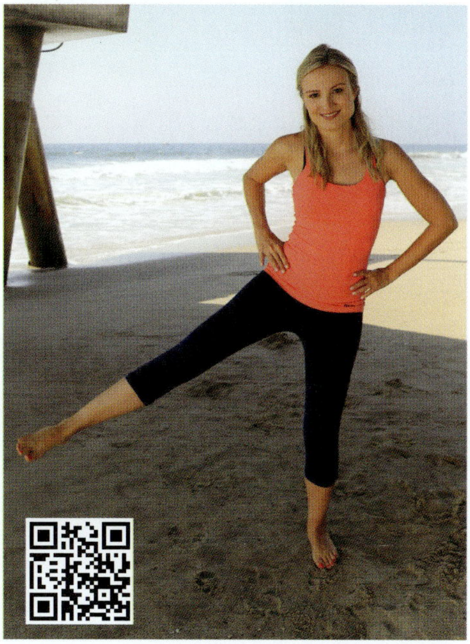

V-Kniebeuge

Nehmen Sie zunächst einen schulterbreiten Stand ein. Drehen Sie nun die Zehenspitzen möglichst weit nach außen. Der Oberkörper bleibt während dieser Übung permanent gerade, der Kopf in Verlängerung der Wirbelsäule. Nun versuchen Sie, die Hüfte so tief wie möglich nach unten zu bewegen und direkt danach wieder in die Ausgangsposition zu gelangen.

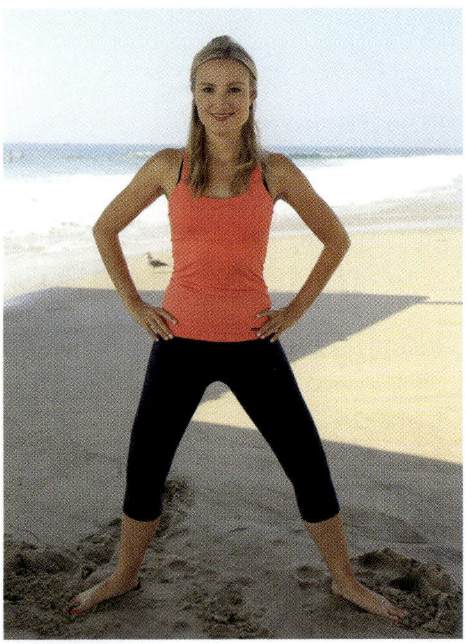

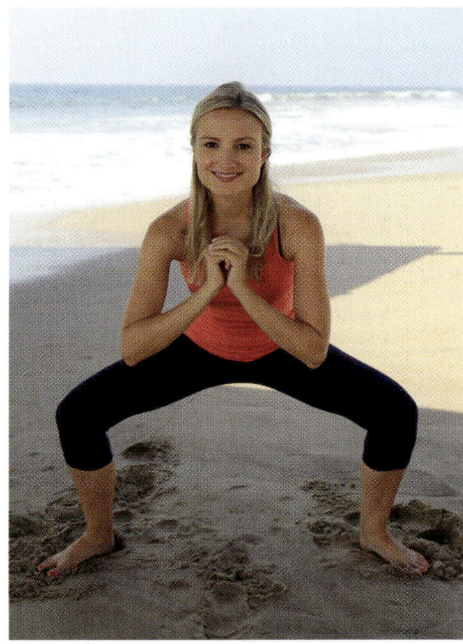

Einbeinige Kniebeuge

Nehmen Sie zunächst einen Einbeinstand ein, versuchen Sie, gerade und stabil zu stehen. Nun gehen Sie mit dem Standbein in eine möglichst tiefe Hockposition. Achten Sie dabei darauf, dass hauptsächlich die vordere Ferse belastet wird und Sie das Knie des Standbeins nicht nach vorne schieben.

Wichtig: Trainieren Sie beide Seiten!

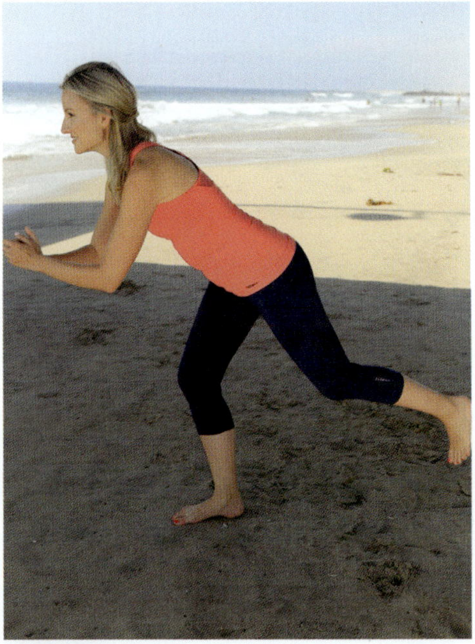

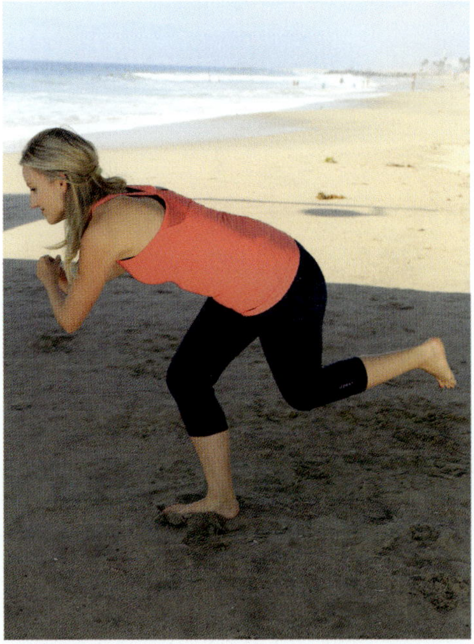

Seitlicher Ausfallschritt

Nehmen Sie in der Grundposition eine leichte Grätsche ein. Nun versuchen Sie, mit geradem Oberkörper das Gewicht auf eine Seite zu verlagern, das Hauptgewicht Ihres Oberkörpers befindet sich auf der Ferse, auf die das Gewicht verlagert ist, die Fußspitzen zeigen in Blickrichtung.

Wichtig: Trainieren Sie beide Seiten!

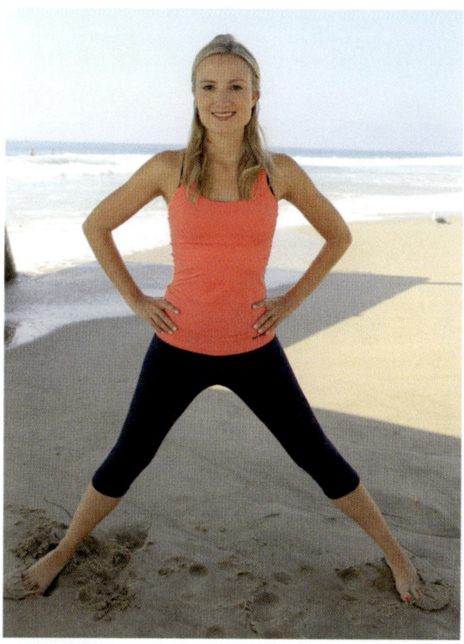

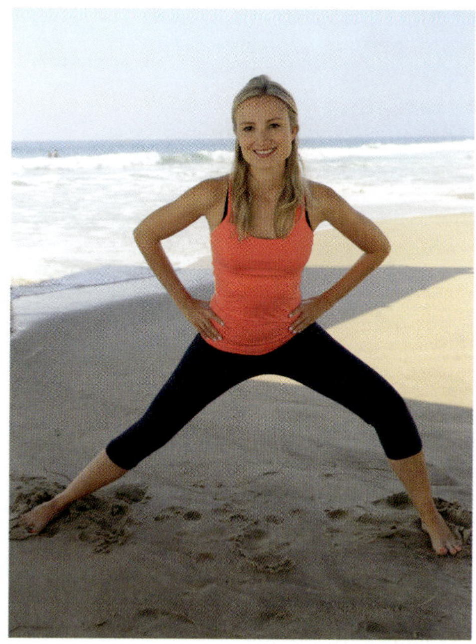

Frontaler Ausfallschritt

Machen Sie einen Ausfallschritt nach vorne, die Fußspitzen zeigen dabei immer in Blickrichtung, der Oberkörper ist gerade und das Hauptgewicht des Oberkörpers befindet sich stets auf der vorderen Ferse, die Fußspitzen sind während der gesamten Übung entlastet. Nun bewegen Sie das hintere Knie möglichst tief nach unten, ohne dabei den Körper nach vorne zu schieben.

Wichtig: Trainieren Sie beide Seiten!

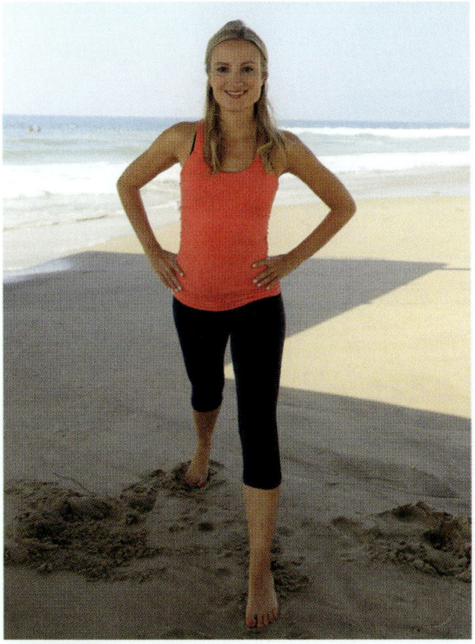

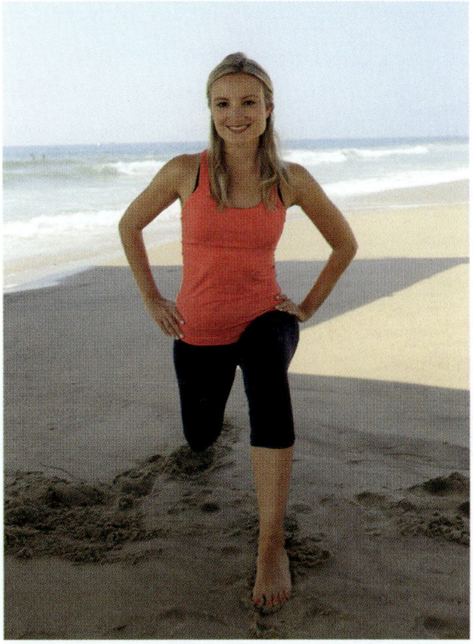

Ausfallschritt + Rotation

Machen Sie einen Ausfallschritt nach vorne, die Fußspitzen zeigen dabei immer in Blickrichtung, der Oberkörper ist gerade und das Hauptgewicht des Oberkörpers befindet sich stets auf der vorderen Ferse, die Fußspitzen sind während der gesamten Übung entlastet. Nun bewegen Sie das hintere Knie möglichst tief nach unten, ohne dabei den Körper nach vorne zu schieben. Als letzte Bewegung führen Sie eine Rotation des Oberkörpers über das Knie durch. Ist bspw. das rechte Bein vorne, drehen Sie sich mit dem Oberkörper möglichst weit nach rechts. Ziel dabei ist, mit dem Oberkörper eine Mobilisation und größtmögliche Bewegung zu erreichen.

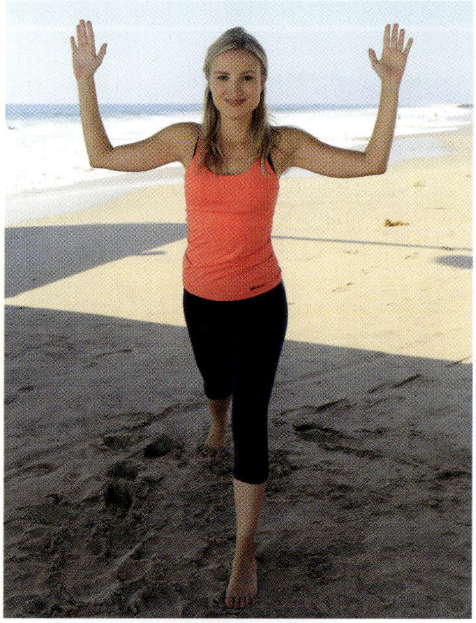

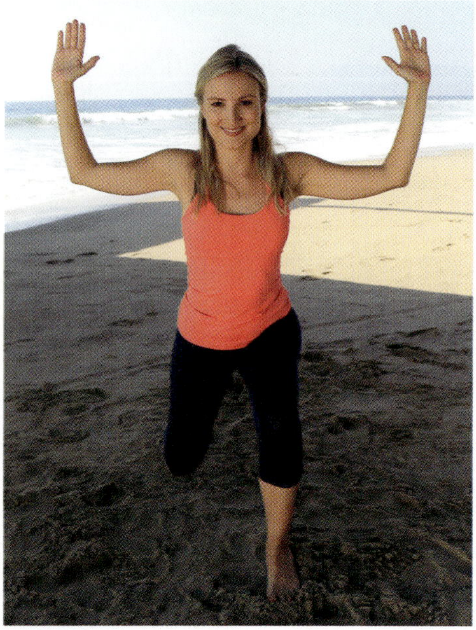

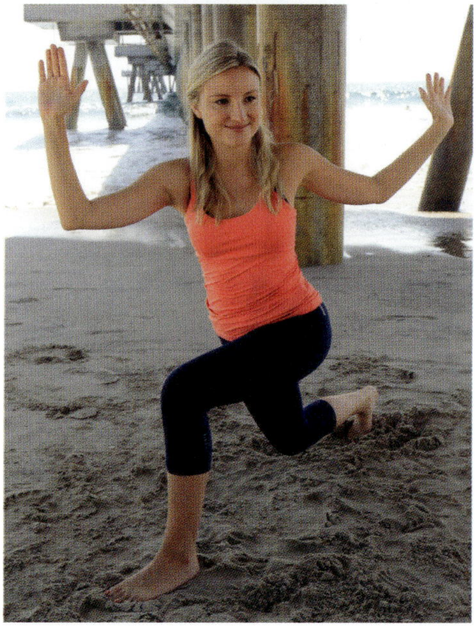

Fersenheben beidbeinig

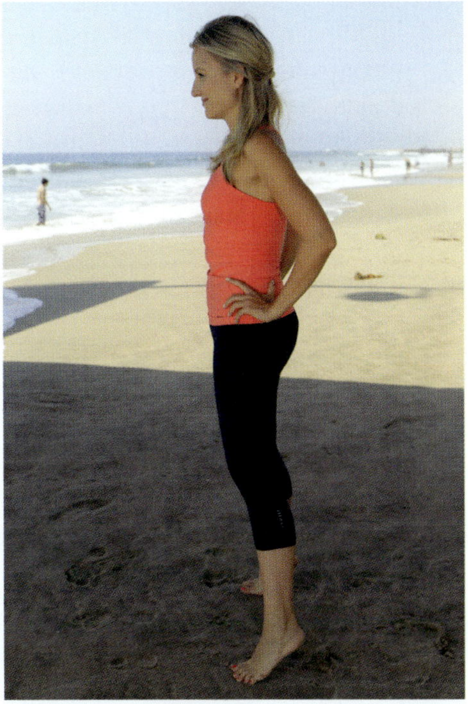

In der Ausgangsposition stehen Sie etwa hüftbreit stabil auf beiden Beinen. Nun versuchen Sie, beide Fersen möglichst weit nach oben zu bewegen, sodass Sie nur auf den Fußspitzen stehen. Die Beine sind dabei stets gestreckt und die Bewegung findet ausschließlich im Sprunggelenk statt.

Fersenheben einbeinig

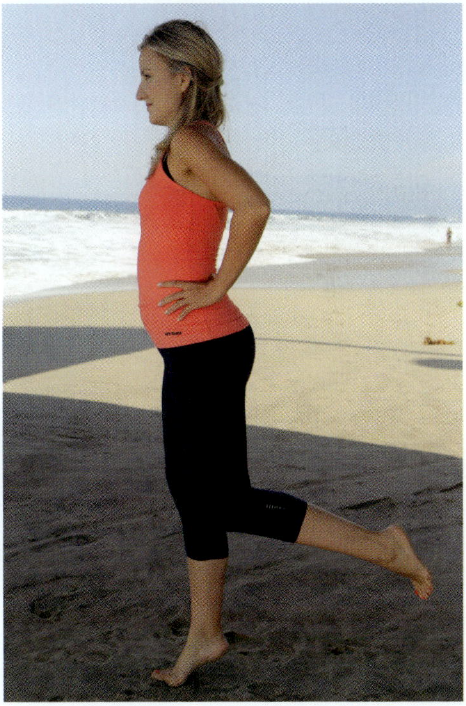

In der Ausgangsposition stehen Sie stabil auf einem Bein. Nun versuchen Sie, die Ferse des Standbeins möglichst weit nach oben zu bewegen, das Standbein ist stets gestreckt und die Bewegung findet ausschließlich im Sprunggelenk statt.

Wichtig: Trainieren Sie beide Seiten!

TIPP Haben Sie Probleme mit der Balance, können Sie sich zunächst gerne an einer Wand festhalten.

90°-Rückwärts-Kick

Sie nehmen in der Ausgangsposition einen Vierfüßlerstand ein. Aus dieser Position bilden Sie auf jeder Seite einen 90°-Winkel zwischen Oberschenkel und Wade. Diesen Winkel halten Sie während der Übung permanent. Nun bewegen Sie eine Seite möglichst weit nach oben und versuchen, die maximale Streckung zu erreichen. Direkt danach kehren Sie in die Ausgangsposition zurück und setzen aber dabei das Knie nicht ab.

Wichtig: Trainieren Sie beide Seiten!

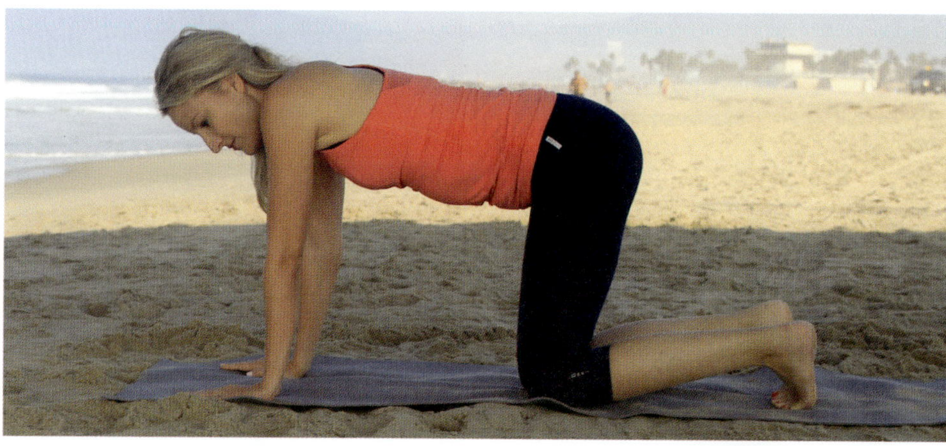

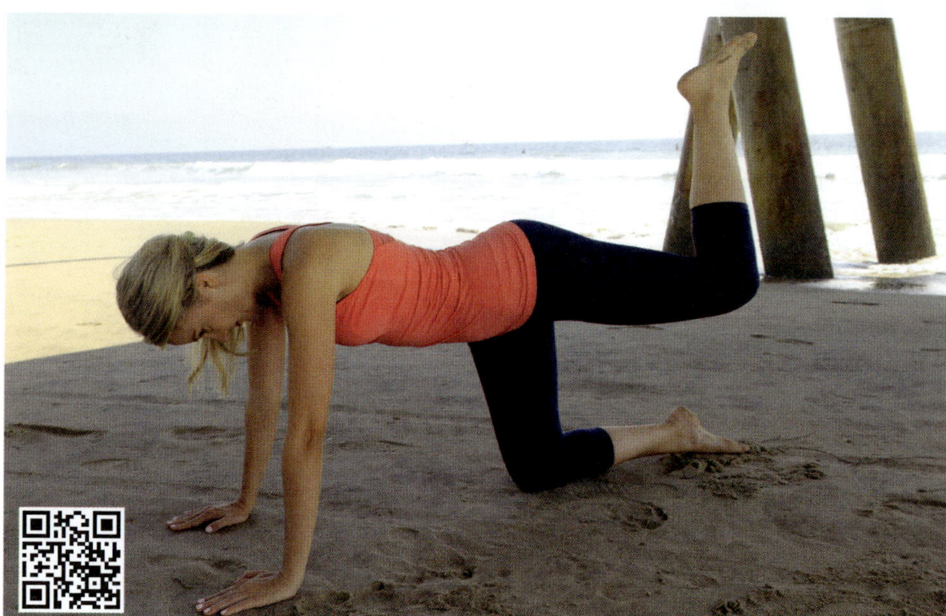

Gestreckter Rückwärts-Kick

Ausgangsposition: Vierfüßlerstand. Aus dieser Position strecken Sie ein Bein in maximal gestreckter Position nach hinten/oben. Danach gehen Sie zurück in die Ausgangsposition und führen nach Vorgabe eine weitere Wiederholung durch.

Wichtig: Trainieren Sie beide Seiten!

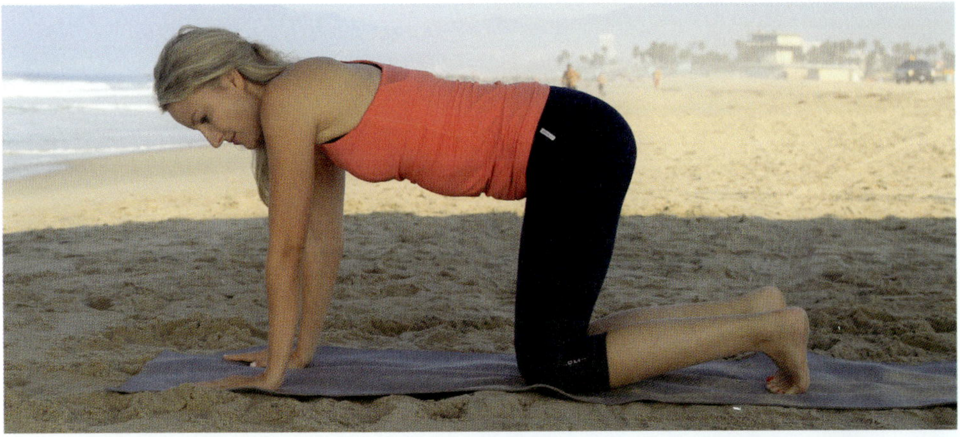

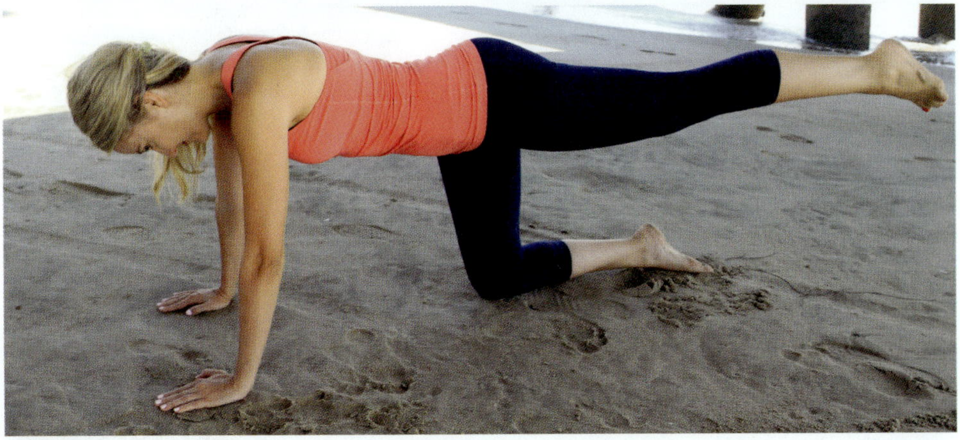

90°-Zweipunkt-Rückwärts-Kick

Sie nehmen in der Ausgangsposition einen Vierfüßlerstand ein. Aus dieser Position bilden Sie auf beiden Seiten einen 90°-Winkel zwischen Oberschenkel und Wade. Eine Hand legen Sie nun diagonal an der Schulter an. Nun bewegen Sie ein Bein möglichst weit nach oben und versuchen, die maximale Streckung zu erreichen. Direkt danach kehren Sie in die Ausgangsposition zurück und setzen aber dabei das Knie nicht ab.

Wichtig: Trainieren Sie beide Seiten!

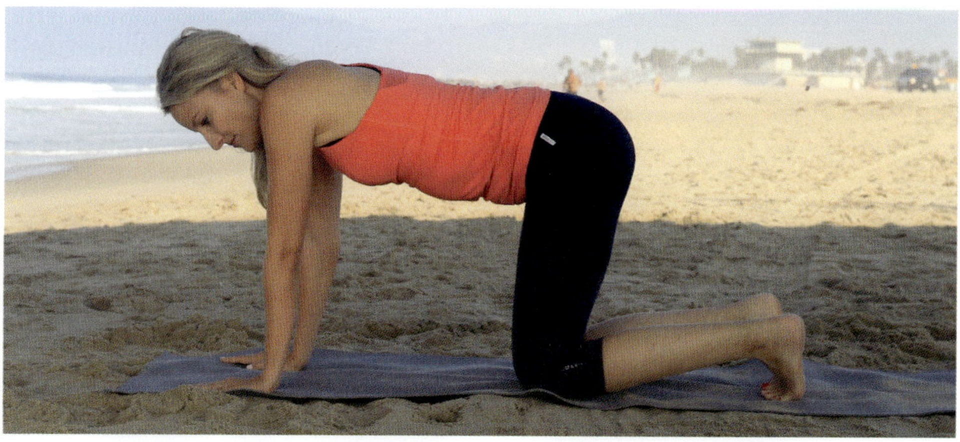

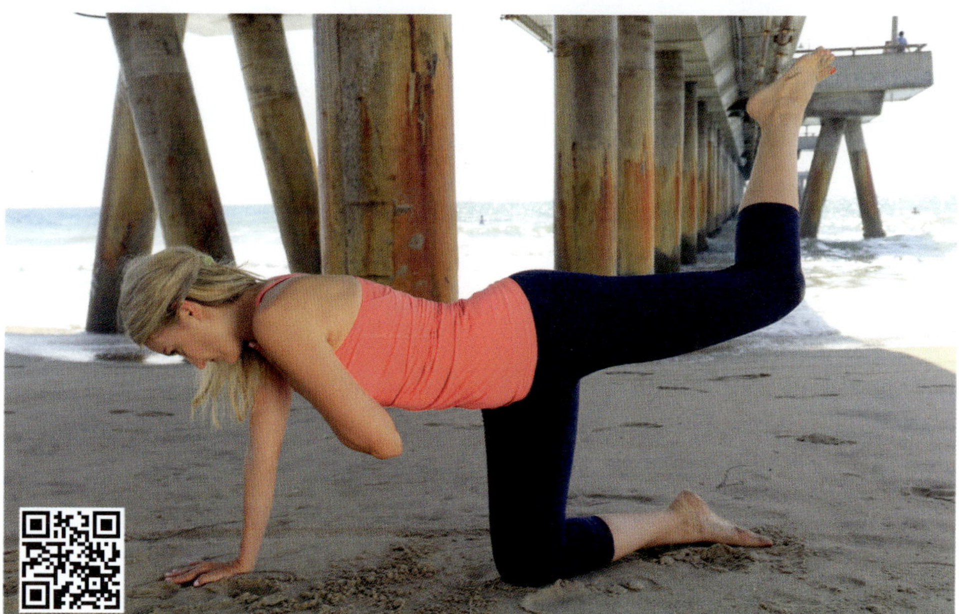

Hüftöffnung seitlich kniend

Die Ausgangsposition ist der klassische Vierfüßlerstand. Aus dieser Position versuchen Sie nun, den Oberkörper möglichst stabil zu halten und ein Bein im 90°-Winkel zur Seite zu bewegen. Das Ziel ist es, das Knie seitlich möglichst weit nach oben zu bewegen. Direkt danach kehren Sie zurück in die Ausgangsposition und führen eine weitere Bewegung nach Vorgabe durch.

Wichtig: Trainieren Sie beide Seiten!

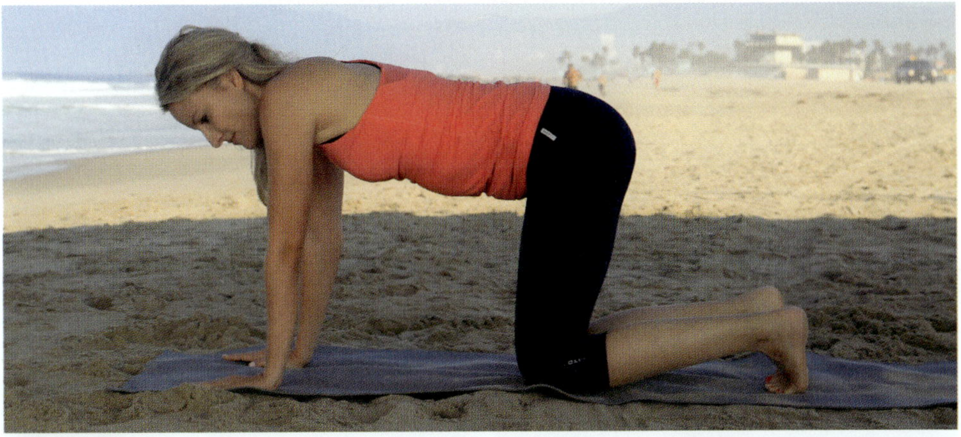

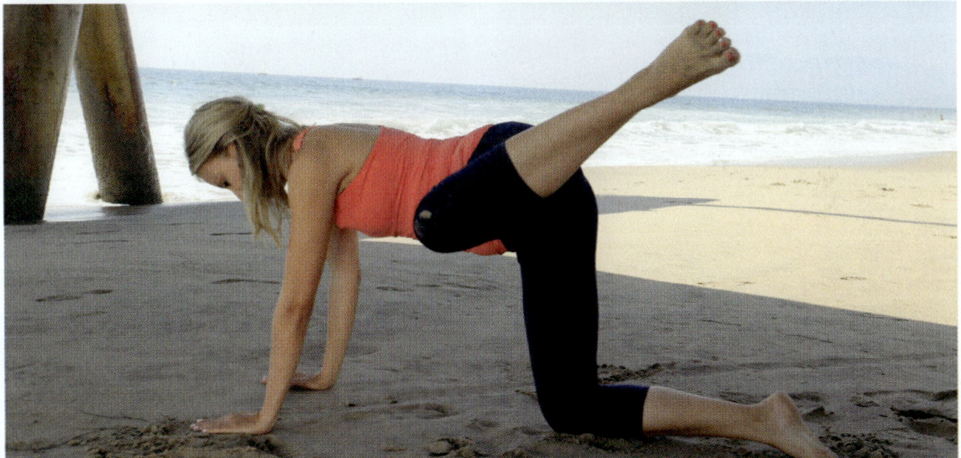

Hüftabduktion stehend

Sie stehen in der Ausgangsposition gerade. Dann bewegen Sie ein Bein in gestreckter Position möglichst weit zur Seite nach außen, OHNE dabei den Oberkörper zu bewegen. Achten Sie darauf, dass sich nur das Bein bewegt.

Wichtig: Trainieren Sie beide Seiten!

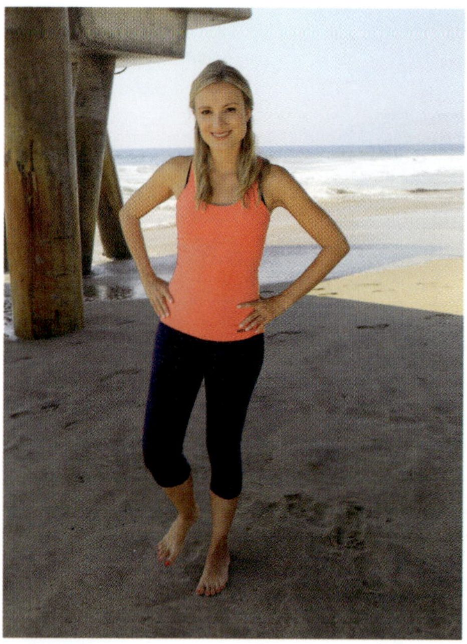

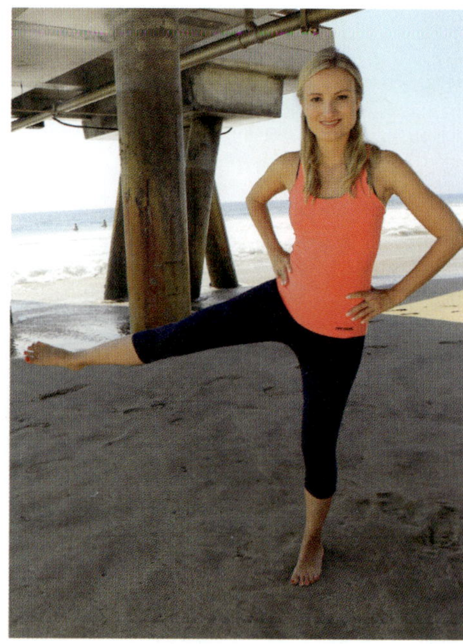

Beinstreckung rückwärts

Nehmen Sie eine stabile Körperhaltung ein. Versuchen Sie sich mit den Händen abzustützen, dann aber die Körperhaltung nicht mehr verändern. Einzig allein bewegt sich dann je ein Bein in die maximale Streckung nach hinten.

Wichtig: Wechseln Sie die Seite und versuchen Sie stets, die maximale Spannung in der Gesäßmuskulatur zu erreichen.

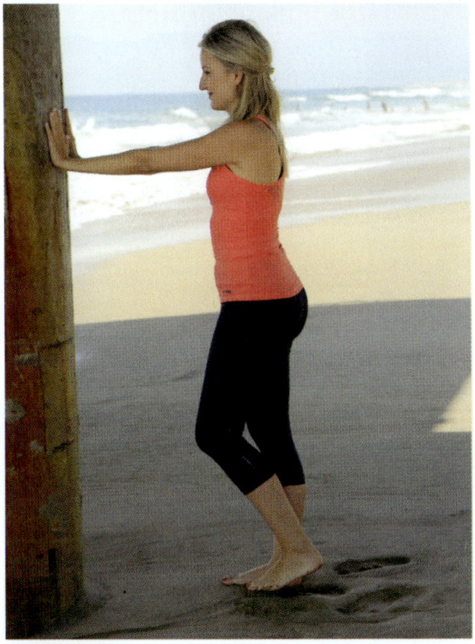

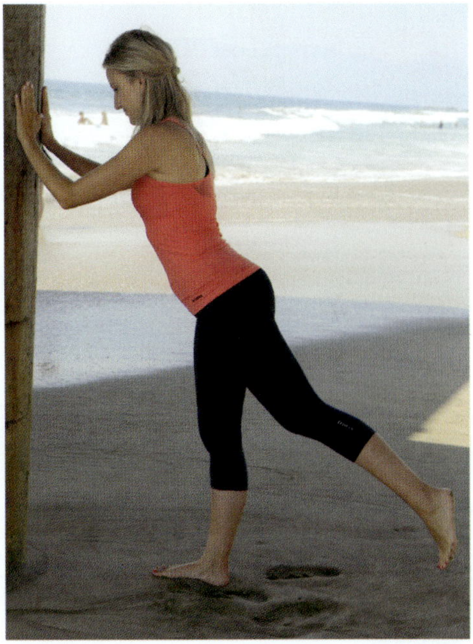

Oberschenkelinnenseite stehend

Stehen Sie zunächst hüftbreit und in einer stabilen Körperhaltung. Versuchen Sie nun, je ein Bein maximal überkreuz zu bewegen, bis eine Fortführung der Bewegung nicht mehr möglich ist.

Wichtig: Trainieren Sie beide Seiten!

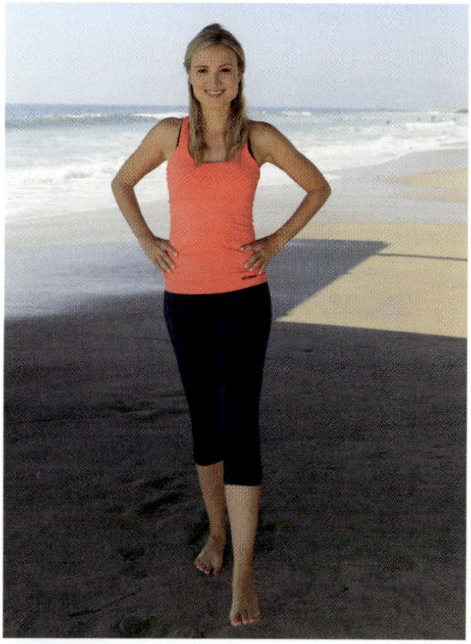

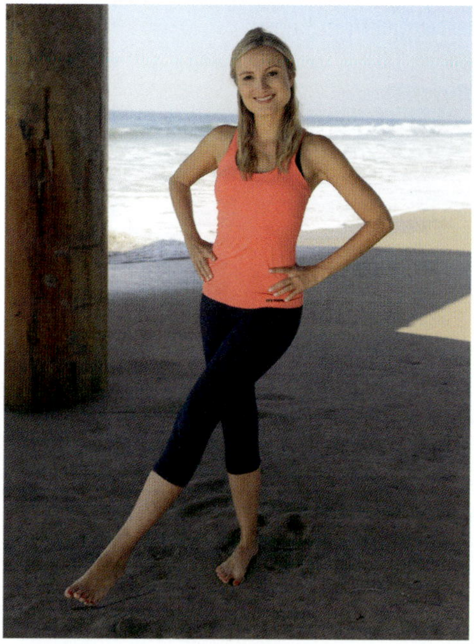

Standwaage

Nehmen Sie einen Einbeinstand ein. Versuche Sie nun, den Oberkörper nach vorne-unten zu bewegen und das in der Luft befindliche Bein möglichst weit nach hinten-oben zu bewegen. Ziel: Der Oberkörper als auch das gestreckte Bein befinden sich horizontal zum Boden. Das Standbein ist dabei leicht gebeugt.

Wichtig: Trainieren Sie beide Seiten!

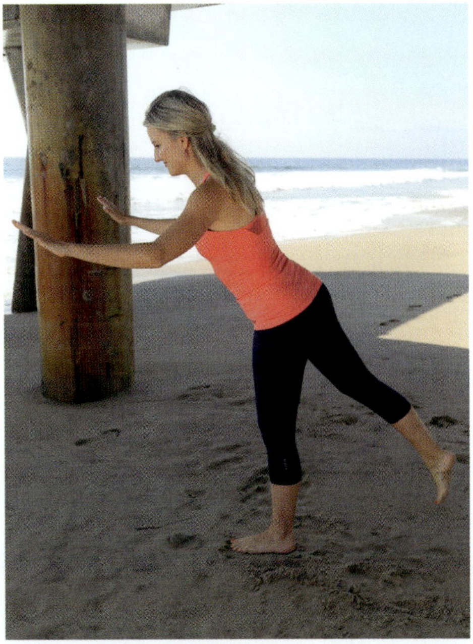

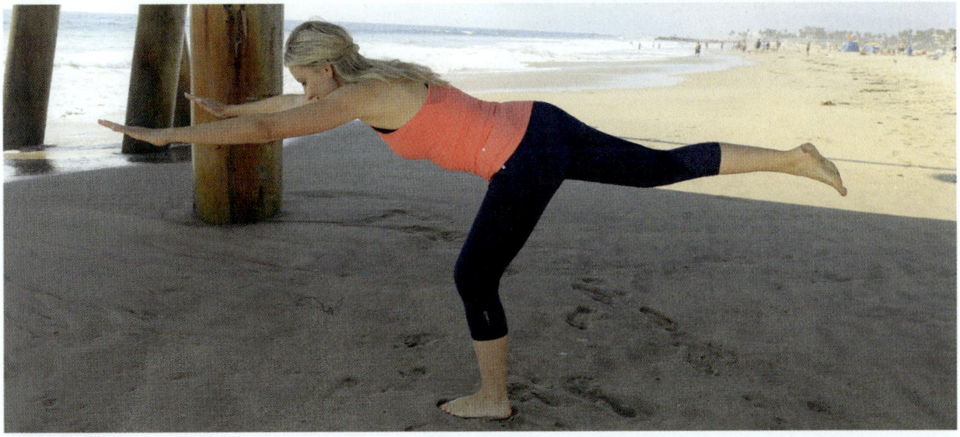

Bridging + Beinstreckung

Legen Sie sich auf den Rücken. Winkeln Sie Ihre Beine an und achten Sie darauf, dass die Beine parallel zueinander sind. Nun platzieren Sie Ihre Fersen auf dem Boden und möglichst nah am Gesäß und strecken anschließend ein Bein nach oben. Jetzt strecken Sie die Hüfte maximal nach oben und achten darauf, dass die Hüfte nicht nach links oder rechts abkippt, sondern in einer geraden Position bleibt.

Wichtig: Trainieren Sie beide Seiten!

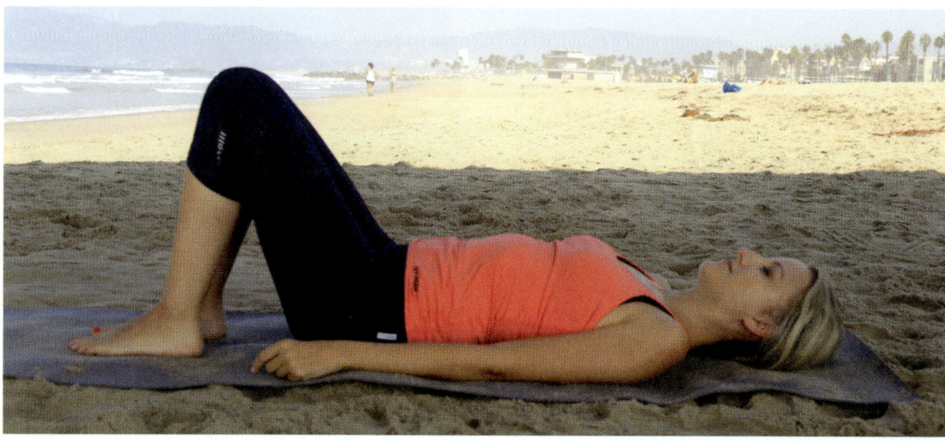

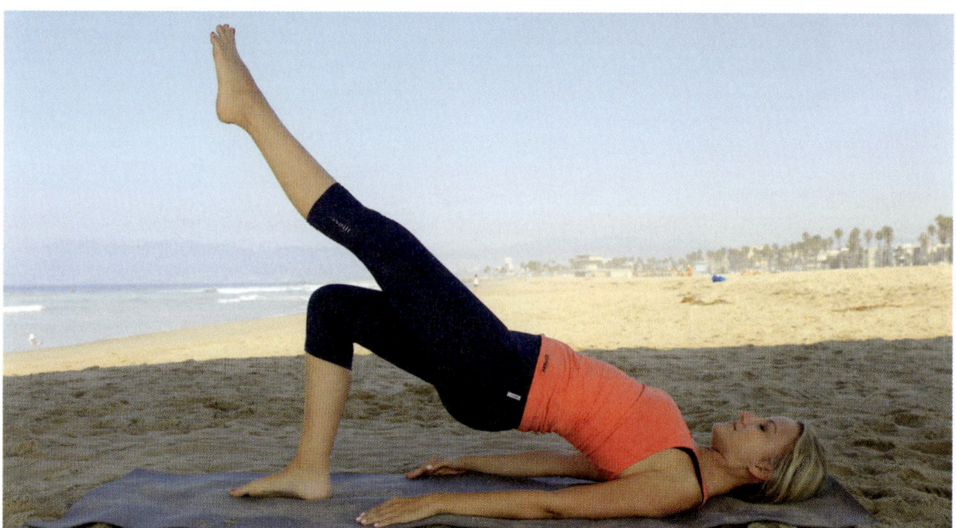

Bauchlage + Diagonalstreckung

Legen Sie sich entspannt auf den Bauch. Der Kopf ist dabei in Verlängerung der Wirbelsäule in einer geraden Position – legen Sie die Stirn entspannt ab. Nun strecken Sie diagonal voneinander je ein Bein und einen Arm so weit wie möglich nach oben. Versuchen Sie bewusst, die maximale Beweglichkeit auszunutzen.

Wichtig: Trainieren Sie beide Seiten.

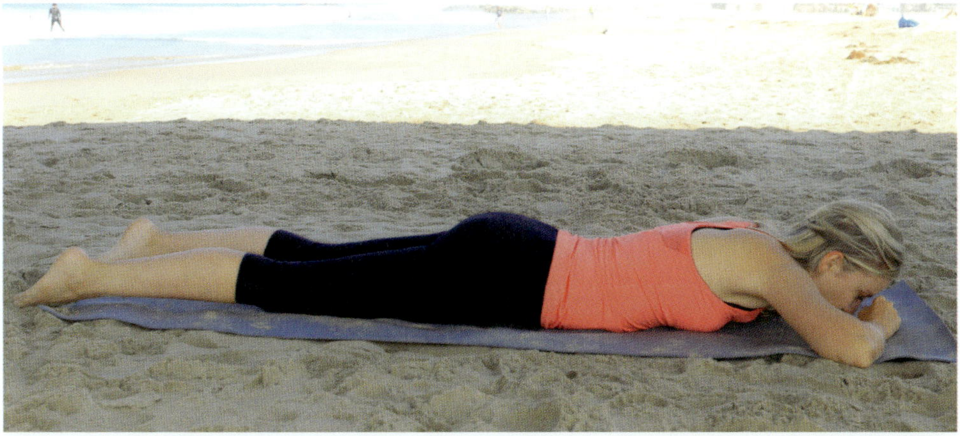

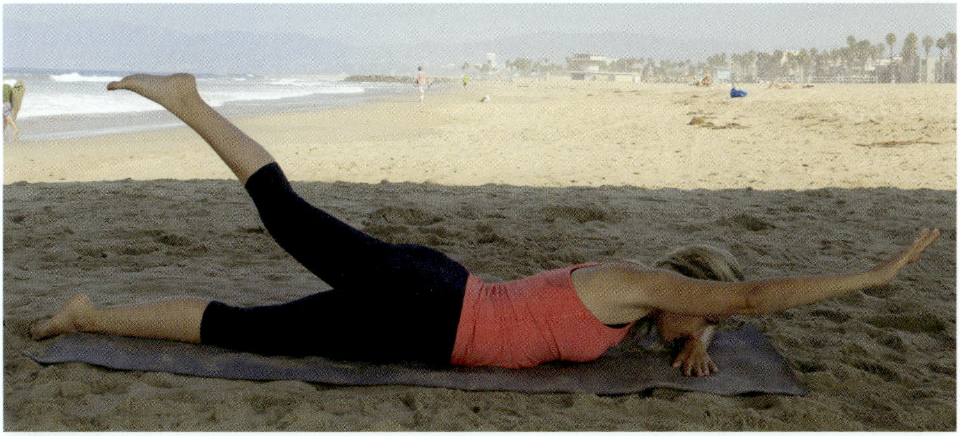

Bauchlage + Hüftspreizung

In der Ausgangsposition liegen Sie entspannt auf dem Bauch. Strecken Sie dabei die Beine parallel zueinander komplett aus. Der Oberkörper bleibt über die Übung hinweg entspannt und bewegt sich nicht. Nun heben Sie die Beine so weit wie möglich nach oben, spannen die Gesäßmuskulatur aktiv an und gehen anschließen in die maximale Spreizung und führen die Beine auseinander. Danach gehen Sie zurück in die Ausgangsposition. Legen Sie dabei die Beine nicht ganz ab, sondern gehen Sie dann wieder zurück in die Endposition.

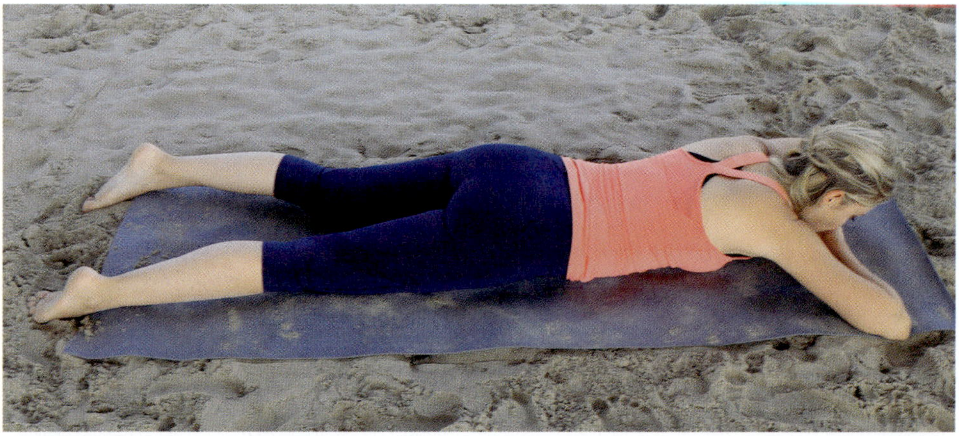

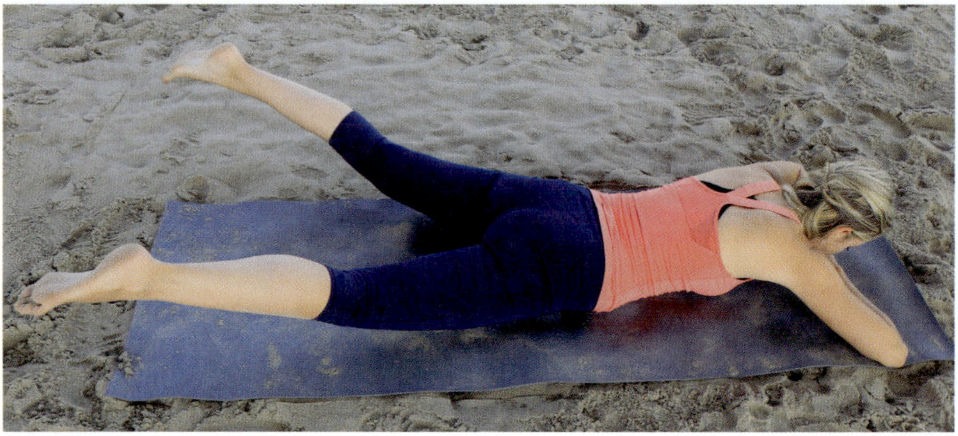

Abduktion Seitlage

Kommen Sie in die Seitlage, machen Sie den Körper so lang wie möglich. Strecken Sie nun das obere Bein maximal nach oben, achten Sie darauf, dass sich ausschließlich das Bein bewegt, der Oberkörper ist nicht in Bewegung.

Wichtig: Trainieren Sie beide Seiten!

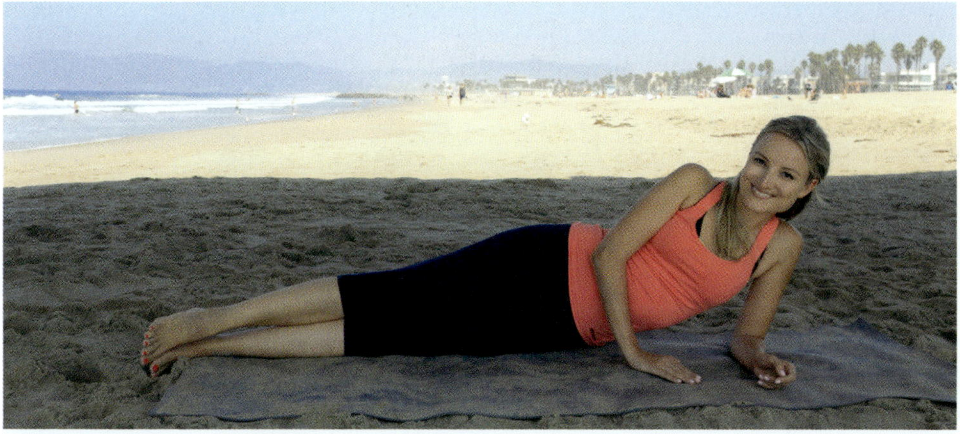

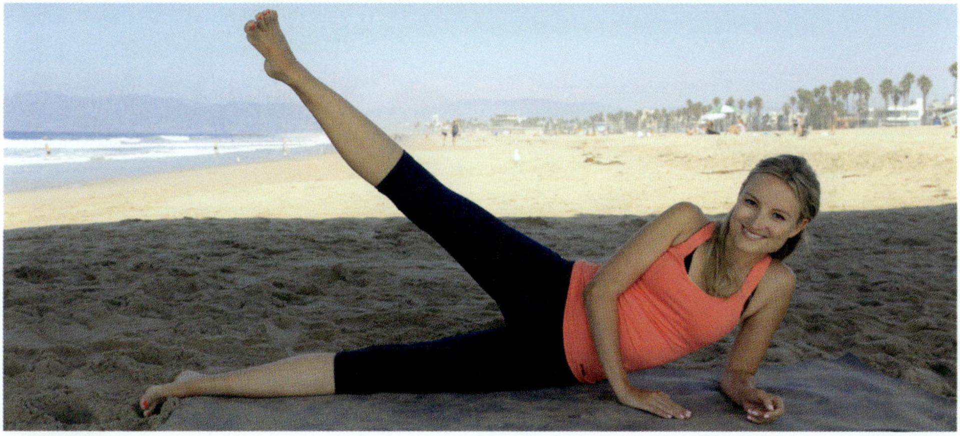

Adduktoren Seitlage

Kommen Sie in eine bequeme Seitlage. Winkeln Sie das obere Bein an und stellen Sie die Fußsohle auf den Boden, das untere Bein bleibt in der gestreckten Position und der Oberkörper ist in einer stabilen Grundposition. Nun versuchen Sie, das untere Bein möglichst weit nach oben zu bewegen. Vermeiden Sie jegliche Bewegung im Oberkörper.

Wichtig: Trainieren Sie beide Seiten!

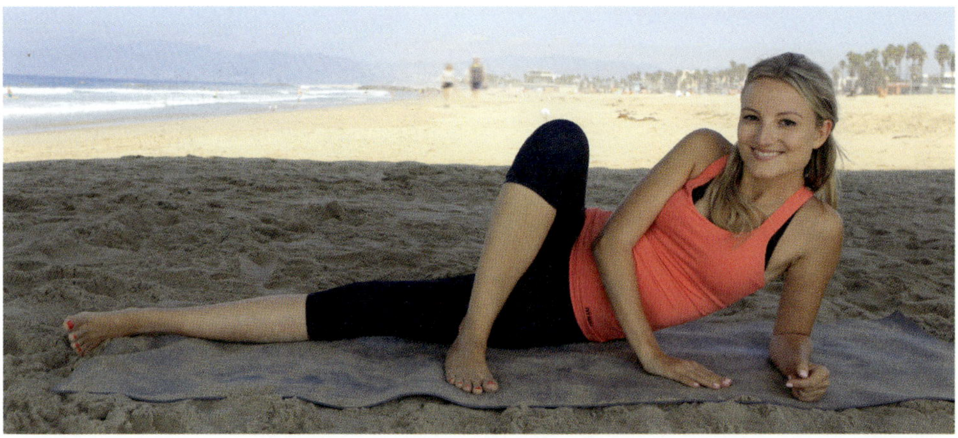

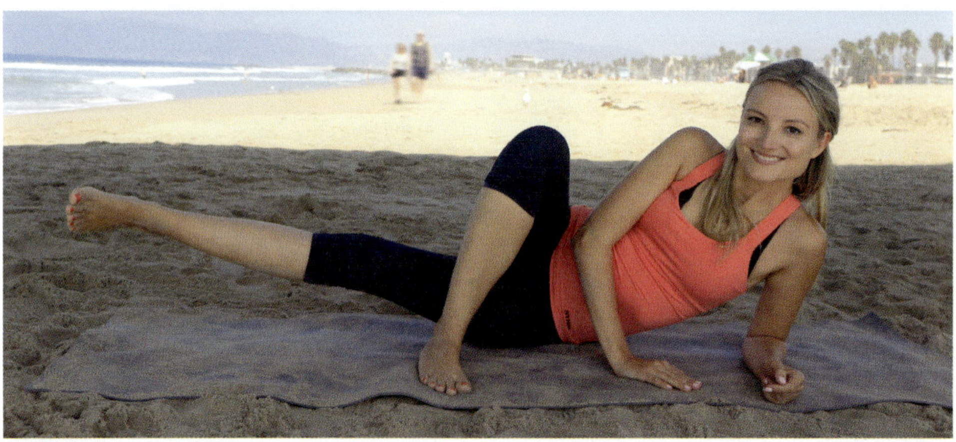

Überkreuz-Swing

Nehmen Sie eine Grätsche ein. Die Beine sind gestreckt, ebenso befinden sich die Arme in maximaler Streckung. Nun beugen Sie den Körper nach vorne-unten und bewegen die rechte Hand zur linken Fußspitze und anschließend die linke Hand zur rechten Fußspitze.

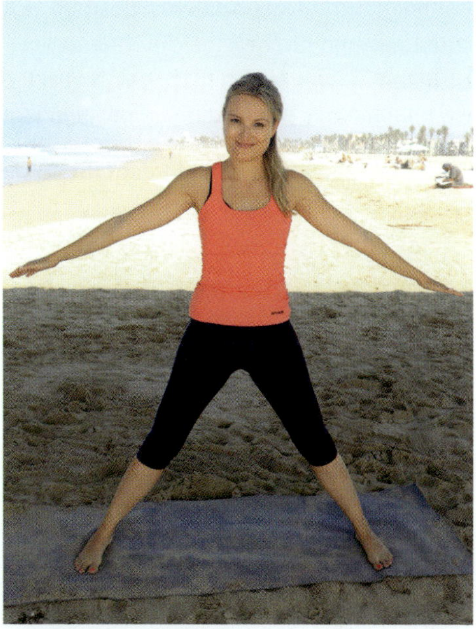

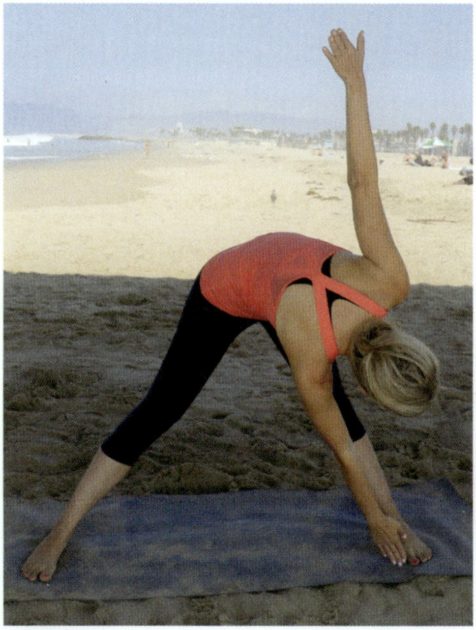

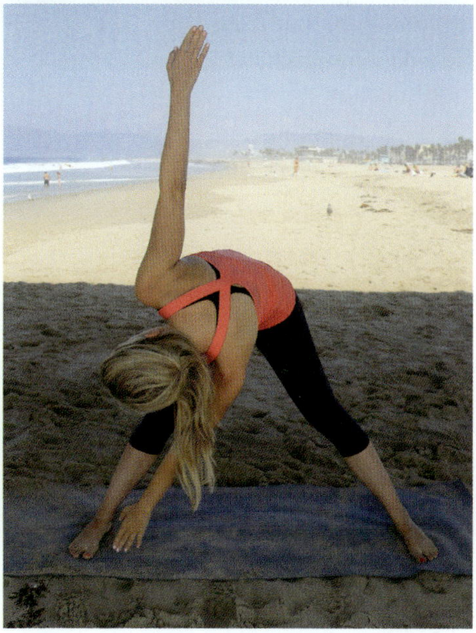

Dehnung „hintere Kette"

Kommen Sie in eine sitzende Position, strecken Sie die Beine parallel zueinander nach vorne aus und bringen Sie die Knie in eine maximal mögliche Streckung. Der Oberkörper ist bereits in der Ausgangsposition leicht nach vorne geneigt. Strecken Sie nun die Arme nach vorne und versuchen Sie, mit den Händen die Fußspitzen zu erreichen.

Wichtig: Ziehen Sie während der Übung die Fußspitzen stets an.

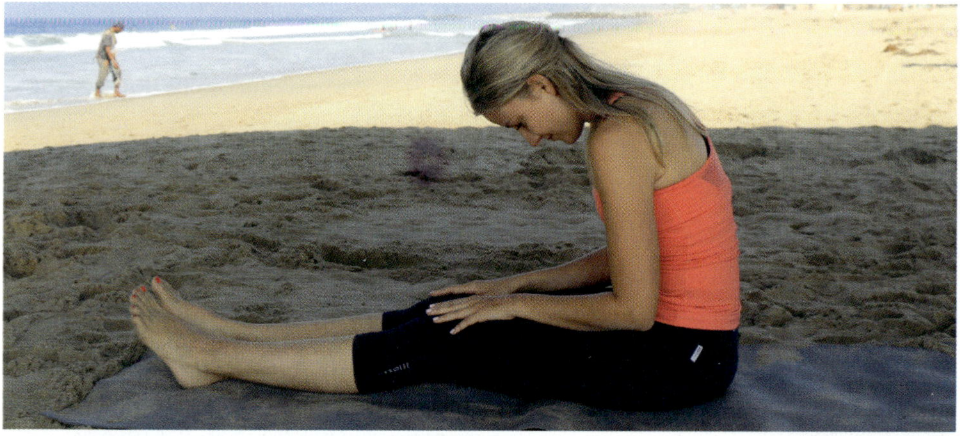

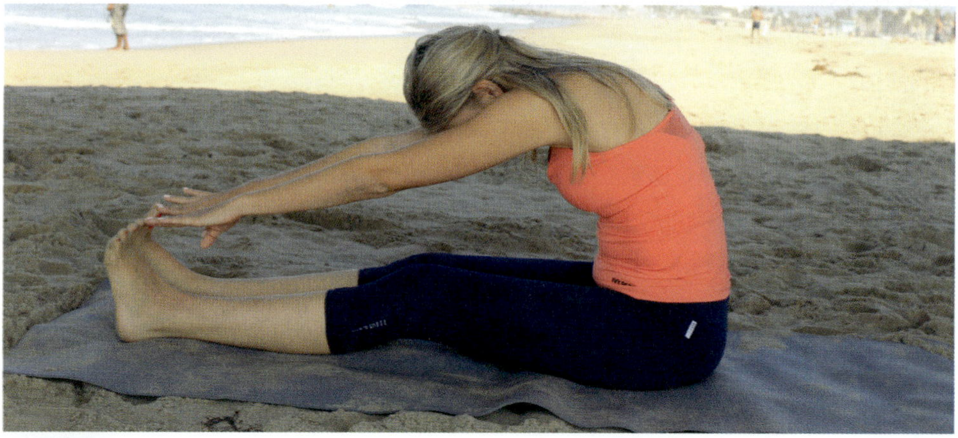

Cobbler Stretch

Kommen Sie zunächst in eine gerade Sitzposition. Führen Sie nun beide Fußsohlen zueinander und die Fersen dabei möglichst nah zum Körper. Nun versuchen Sie, die Knie möglichst weit gen Boden abzulegen, um die Dehnung zu erhöhen. Rollen Sie den Oberkörper etwas nach vorne ein.

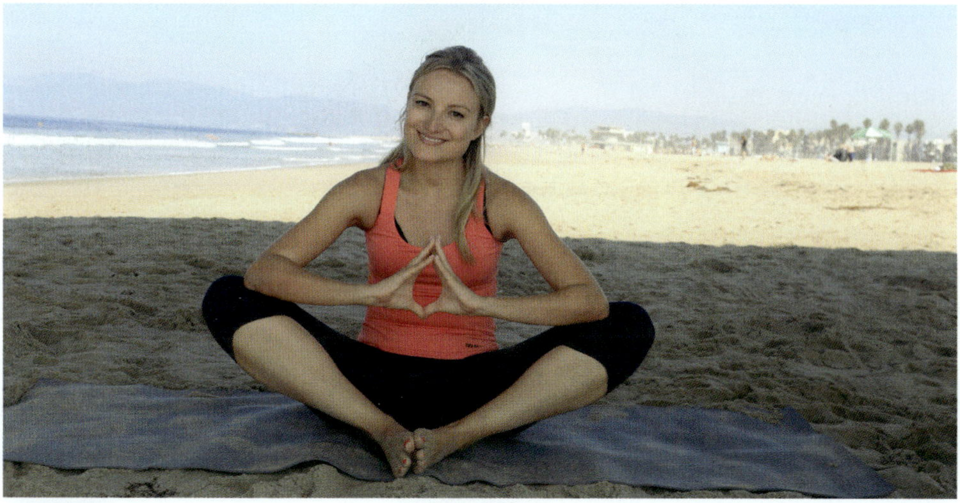

Fuß-zu-Hand-Stretch

Nehmen Sie in der Ausgangsposition die Liegestützposition ein. Strecken Sie dabei stets die Hüfte maximal nach oben und die Ferse stets Richtung Boden. Die Beine sind gestreckt. Nun versuchen Sie, in kleinen Schritten die Fußspitzen den Händen näherzubringen.

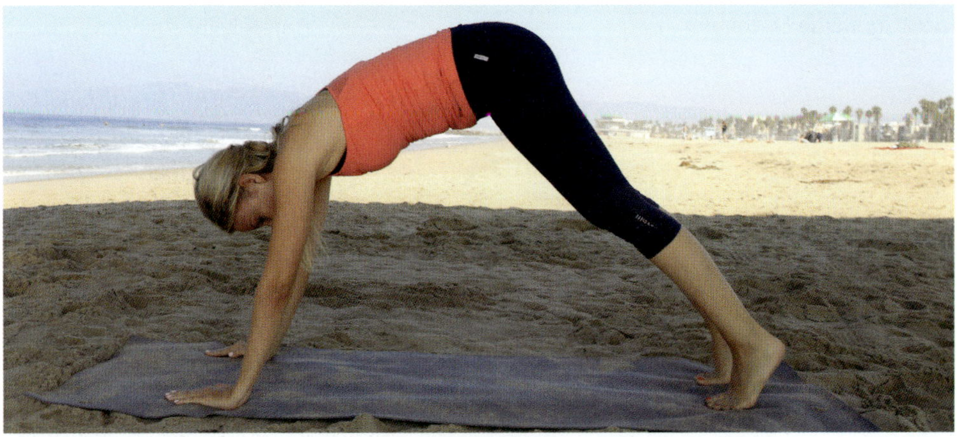

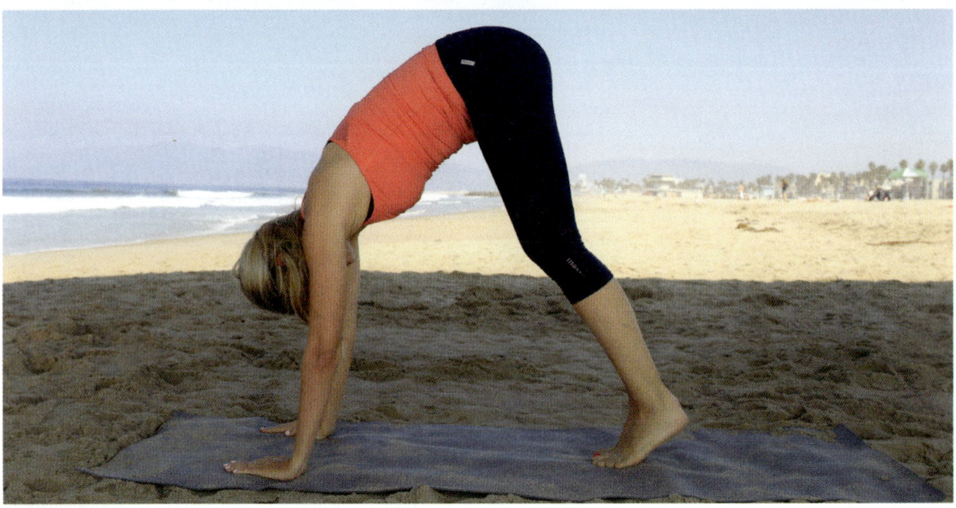

Oberschenkelvorderseiten-Dehnung

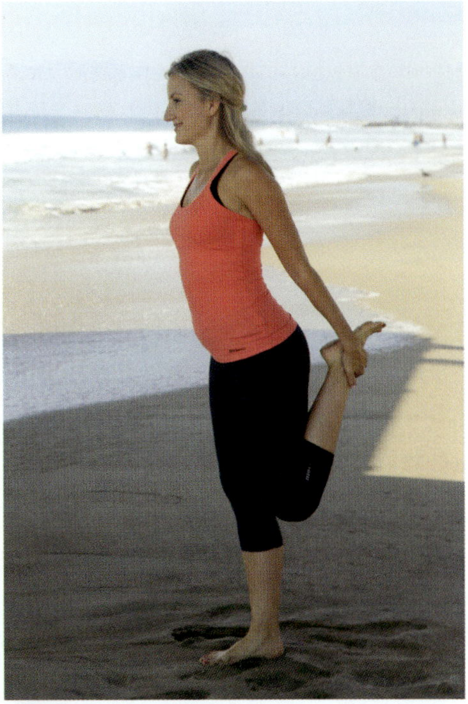

Sie stehen in einer aufrechten Position. Nun versuchen Sie, im Einbeinstand eine Ferse Richtung Gesäß zu ziehen. Der Oberkörper bleibt dabei möglichst aufrecht.

Wichtig: Beide Seiten dehnen!

Waden-Dehnung

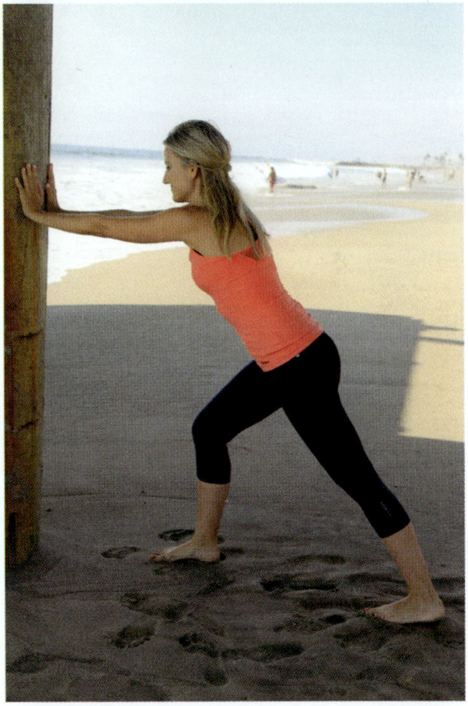

Machen Sie einen Ausfallschritt. Platzieren Sie beide Hände an einer Wand/Säule. Verlagern Sie nun das Körpergewicht möglichst weit nach vorne und achten Sie darauf, die hintere Ferse Richtung Boden zu drücken, sodass Sie eine Dehnung der Wadenmuskulatur spüren.

Wichtig: Dehnen Sie beide Seiten!

Gesäß-Dehnung überkreuz

Stehen Sie zunächst stabil auf einem Bein. Versuchen Sie, mit beiden Händen die Ferse und die Wade des freistehenden Beins zu fassen und die Beinachse in die höchstmögliche Endposition zu bewegen.

Wichtig: Dehnen Sie beide Seiten.

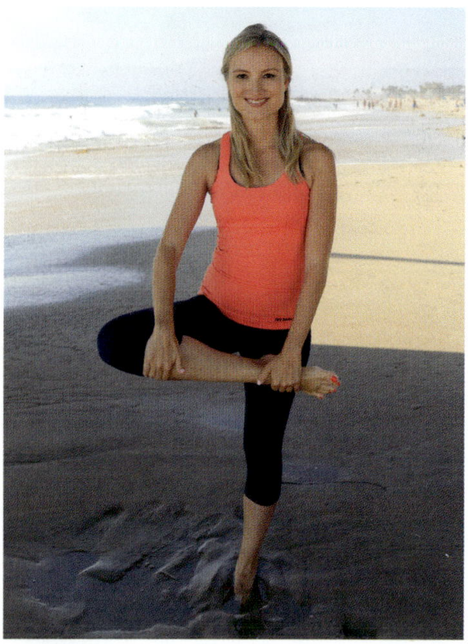

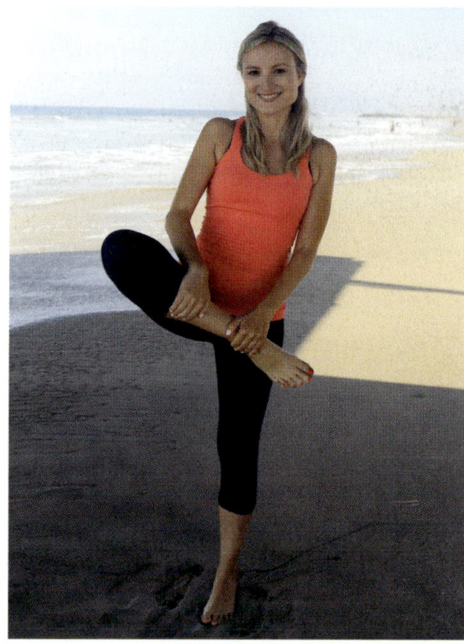

Oberschenkelvorderseiten-Dehnung (seitlich liegend)

Sie liegen zunächst entspannt auf einer Seite. Nun winkeln Sie das obere Bein nach hinten an (Ferse Richtung Gesäß) und ziehen mit der oberen Hand den Oberschenkel am Sprunggelenk maximal in die Streckung nach hinten. Versuchen Sie nun noch, die Hüfte aktiv nach vorne zu drücken, um die Dehnung zu intensivieren.

Wichtig: Dehnen Sie beide Seiten!

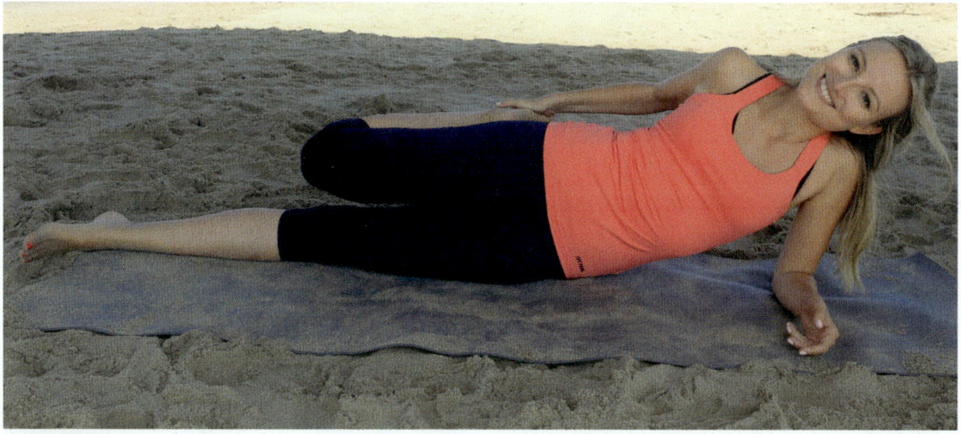

Hüftöffnung kniend (Dehnung)

Machen Sie zu Beginn der Dehnung einen klassischen Ausfallschritt nach vorne. Nun setzen Sie das hintere Knie auf dem Boden ab. Bilden Sie nun zwischen der vorderen Wade und dem vorderen Oberschenkel einen 90°-Winkel. Das Gleiche machen Sie nun zwischen hinterer Wade und hinterem Oberschenkel. Die Arme strecken Sie vertikal nach oben. Aus dieser Position drücken Sie nun die „offene" Hüfte aktiv nach vorne und gehen langsam und kontrolliert leicht in ein Hohlkreiz, sodass die vordere Muskelkette möglichst lang gezogen wird.

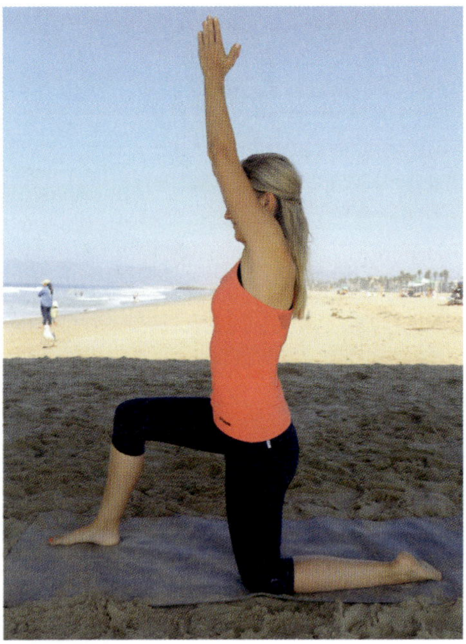

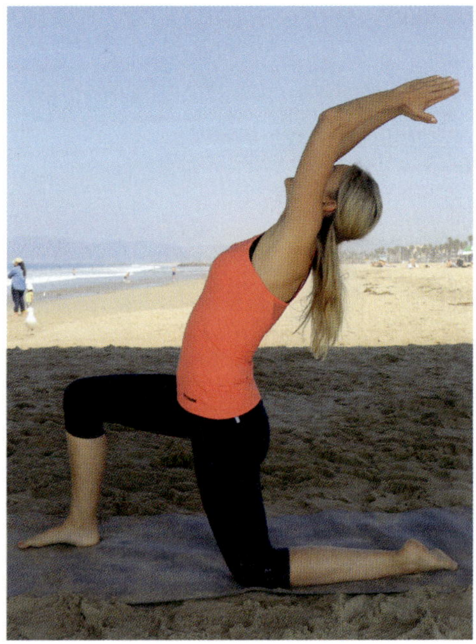

Gesäß-Dehnung überkreuz-sitzend

Sie sitzen zunächst in einer aufrechten Position auf Ihrem Gesäß. Die Beine sind gestreckt. Nun winkeln Sie das rechte Bein an und stellen den Fuß des rechten Beins überkreuz neben der äußeren Seite des linken Oberschenkels ab. Nun drehen Sie Ihren Oberkörper etwas ein, damit Sie mit dem linken Oberarm/Ellbogen die Außenseite des rechten Beines (Kniehöhe) berühren. Versuchen Sie nun, das rechte Knie nach links zu drücken, bis Sie eine Dehnung der Oberschenkelaußenseite und primär der Gesäßmuskulatur spüren.

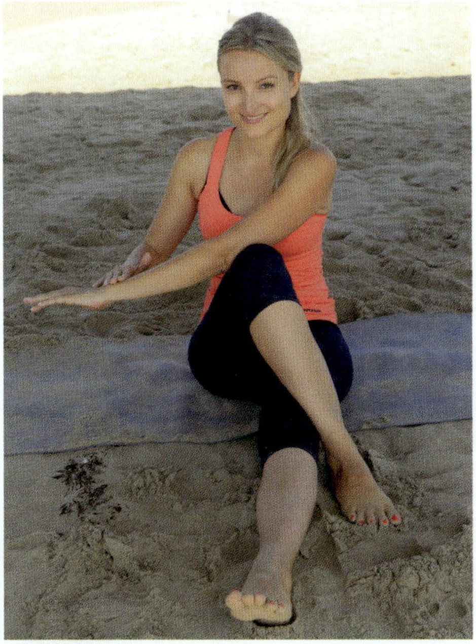

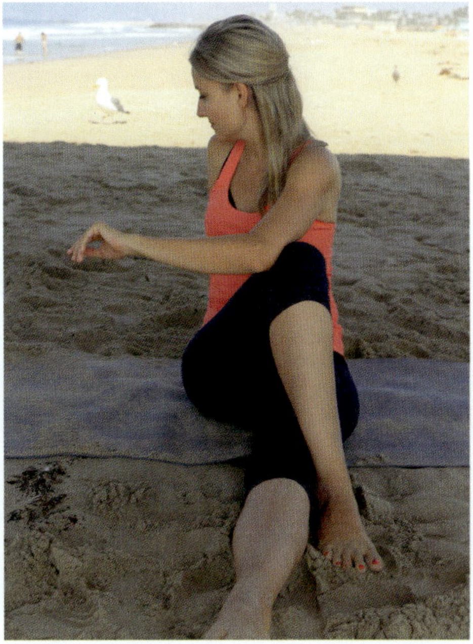

7 WORKOUT

7 Workout

Wichtig: Es wird nicht nach Wiederholungen, sondern nach Zeit trainiert. Daher ist es unabdingbar, das Bewegungstempo einzuhalten und eine Stoppuhr bereit zu haben. Die Zeit wird Ihnen im jeweiligen Performance Level vorgegeben.

EINSTUFUNG:

Performance Level 1

Noch nie Sport betrieben, seit Langem keinen Sport gemacht, weniger als 1 h Sport pro Woche.

Empfohlene PAUSE: 30 s

Performance Level 2

Gelegenheitssportler, max. 1-3 h Sport pro Woche

Empfohlene PAUSE: 20 s

Performance Level 3

Regelmäßige sportliche Aktivität, 3 h Sport oder mehr pro Woche

Empfohlene PAUSE: 15 s

Warm-up: Führen Sie als Warm-up zu Beginn jede Übung einmal durch. WICHTIG: Das Warm-up darf nur je die Hälfte der eigentlichen Satzdauer betragen. Beispiel: Beträgt die vorgegebene Satzdauer 40 Sekunden für eine Übung – dauert das Warm-up lediglich 20 Sekunden.

HINWEIS: Sollten Sie bei einer Übung ein unangenehmes Empfinden spüren, dürfen Sie die Übung selbständig tauschen und sich eine Übung aus dem Übungskatalog (Kapitel 6) aussuchen. Dies sollte jedoch mehr die Ausnahme als die Regel sein.

WIE trainiere ich nach der Zeit? Sie haben eine Stoppuhr vor sich. Ebenso haben Sie die Satzdauer als auch das Bewegungstempo vorgegeben. Bitte beachten Sie stets alle Parameter. Ist die Bewegung einer Übung noch nicht komplett beendet, die vorgegebene Satzdauer aber erreicht, dürfen Sie die Übung abbrechen und mit der nächsten Übung fortfahren.
Führen Sie statische Übungen durch, halten Sie die Übung unverändert und nach vorgegebener Satzdauer.

WOCHE 1:

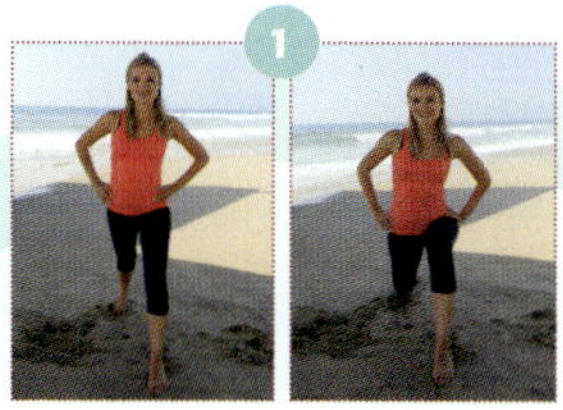

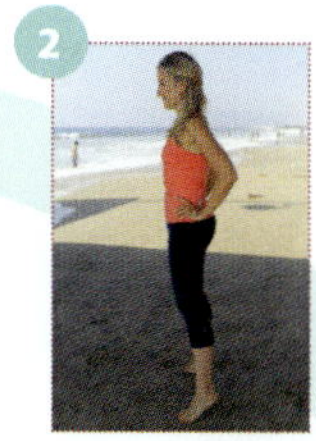

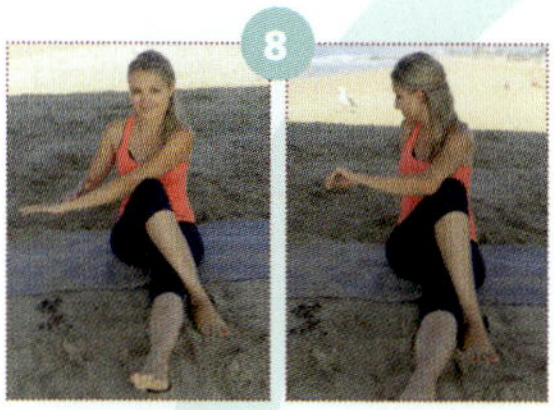

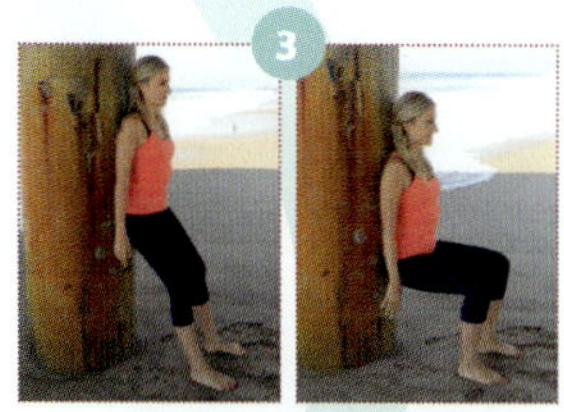

Performance Level 1

Satzzahl: 2-3

Satzpause: 30 s (oder weniger)

Warm-up: Ein jeweils halber Satz der jeweiligen Übung dient als Warm-up.

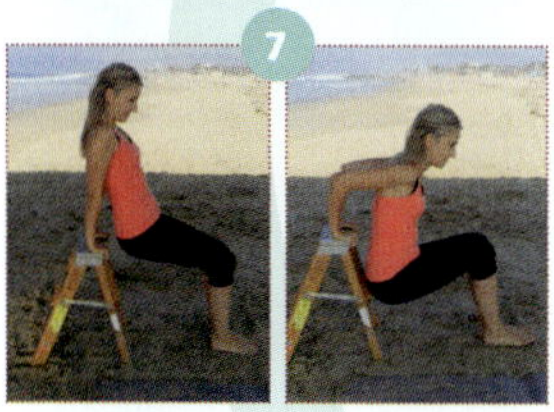

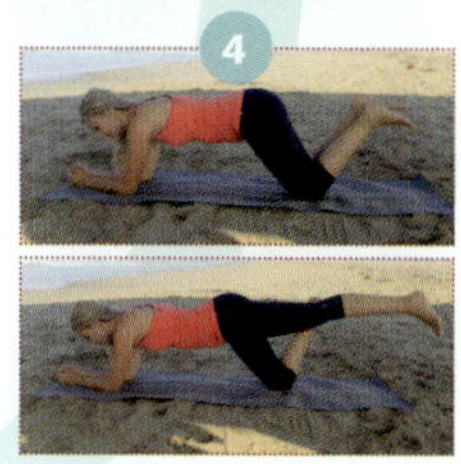

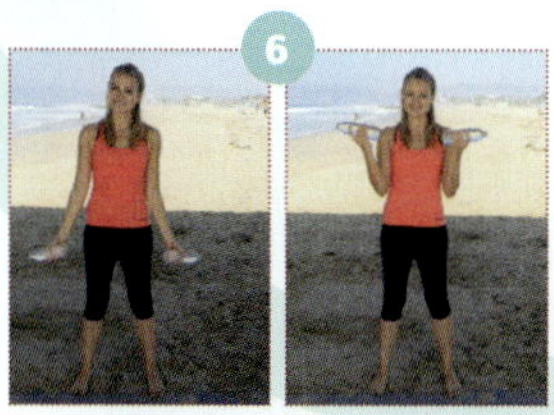

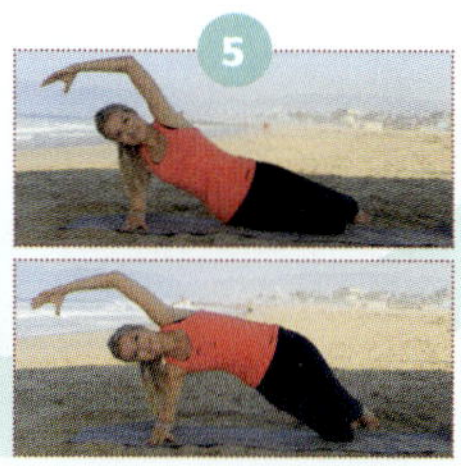

Trainingshäufigkeit: 3 x pro Woche + dazwischen je ein Tag Trainingspause

Bewegungstempo: 3-1-3 Sekunden: Das heißt von der Ausgangsposition bis zur Endposition 3 Sekunden. Die Endposition 1 Sekunde halten und anschließend binnen 3 Sekunden zurück in die Ausgangsposition gehen.

Satzdauer: 40 s pro Übung (d. h. pro Zirkel à 8 Übungen benötigt man ca. 9 min, für 2-3 Sätze dann maximal 30 min.)

Training:

1. Frontaler Ausfallschritt, S. 107
2. Fersenheben beidbeinig, S. 109
3. Wand-Hocke, S. 99
4. Kniender Unterarmstütz + Beinstreckung, S. 54
5. Seitlicher Unterarmstütz kniend, S. 64
6. Bizeps Curls, S. 93
7. Dips 90°, S. 48
8. Gesäß-Dehnung überkreuz – sitzend, S. 131

WOCHE 2:

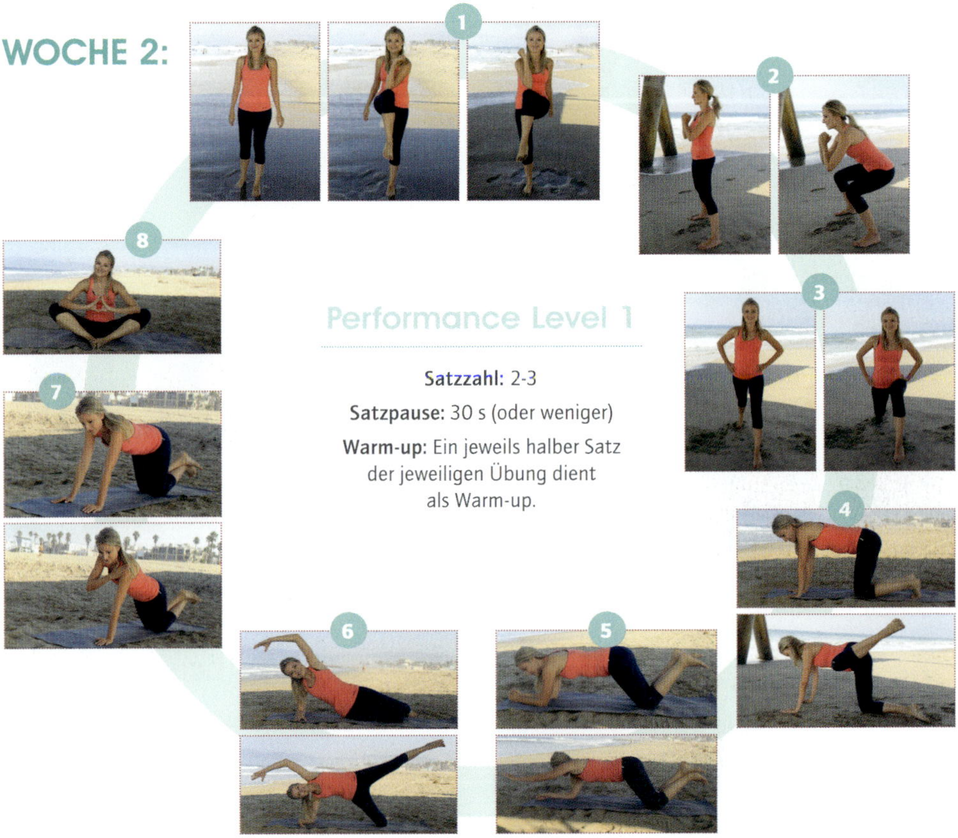

Performance Level 1

Satzzahl: 2-3

Satzpause: 30 s (oder weniger)

Warm-up: Ein jeweils halber Satz der jeweiligen Übung dient als Warm-up.

Trainingshäufigkeit: 3 x pro Woche + dazwischen je ein Tag Trainingspause

Bewegungstempo: 3-1-3 Sekunden: Das heißt von der Ausgangsposition bis zur Endposition 3 Sekunden. Die Endposition 1 Sekunde halten und anschließend binnen 3 Sekunden zurück in die Ausgangsposition gehen.

Satzdauer: 45 s pro Übung

Training:

1. Stehender Crunch, S. 41
2. Kniebeuge, S. 100
3. Frontaler Ausfallschritt, S. 107
4. Hüftöffnung seitlich kniend, S. 113
5. Kniender Unterarmstütz + Armstreckung, S. 56
6. Seitlicher Unterarmstütz kniend + Beinstreckung, S. 65
7. Schulterberührung kniend (Shoulder tap), S. 76
8. Cobbler Stretch, S. 125

WOCHE 3:

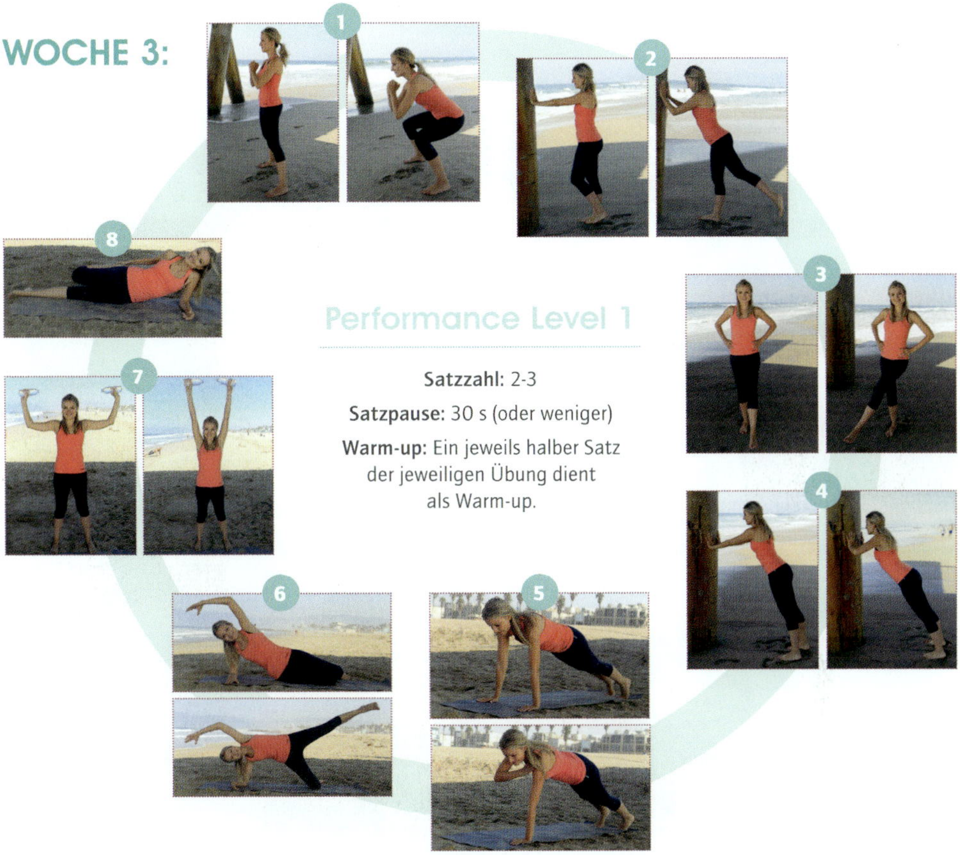

Performance Level 1

Satzzahl: 2-3

Satzpause: 30 s (oder weniger)

Warm-up: Ein jeweils halber Satz der jeweiligen Übung dient als Warm-up.

Trainingshäufigkeit: 3-4 x pro Woche

Bewegungstempo: 3-1-3 Sekunden: Das heißt von der Ausgangsposition bis zur Endposition 3 Sekunden. Die Endposition 1 Sekunde halten und anschließend binnen 3 Sekunden zurück in die Ausgangsposition gehen.

Satzdauer: 50 s pro Übung

Training:

1. Kniebeuge, S. 100
2. Beinstreckung rückwärts, S. 115
3. Oberschenkelinnenseite stehend, S. 116
4. 45°-Liegestütze , S. 42
5. Schulterberührung (Shoulder tap), S. 77
6. Seitlicher Unterarmstütz kniend + Beinstreckung, S. 65
7. Schulterpresse, S. 95
8. Oberschenkelvorderseiten-Dehnung (seitlich liegend), S. 129

WOCHE 4:

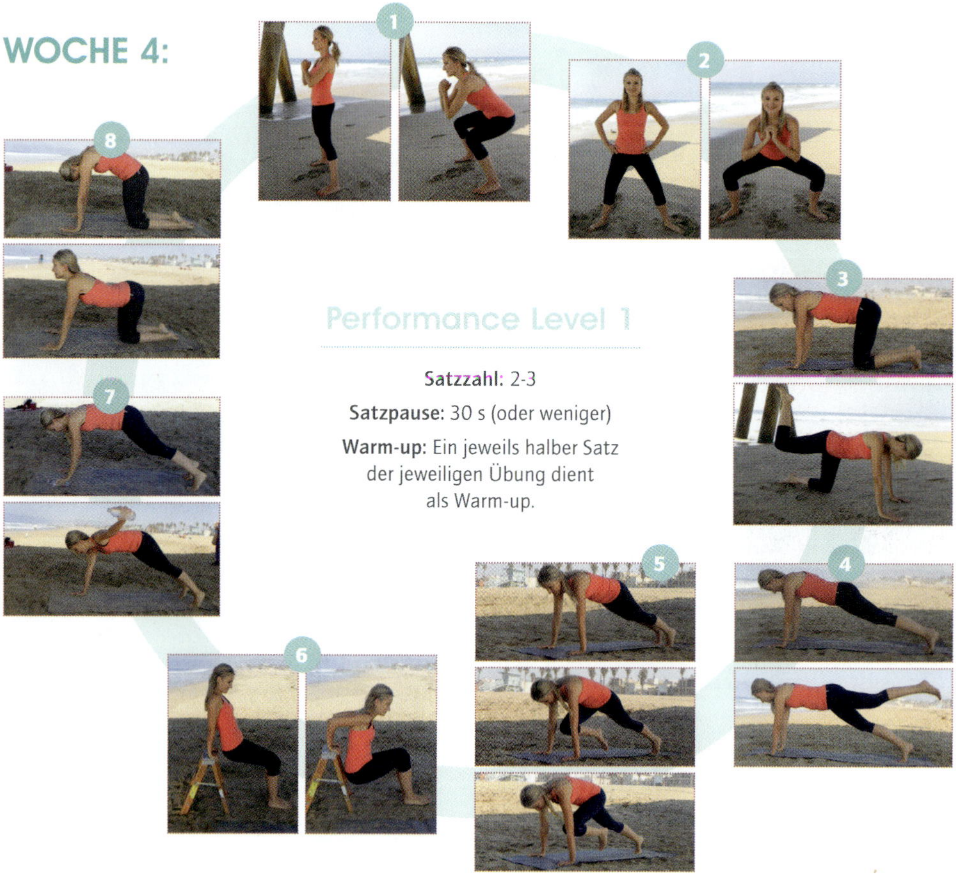

Performance Level 1

Satzzahl: 2-3

Satzpause: 30 s (oder weniger)

Warm-up: Ein jeweils halber Satz der jeweiligen Übung dient als Warm-up.

Trainingshäufigkeit: 3-4 x pro Woche

Bewegungstempo: 3-1-3 Sekunden: Das heißt von der Ausgangsposition bis zur Endposition 3 Sekunden. Die Endposition 1 Sekunde halten und anschließend binnen 3 Sekunden zurück in die Ausgangsposition gehen.

Satzdauer: 55 s pro Übung

Training:

1. Kniebeuge, S. 100
2. V-Kniebeuge, S. 104
3. 90°-Rückwärts-Kick, S. 110
4. Liegestützposition + Beinstreckung, S. 61
5. Bergsteiger, S. 78
6. Dips 90°, S. 48
7. Liegestützposition + Seitstreckung, S. 49
8. Katzenbuckel, S. 97

WOCHE 5:

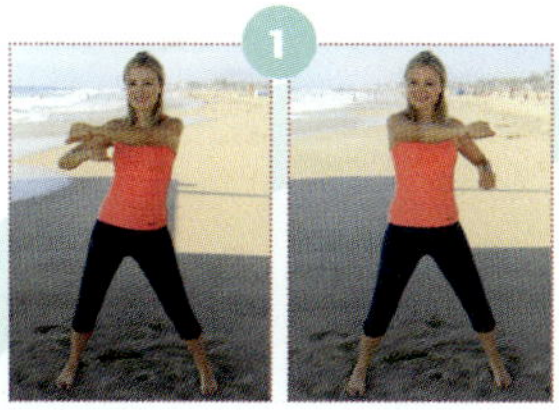

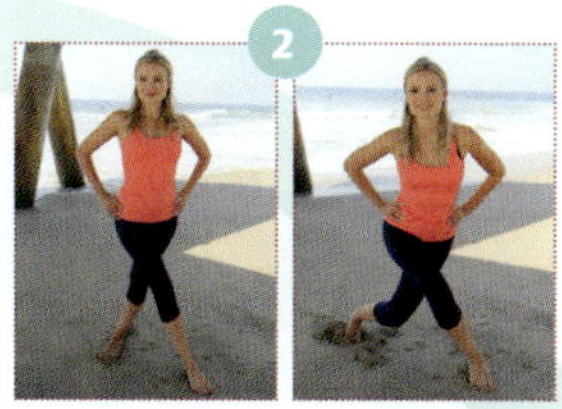

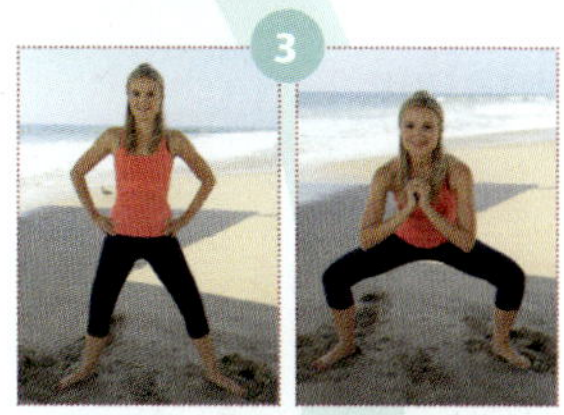

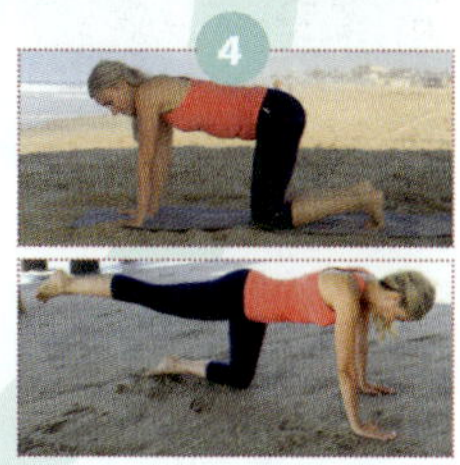

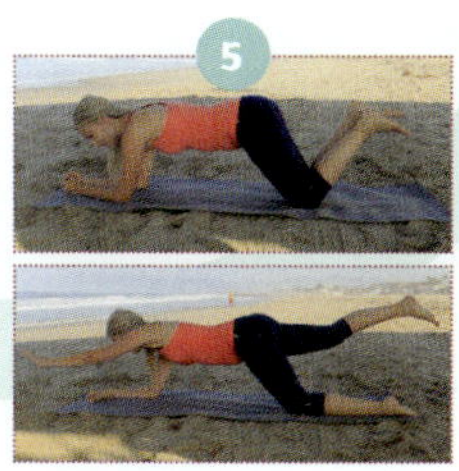

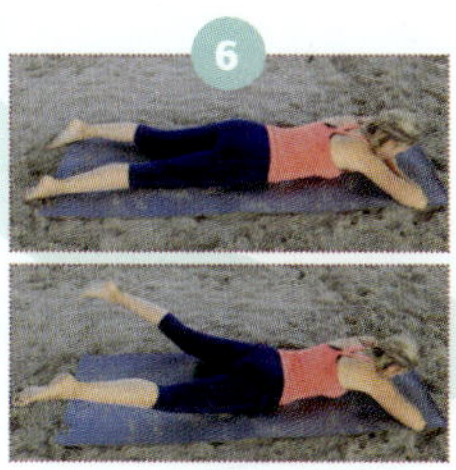

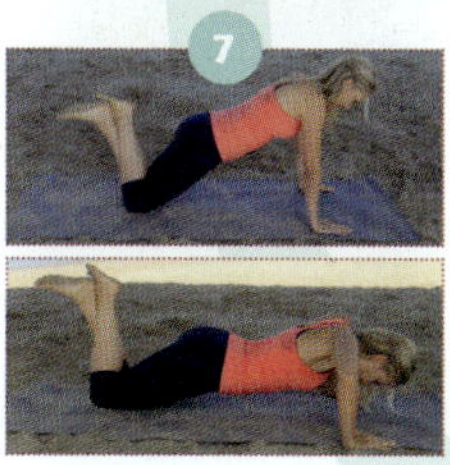

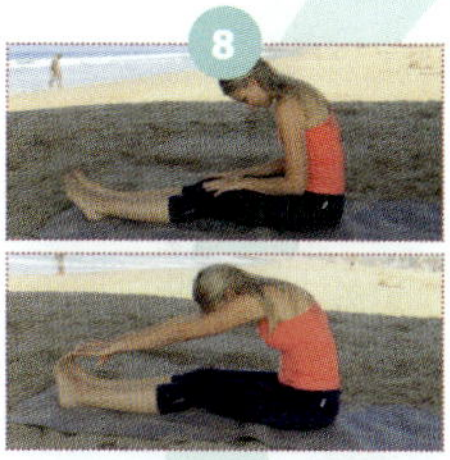

Performance Level 1

Satzzahl: 2-3

Satzpause: 30 s (oder weniger)

Warm-up: Ein jeweils halber Satz der jeweiligen Übung dient als Warm-up.

Trainingshäufigkeit: 3-4 x pro Woche

Bewegungstempo: 2-1-2 Sekunden: Das heißt von der Ausgangsposition bis zur Endposition 2 Sekunden. Die Endposition 1 Sekunde halten und anschließend binnen 2 Sekunden zurück in die Ausgangsposition gehen.

Satzdauer: 55 s pro Übung

Training:

1. Schattenboxen, S. 40
2. Überkreuz-Kniebeuge, S. 101
3. V-Kniebeuge, S. 104
4. Gestreckter Rückwärts-Kick, S. 111
5. Kniender Unterarmstütz + Diagonalstreckung, S. 55
6. Bauchlage + Hüftspreizung, S. 120
7. Kniende Liegestütze, S. 44
8. Dehnung „hintere Kette", S. 124

WOCHE 6:

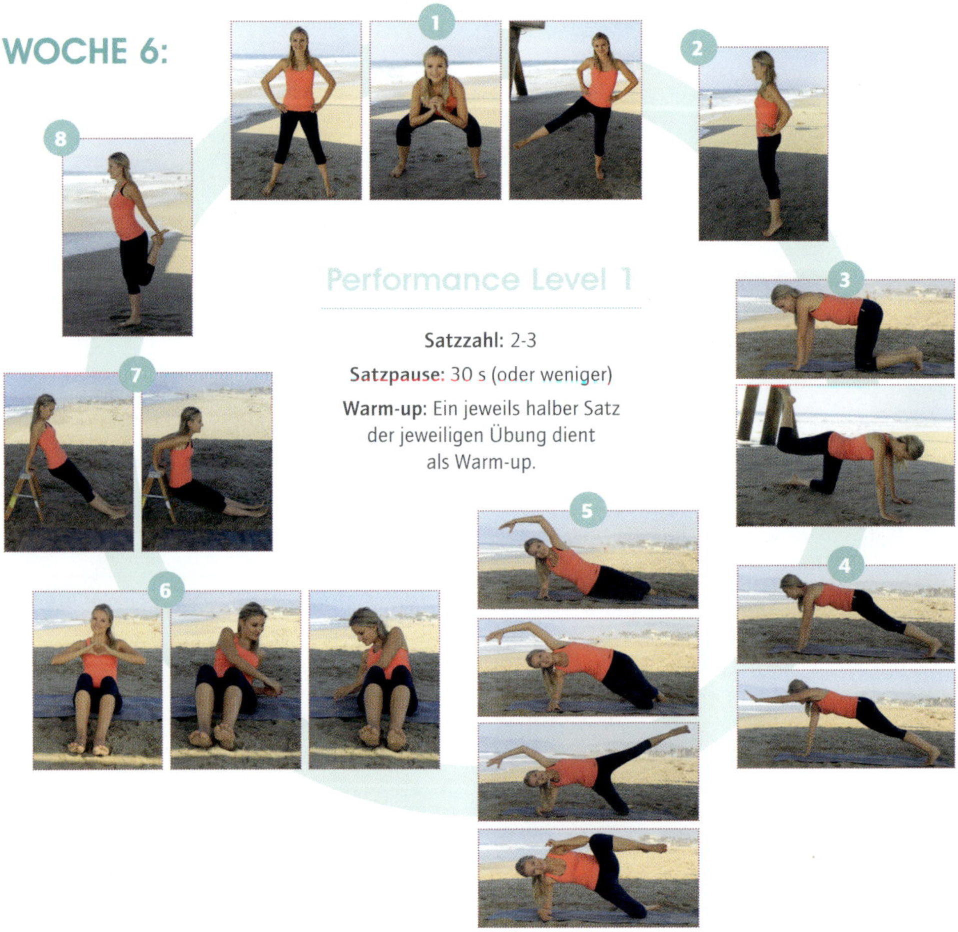

Performance Level 1

Satzzahl: 2-3

Satzpause: 30 s (oder weniger)

Warm-up: Ein jeweils halber Satz der jeweiligen Übung dient als Warm-up.

Trainingshäufigkeit: 4 x pro Woche

Bewegungstempo: 2-1-2 Sekunden: Das heißt von der Ausgangsposition bis zur Endposition 2 Sekunden. Die Endposition 1 Sekunde halten und anschließend binnen 2 Sekunden zurück in die Ausgangsposition gehen.

Satzdauer: 45 s pro Übung

Training:

1. Kniebeuge + seitlicher Kick, S. 103
2. Fersenheben beidbeinig, S. 109
3. 90°-Rückwärts-Kick, S. 110
4. Liegestützposition + Armstreckung, S. 62
5. Seitlicher Unterarmstütz kniend + Crunch, S. 66
6. Sitzender Crunch, S. 84
7. Dips gestreckt, S. 51
8. Oberschenkelvorderseiten-Dehnung, S. 127

WOCHE 7: *CORE-WOCHE*

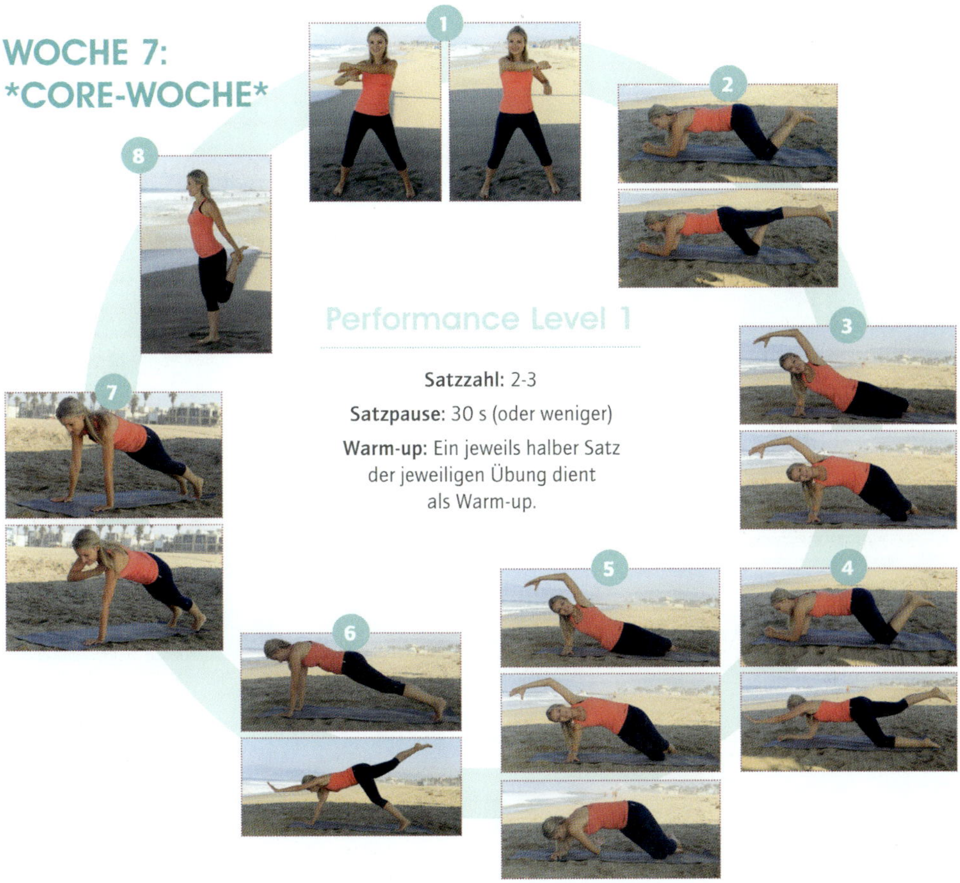

Performance Level 1

Satzzahl: 2-3

Satzpause: 30 s (oder weniger)

Warm-up: Ein jeweils halber Satz der jeweiligen Übung dient als Warm-up.

Trainingshäufigkeit: 4 x pro Woche

Bewegungstempo: 2-1-2 Sekunden: Das heißt von der Ausgangsposition bis zur Endposition 2 Sekunden. Die Endposition 1 Sekunde halten und anschließend binnen 2 Sekunden zurück in die Ausgangsposition gehen.

Satzdauer: 45 s pro Übung

Training:

1. Schattenboxen, S. 40
2. Kniender Unterarmstütz + Beinstreckung, S. 54
3. Seitlicher Unterarmstütz kniend, S. 64
4. Kniender Unterarmstütz + Diagonalstreckung, S. 55
5. Seitlicher Unterarmstütz kniend + Twist, S. 68
6. Liegestützposition + Diagonalstreckung, S. 63
7. Schulterberührung (Shoulder tap), S. 77
8. Oberschenkelvorderseiten-Dehnung), S. 127

WOCHE 8: *KNACKARSCH-WOCHE*

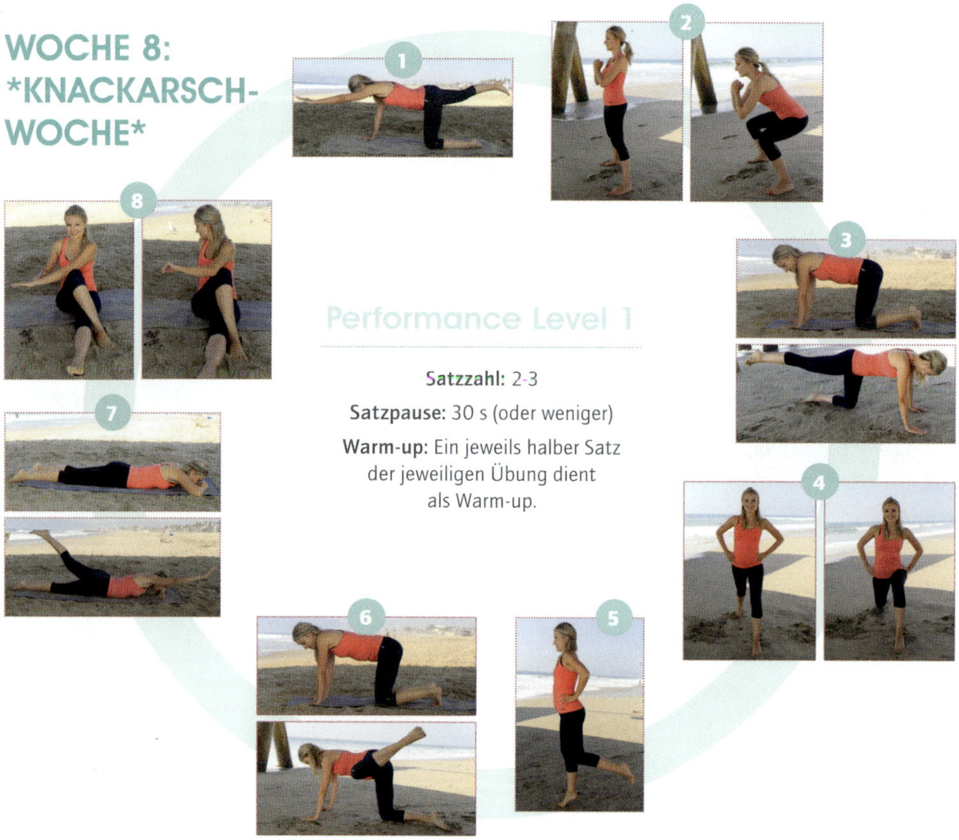

Trainingshäufigkeit: 4 x pro Woche

Bewegungstempo: 2-1-2 Sekunden: Das heißt von der Ausgangsposition bis zur Endposition 2 Sekunden. Die Endposition 1 Sekunde halten und anschließend binnen 2 Sekunden zurück in die Ausgangsposition gehen.

Satzdauer: 55 s pro Übung

Training:
1. Vierfüßlerstand Diagonalstreckung, S. 87
2. Kniebeuge, S. 100
3. Gestreckter Rückwärts-Kick, S. 111
4. Frontaler Ausfallschritt, S. 107
5. Fersenheben einbeinig, S. 109
6. Hüftöffnung seitlich kniend, S. 113
7. Bauchlage + Diagonalstreckung, S. 119
8. Gesäß-Dehnung überkreuz – sitzend, S. 131

WOCHE 9: FINALE PHASE I

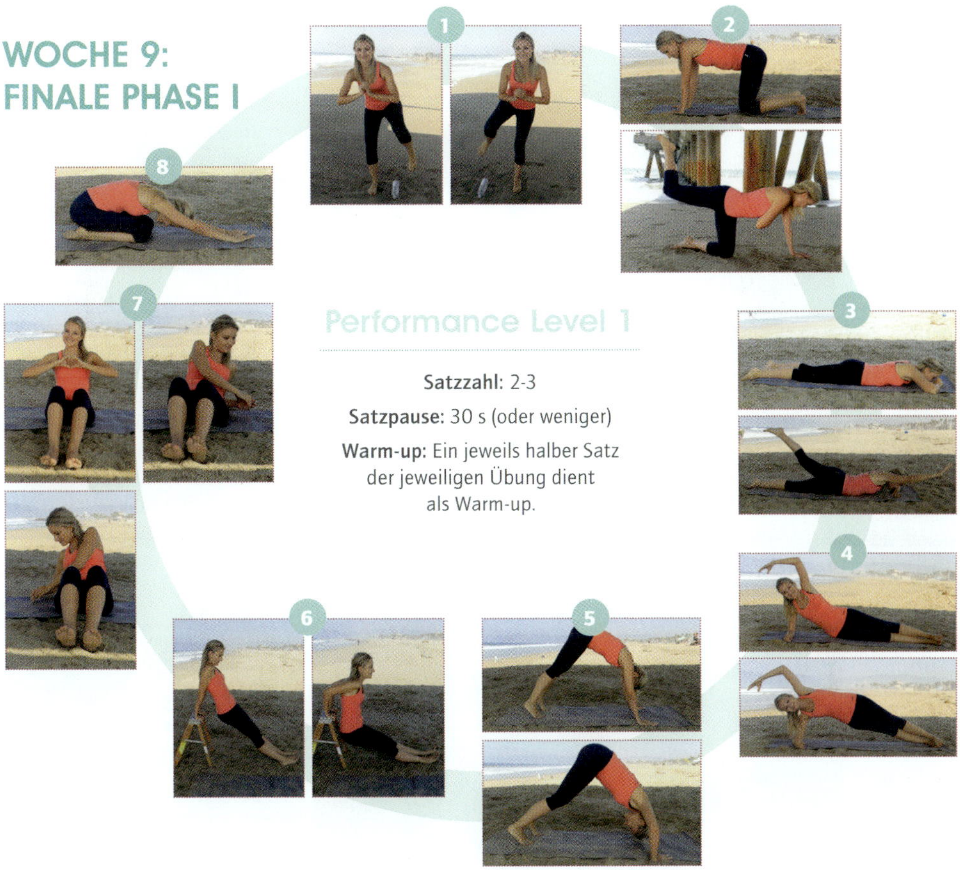

Trainingshäufigkeit: 4 x pro Woche

Bewegungstempo: Super slow! 4-1-4 Sekunden: Das heißt von der Ausgangsposition bis zur Endposition 4 Sekunden. Die Endposition 1 Sekunde halten und anschließend binnen 4 Sekunden zurück in die Ausgangsposition gehen.

Satzdauer: 60 s pro Übung

Training:

1. Links-rechts-Sprünge, S. 98
2. 90°-Zweipunkt-Rückwarts-Kick, S. 112
3. Bauchlage + Diagonalstreckung, S. 119
4. Seitlicher Unterarmstütz lang, S. 70
5. Fallschirmspringer-Liegestütze, S. 50
6. Dips gestreckt, S. 51
7. Sitzender Crunch, S. 84
8. Babyposition, S. 92

WOCHE 10: FINALE PHASE II

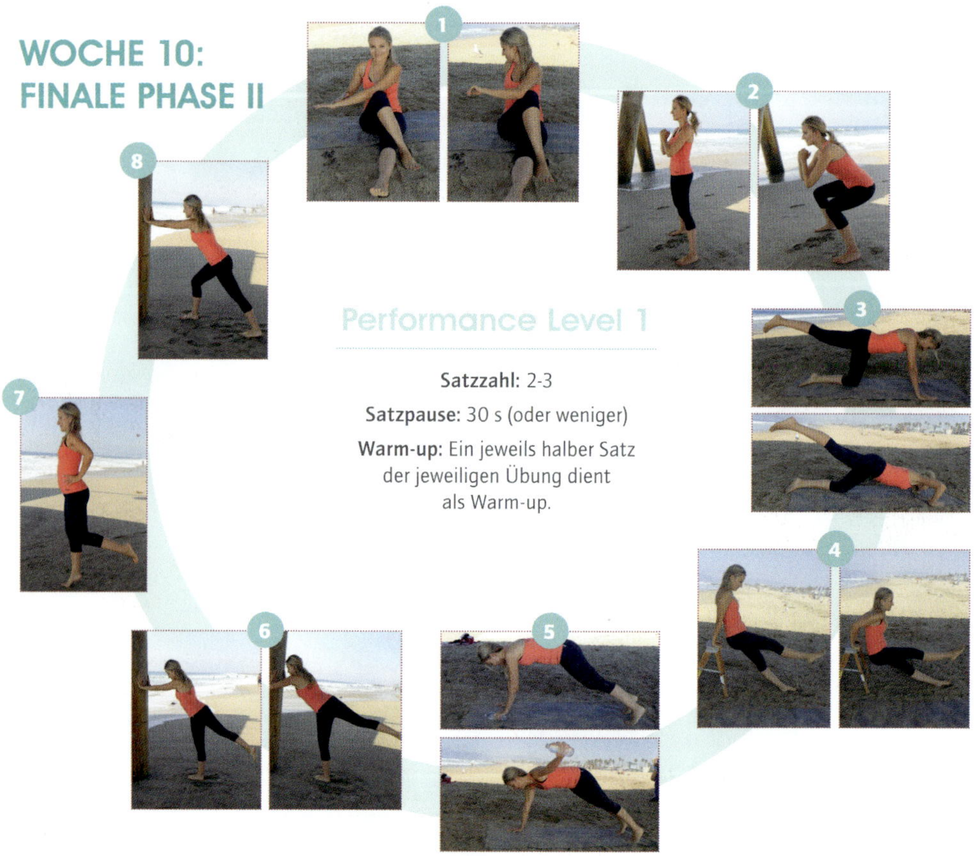

Performance Level 1

Satzzahl: 2-3

Satzpause: 30 s (oder weniger)

Warm-up: Ein jeweils halber Satz der jeweiligen Übung dient als Warm-up.

Trainingshäufigkeit: 4 x pro Woche

Bewegungstempo: Super slow! 4-1-4 Sekunden: Das heißt von der Ausgangsposition bis zur Endposition 4 Sekunden. Die Endposition 1 Sekunde halten und anschließend binnen 4 Sekunden zurück in die Ausgangsposition gehen.

Satzdauer: 60 s pro Übung

Training:

1. Gesäß-Dehnung überkreuz – sitzend, S. 131
2. Kniebeuge, S. 100
3. Kniende Dreipunkt-Liegestütze, S. 45
4. Dreipunkt-Dips, S. 52
5. Liegestützposition + Seitstreckung, S. 49
6. 45°-Dreipunkt-Liegestütze, S. 43
7. Fersenheben einbeinig, S. 109
8. Waden-Dehnung, S. 127

WOCHE 1:

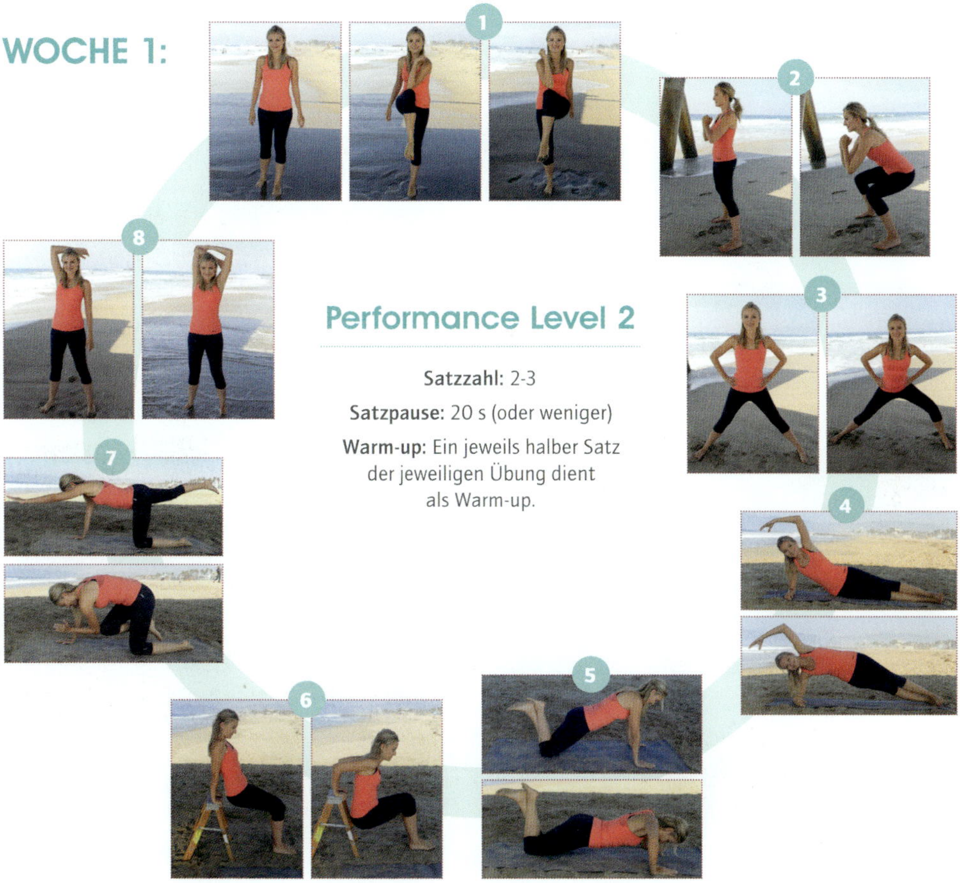

Performance Level 2

Satzzahl: 2-3

Satzpause: 20 s (oder weniger)

Warm-up: Ein jeweils halber Satz der jeweiligen Übung dient als Warm-up.

Trainingshäufigkeit: 3 x pro Woche

Bewegungstempo: 2-1-2 Sekunden: Das heißt von der Ausgangsposition bis zur Endposition 2 Sekunden. Die Endposition 1 Sekunde halten und anschließend binnen 2 Sekunden zurück in die Ausgangsposition gehen.

Satzdauer: 55 s pro Übung

Training:

1. Stehender Crunch, S. 41
2. Kniebeuge, S. 100
3. Seitlicher Ausfallschritt, S. 106
4. Seitlicher Unterarmstütz lang, S. 70
5. Kniende Liegestütze, S. 44
6. Dips 90°, S. 48
7. Vierfüßlerstand diagonal + Crunch, S. 88
8. Trizeps-Dehnung, S. 89

WOCHE 2:

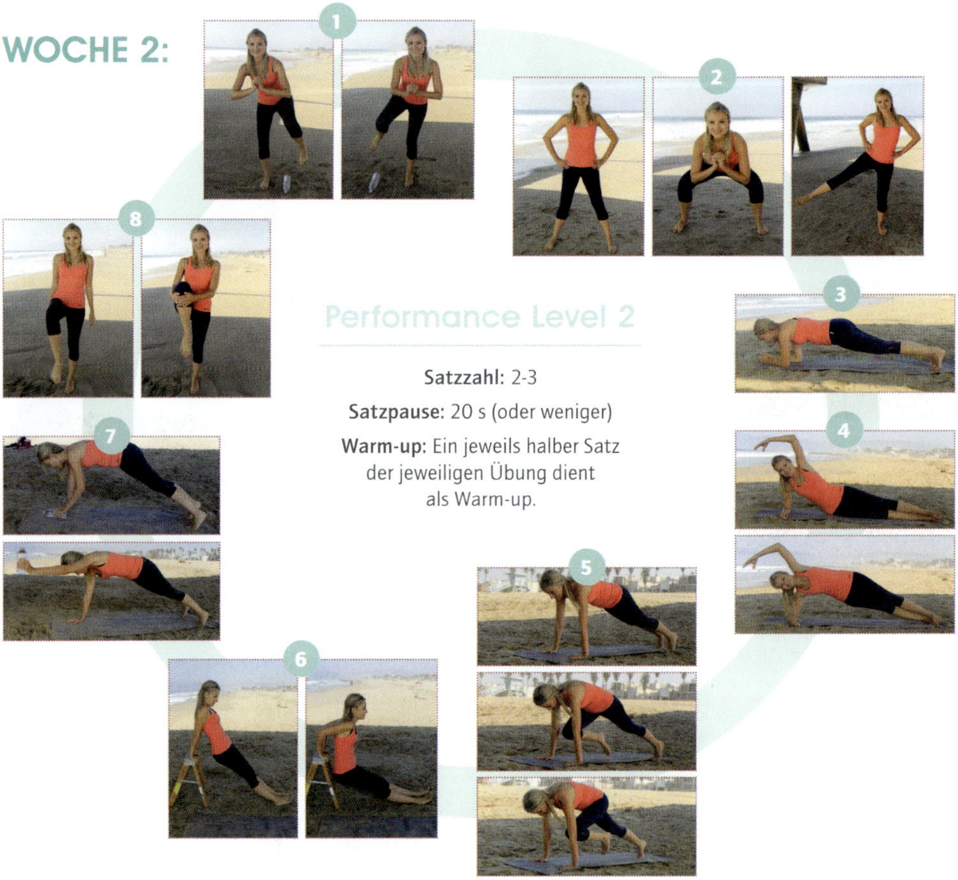

Performance Level 2

Satzzahl: 2-3

Satzpause: 20 s (oder weniger)

Warm-up: Ein jeweils halber Satz der jeweiligen Übung dient als Warm-up.

Trainingshäufigkeit: 3 x pro Woche

Bewegungstempo: 2-1-2 Sekunden: Das heißt von der Ausgangsposition bis zur Endposition 2 Sekunden. Die Endposition 1 Sekunde halten und anschließend binnen 2 Sekunden zurück in die Ausgangsposition gehen.

Satzdauer: 55 s pro Übung

Training:
1. Links-rechts-Sprünge, S. 98
2. Kniebeuge + seitlicher Kick, S. 103
3. Unterarmstütz, S. 57
4. Seitlicher Unterarmstütz lang, S. 70
5. Bergsteiger, S. 78
6. Dips gestreckt, S. 51
7. Liegestützposition + Frontalstreckung, S. 47
8. Gesäß-Dehnung, S. 91

WOCHE 3:

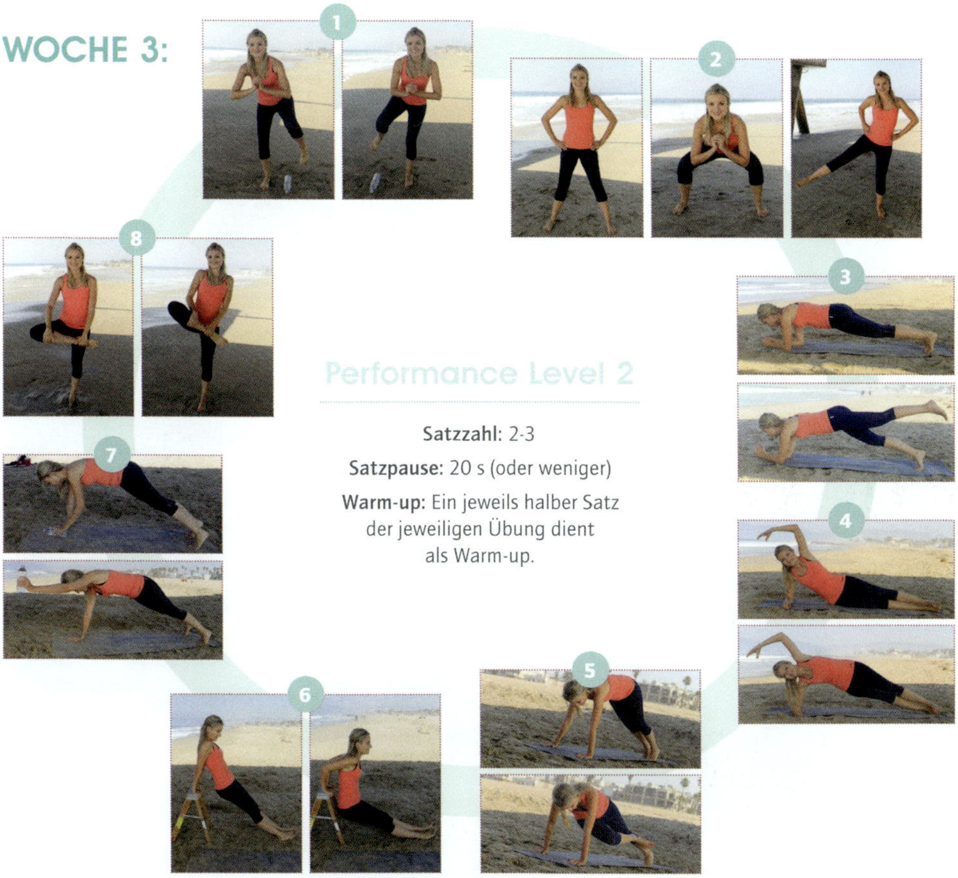

Trainingshäufigkeit: 3-4 x pro Woche

Bewegungstempo: 2-1-2 Sekunden: Das heißt von der Ausgangsposition bis zur Endposition 2 Sekunden. Die Endposition 1 Sekunde halten und anschließend binnen 2 Sekunden zurück in die Ausgangsposition gehen.

Satzdauer: 55 s pro Übung

Training:

1. Links-rechts-Sprünge, S. 98
2. Kniebeuge + seitlicher Kick, S. 103
3. Unterarmstütz + Beinstreckung, S. 58
4. Seitlicher Unterarmstütz lang, S. 70
5. Bergsteiger diagonal, S. 80
6. Dips gestreckt, S. 51
7. Liegestützposition + Frontalstreckung S. 47
8. Gesäß-Dehnung überkreuz, S. 128

WOCHE 4:

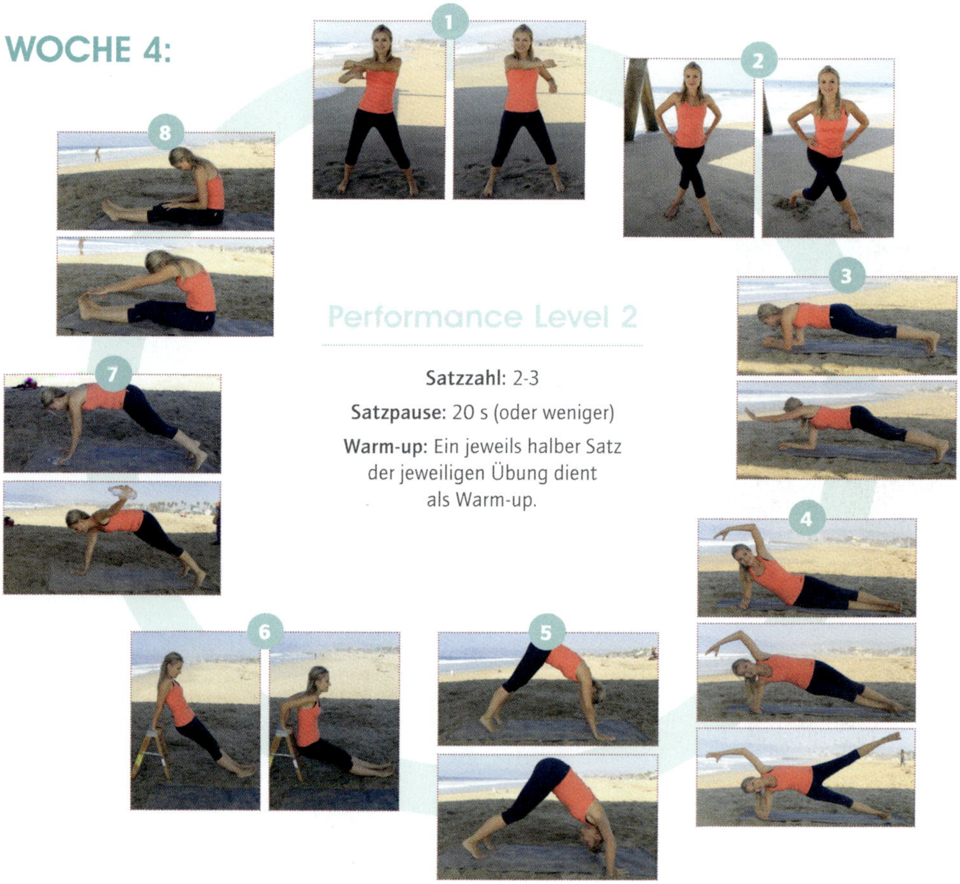

Performance Level 2

Satzzahl: 2-3

Satzpause: 20 s (oder weniger)

Warm-up: Ein jeweils halber Satz der jeweiligen Übung dient als Warm-up.

Trainingshäufigkeit: 3-4 x pro Woche

Bewegungstempo: 2-1-2 Sekunden: Das heißt von der Ausgangsposition bis zur Endposition 2 Sekunden. Die Endposition 1 Sekunde halten und anschließend binnen 2 Sekunden zurück in die Ausgangsposition gehen.

Satzdauer: 55 s pro Übung

Training:

1. Schattenboxen, S. 40
2. Überkreuz-Kniebeuge, S. 101
3. Unterarmstütz + Armstreckung, S. 59
4. Seitlicher Unterarmstütz lang + Beinstreckung, S. 71,
5. Fallschirmspringer-Liegestütze, S. 50
6. Dips gestreckt, S. 51
7. Liegestützposition + Seitstreckung, S. 49
8. Dehnung „hintere Kette", S. 124

WOCHE 5:

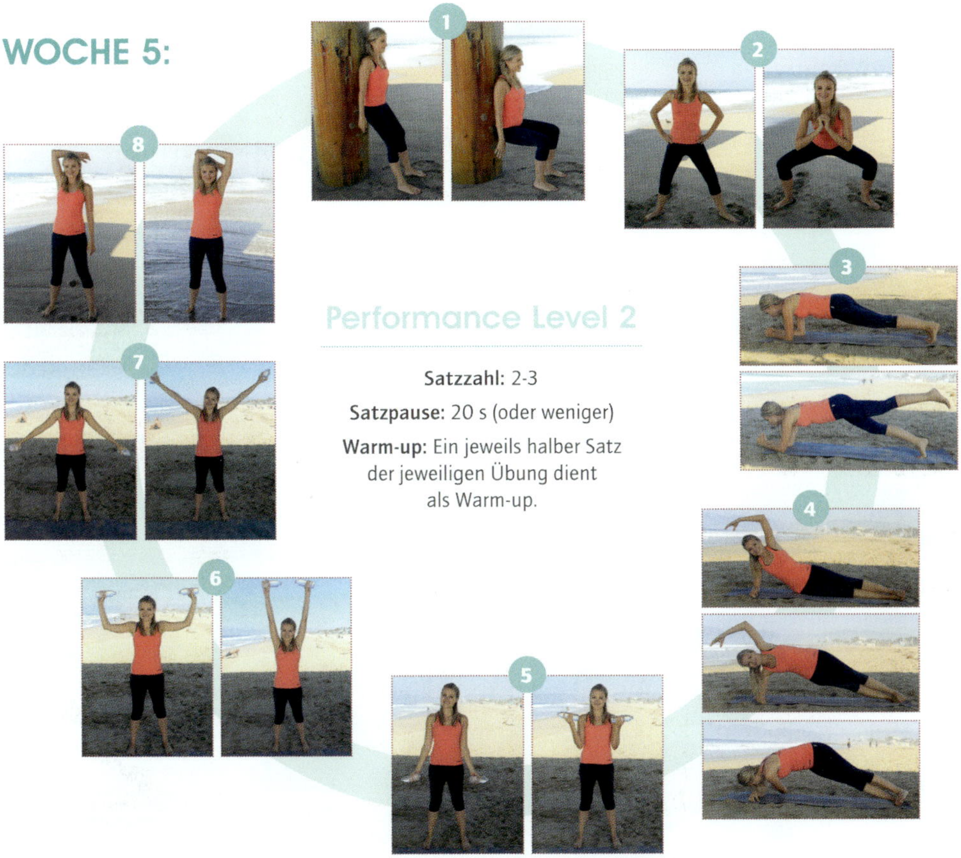

Performance Level 2

Satzzahl: 2-3

Satzpause: 20 s (oder weniger)

Warm-up: Ein jeweils halber Satz der jeweiligen Übung dient als Warm-up.

Trainingshäufigkeit: 3-4 x pro Woche

Bewegungstempo: 2-1-2 Sekunden: Das heißt von der Ausgangsposition bis zur Endposition 2 Sekunden. Die Endposition 1 Sekunde halten und anschließend binnen 2 Sekunden zurück in die Ausgangsposition gehen.

Satzdauer: 55 s pro Übung

Training:

1. Wand-Hocke, S. 99
2. V-Kniebeuge, S. 104
3. Unterarmstütz + Beinstreckung, S. 58
4. Seitlicher Unterarmstütz lang + Twist, S. 72
5. Bizeps Curls, S. 93
6. Schulterpresse, S. 95
7. Seitheben, S. 94
8. Trizeps-Dehnung, S. 89

WOCHE 6:

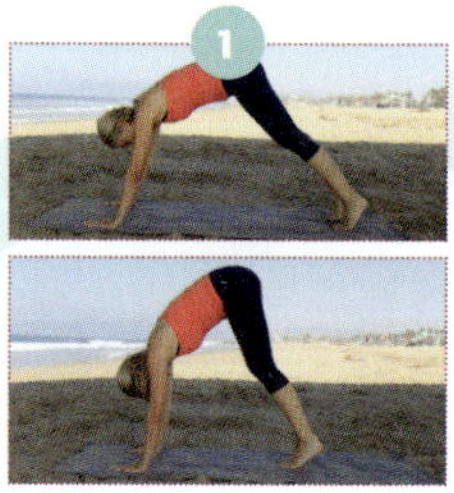
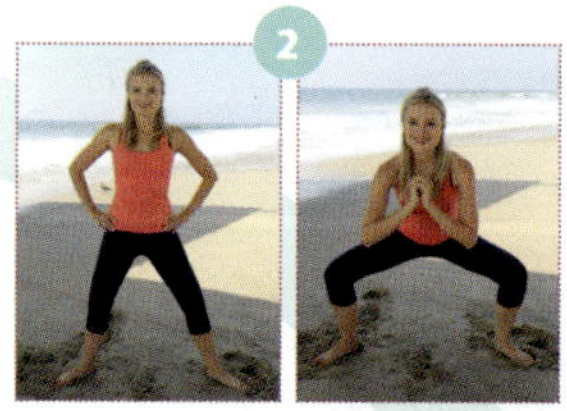
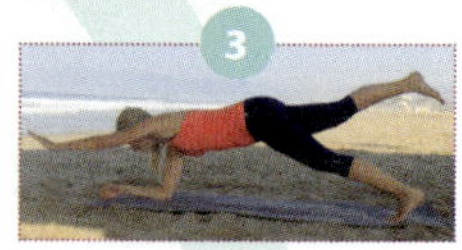
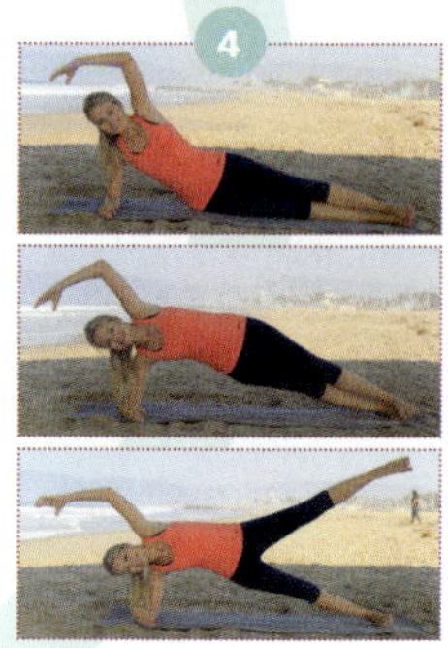
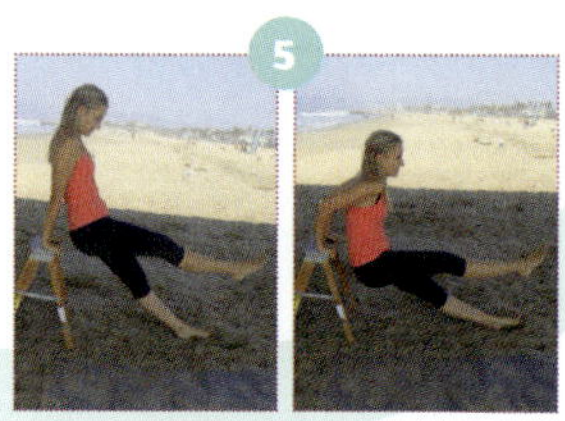
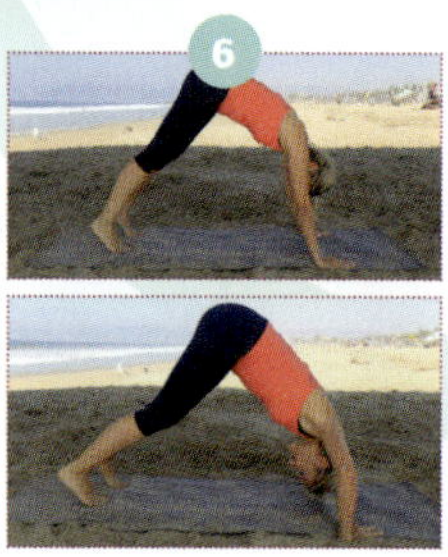
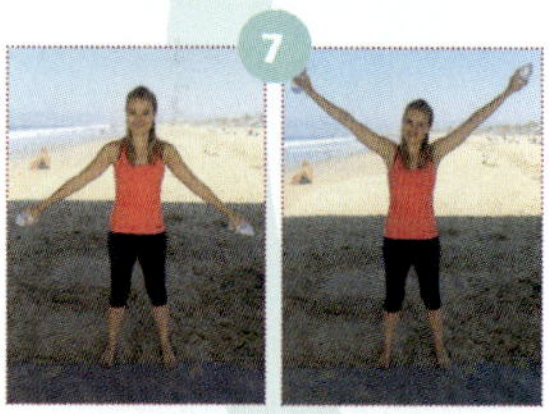
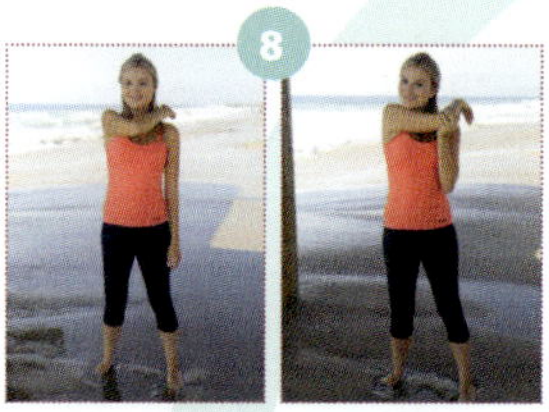

Performance Level 2

Satzzahl: 2-3

Satzpause: 20 s (oder weniger)

Warm-up: Ein jeweils halber Satz der jeweiligen Übung dient als Warm-up.

Trainingshäufigkeit: 4 x pro Woche

Bewegungstempo: 2-1-2 Sekunden: Das heißt von der Ausgangsposition bis zur Endposition 2 Sekunden. Die Endposition 1 Sekunde halten und anschließend binnen 2 Sekunden zurück in die Ausgangsposition gehen.

Satzdauer: 60 s pro Übung

Training:

1. Fuß-zu-Hand-Stretch, S. 126
2. V-Kniebeuge, S. 104
3. Unterarmstütz + Diagonalstreckung, S. 60
4. Seitlicher Unterarmstütz lang + Beinstreckung, S. 71
5. Dreipunkt-Dips, S. 52
6. Fallschirmspringer-Liegestütze, S. 50
7. Seitheben, S. 94
8. Schulter-Dehnung, S. 90

WOCHE 7: *CORE-WOCHE*

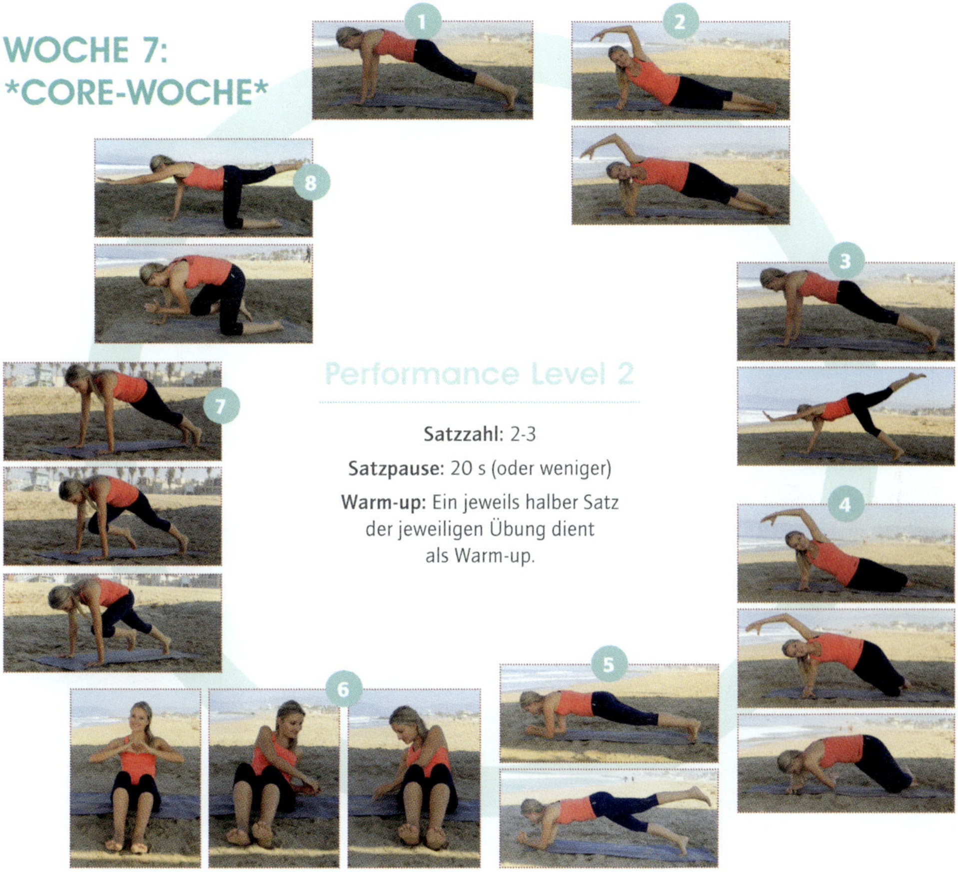

Performance Level 2

Satzzahl: 2-3

Satzpause: 20 s (oder weniger)

Warm-up: Ein jeweils halber Satz der jeweiligen Übung dient als Warm-up.

Trainingshäufigkeit: 4 x pro Woche

Bewegungstempo: 2-1-2 Sekunden: Das heißt von der Ausgangsposition bis zur Endposition 2 Sekunden. Die Endposition 1 Sekunde halten und anschließend binnen 2 Sekunden zurück in die Ausgangsposition gehen.

Satzdauer: 60 s pro Übung

Training:

1. Liegestützposition statisch, S. 60
2. Seitlicher Unterarmstütz lang, S. 70
3. Liegestützposition + Diagonalstreckung, S. 63
4. Seitlicher Unterarmstütz kniend + Twist, S. 68
5. Unterarmstütz + Beinstreckung, S. 58
6. Sitzender Crunch, S. 84
7. Bergsteiger, S. 78
8. Vierfüßlerstand diagonal + Crunch, S. 88

WOCHE 8: *KNACKARSCH-WOCHE*

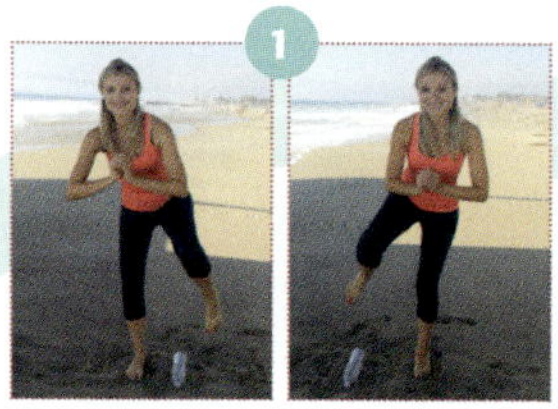

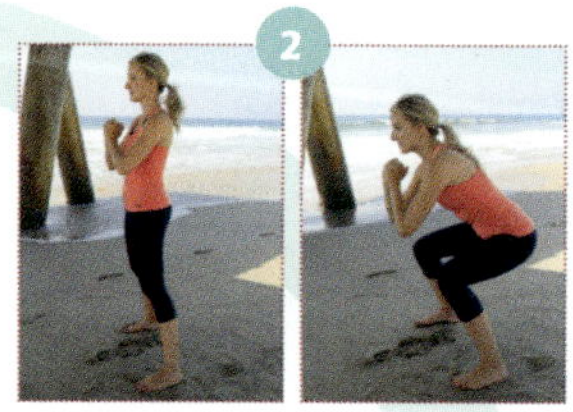

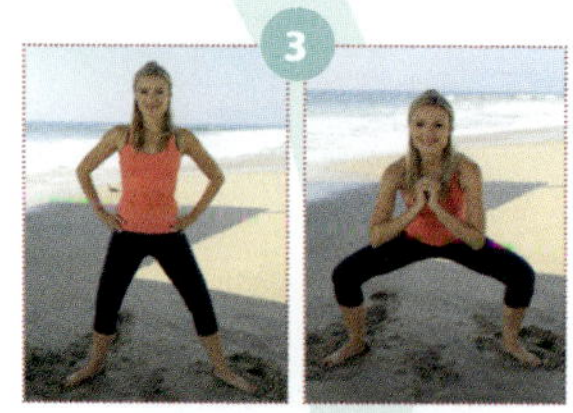

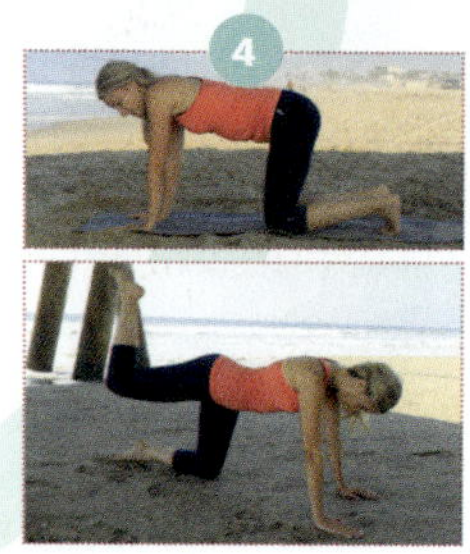

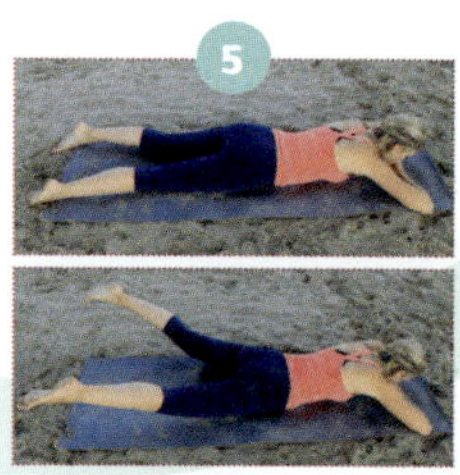

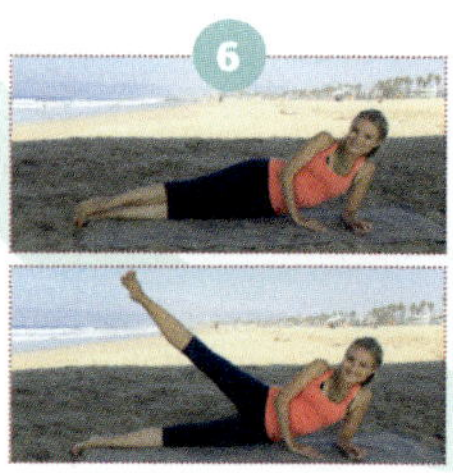

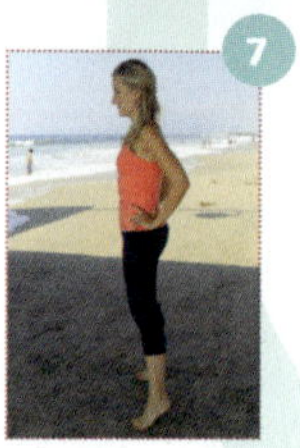

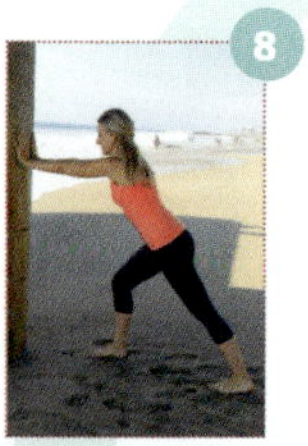

Performance Level 2

Satzzahl: 2-3

Satzpause: 20 s (oder weniger)

Warm-up: Ein jeweils halber Satz der jeweiligen Übung dient als Warm-up.

Trainingshäufigkeit: 4 x pro Woche

Bewegungstempo: 2-1-2 Sekunden: Das heißt von der Ausgangsposition bis zur Endposition 2 Sekunden. Die Endposition 1 Sekunde halten und anschließend binnen 2 Sekunden zurück in die Ausgangsposition gehen.

Satzdauer: 60 s pro Übung

Training:

1. Links-rechts-Sprünge, S. 98
2. Kniebeuge, S. 100
3. V-Kniebeuge, S. 104
4. 90°-Rückwärts-Kick, S. 110
5. Bauchlage + Hüftspreizung, S. 120
6. Abduktion Seitlage, S. 121
7. Fersenheben beidbeinig, S. 109
8. Waden-Dehnung, S. 127

WOCHE 9: FINALE PHASE I

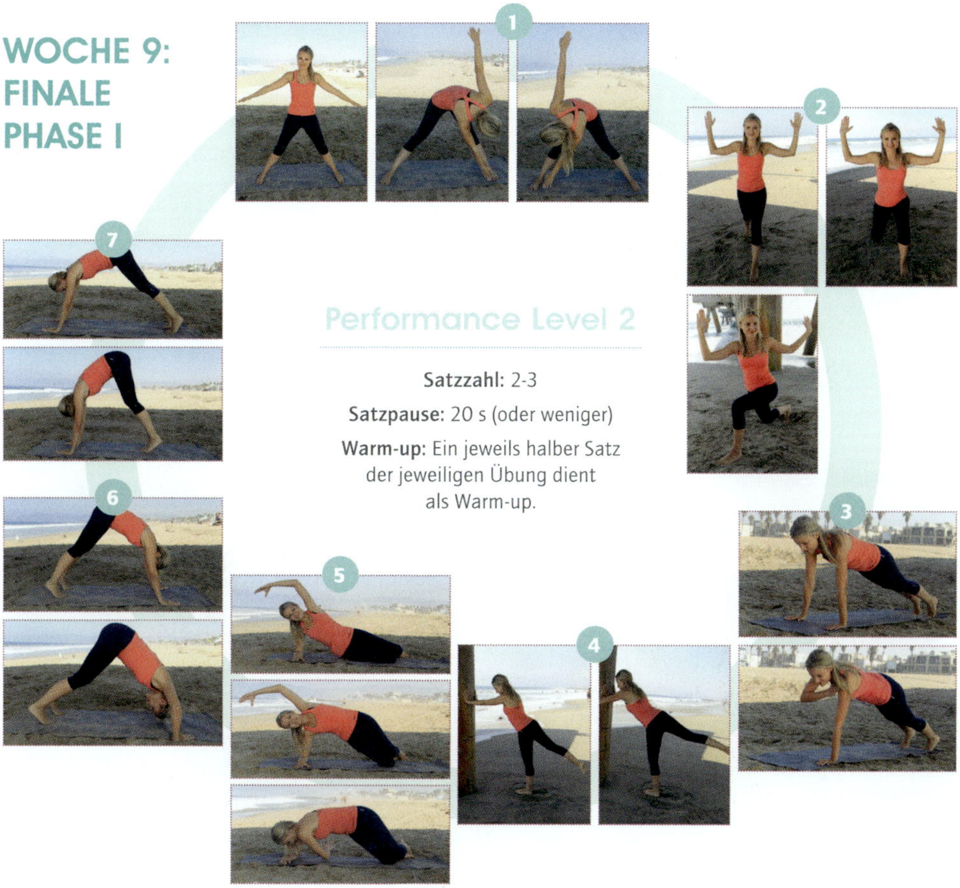

Performance Level 2

Satzzahl: 2-3

Satzpause: 20 s (oder weniger)

Warm-up: Ein jeweils halber Satz der jeweiligen Übung dient als Warm-up.

Trainingshäufigkeit: 4 x pro Woche

Bewegungstempo: Super slow! 4-1-4 Sekunden: Das heißt von der Ausgangsposition bis zur Endposition 4 Sekunden. Die Endposition 1 Sekunde halten und anschließend binnen 4 Sekunden zurück in die Ausgangsposition gehen.

Satzzahl: 3

Satzdauer: 60 s pro Übung

Training:

1. Überkreuz-Swing, S. 123
2. Ausfallschritt + Rotation , S. 108
3. Schulterberührung (Shoulder tap), S. 77
4. 45°-Dreipunkt-Liegestütze , S. 43
5. Seitlicher Unterarmstütz kniend + Twist, S. 68
6. Fallschirmspringer-Liegestütze, S. 50
7. Fuß-zu-Hand-Stretch, S. 126

WOCHE 10: FINALE PHASE II

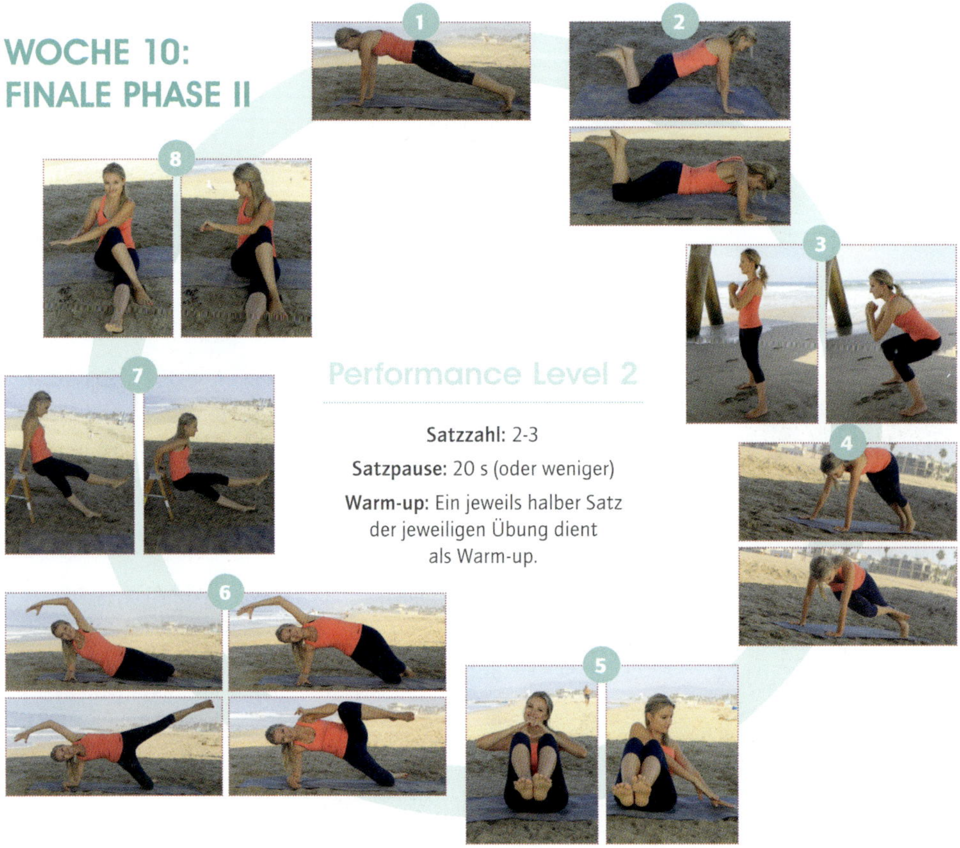

Performance Level 2

Satzzahl: 2-3

Satzpause: 20 s (oder weniger)

Warm-up: Ein jeweils halber Satz der jeweiligen Übung dient als Warm-up.

Trainingshäufigkeit: 4 x pro Woche

Bewegungstempo: Super slow! 4-1-4 Sekunden: Das heißt von der Ausgangsposition bis zur Endposition 4 Sekunden. Die Endposition 1 Sekunde halten und anschließend binnen 4 Sekunden zurück in die Ausgangsposition gehen.

Satzdauer: 60 s pro Übung

Training:

1. Liegestützposition statisch, S. 60
2. Kniende Liegestütze, S. 44
3. Kniebeuge, S. 100
4. Bergsteiger diagonal, S. 80
5. Sitzender Crunch fortgeschritten, S. 85
6. Seitlicher Unterarmstütz kniend + Crunch, S. 66
7. Dreipunkt-Dips, S. 52
8. Gesäß-Dehnung überkreuz – sitzend, S. 131

WOCHE 1:

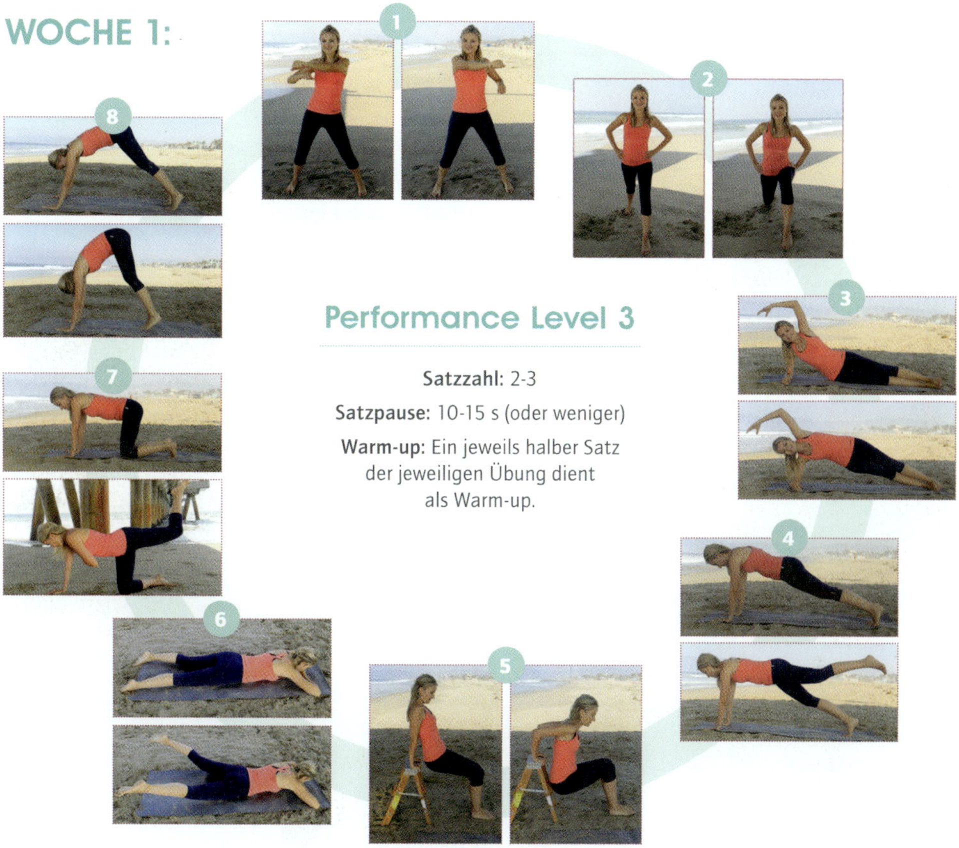

Performance Level 3

Satzzahl: 2-3

Satzpause: 10-15 s (oder weniger)

Warm-up: Ein jeweils halber Satz der jeweiligen Übung dient als Warm-up.

Trainingshäufigkeit: 3 x pro Woche

Bewegungstempo: 2-1-2 Sekunden: Das heißt von der Ausgangsposition bis zur Endposition 2 Sekunden. Die Endposition 1 Sekunde halten und anschließend binnen 2 Sekunden zurück in die Ausgangsposition gehen.

Satzdauer: 50 s pro Übung

Training:

1. Schattenboxen, S. 40
2. Frontaler Ausfallschritt, S. 107
3. Seitlicher Unterarmstütz lang, S. 70
4. Liegestützposition + Beinstreckung, S. 61
5. Dips 90°, S. 48
6. Bauchlage + Hüftspreizung, S. 120
7. 90°-Zweipunkt-Rückwärts-Kick, S. 112
8. Fuß-zu-Hand-Stretch, S. 126

WOCHE 2:

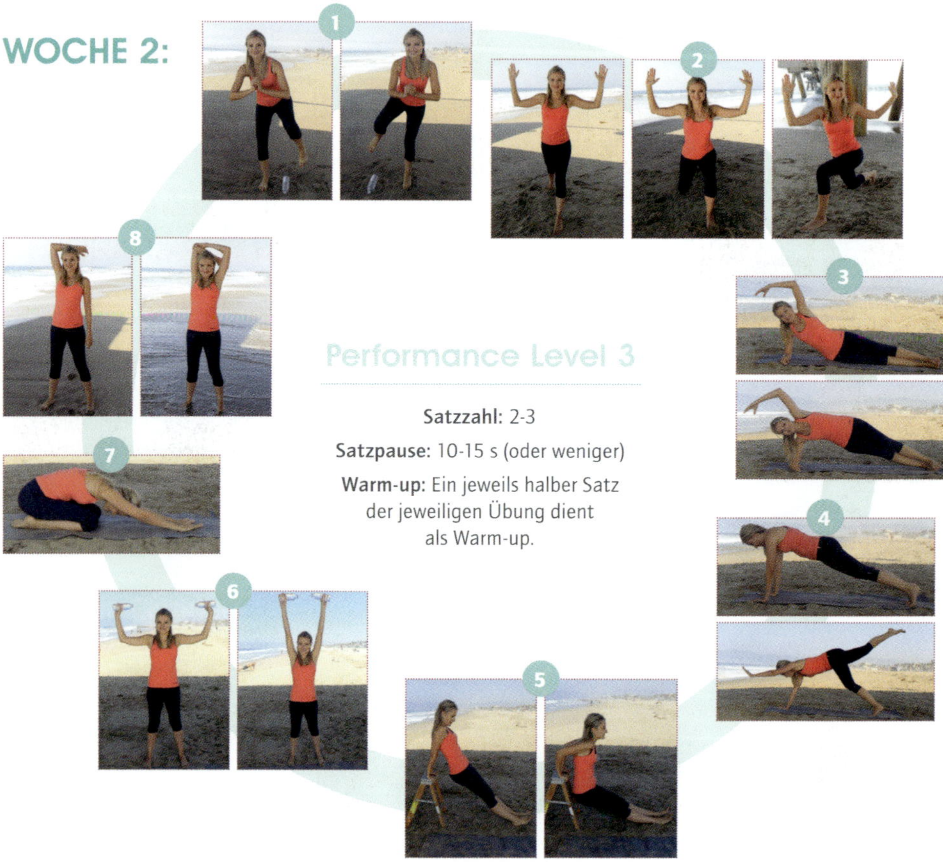

Performance Level 3

Satzzahl: 2-3

Satzpause: 10-15 s (oder weniger)

Warm-up: Ein jeweils halber Satz der jeweiligen Übung dient als Warm-up.

Trainingshäufigkeit: 3-4 x pro Woche

Bewegungstempo: 2-1-2 Sekunden: Das heißt von der Ausgangsposition bis zur Endposition 2 Sekunden. Die Endposition 1 Sekunde halten und anschließend binnen 2 Sekunden zurück in die Ausgangsposition gehen.

Satzdauer: 50 s pro Übung

Training:

1. Links-rechts-Sprünge, S. 98
2. Ausfallschritt + Rotation , S. 108
3. Seitlicher Unterarmstütz lang, S. 70
4. Liegestützposition + Diagonalstreckung, S. 63
5. Dips gestreckt, S. 51
6. Schulterpresse, S. 95
7. Babyposition, S. 92
8. Trizeps-Dehnung, S. 89

WOCHE 3:

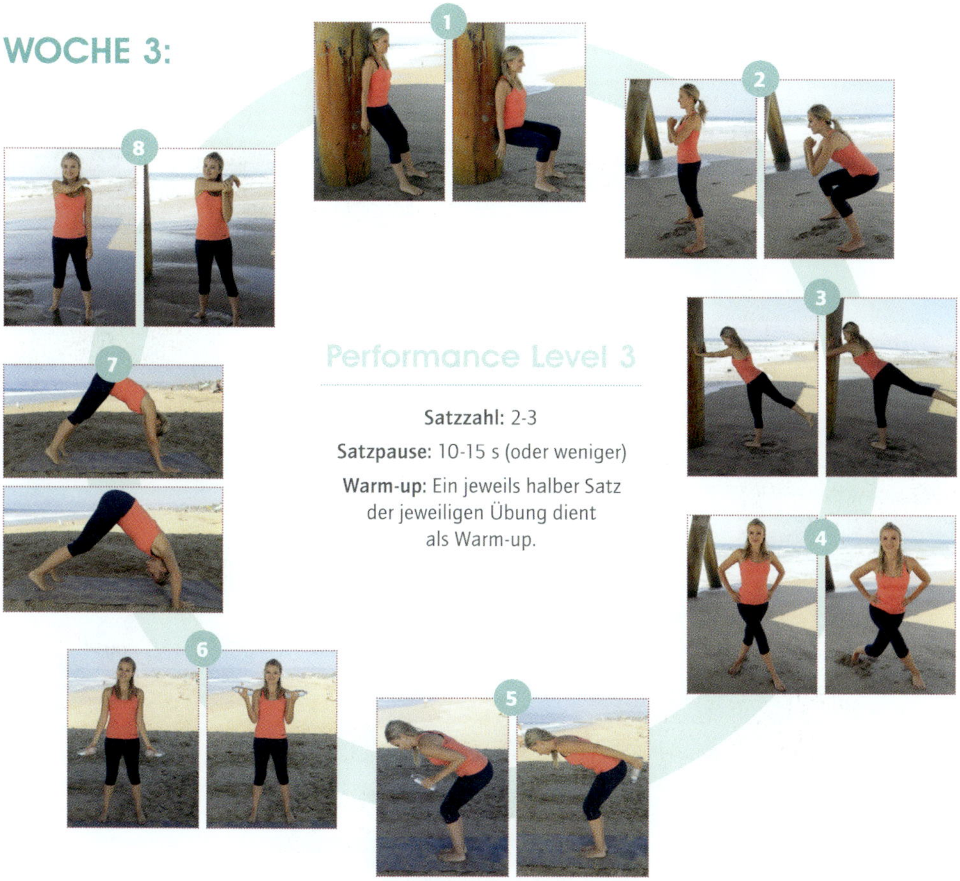

Trainingshäufigkeit: 3-4 x pro Woche

Bewegungstempo: 2-1-2 Sekunden: Das heißt von der Ausgangsposition bis zur Endposition 2 Sekunden. Die Endposition 1 Sekunde halten und anschließend binnen 2 Sekunden zurück in die Ausgangsposition gehen.

Satzdauer: 60 s pro Übung

Training:
1. Wand-Hocke, S. 99
2. Kniebeuge, S. 100
3. 45°-Dreipunkt-Liegestütze, S. 43
4. Überkreuz-Kniebeuge, S. 101
5. Armstreckung Trizeps, S. 96
6. Bizeps Curls, S. 93
7. Fallschirmspringer-Liegestütze, S. 50
8. Schulter-Dehnung, S. 90

WOCHE 4:

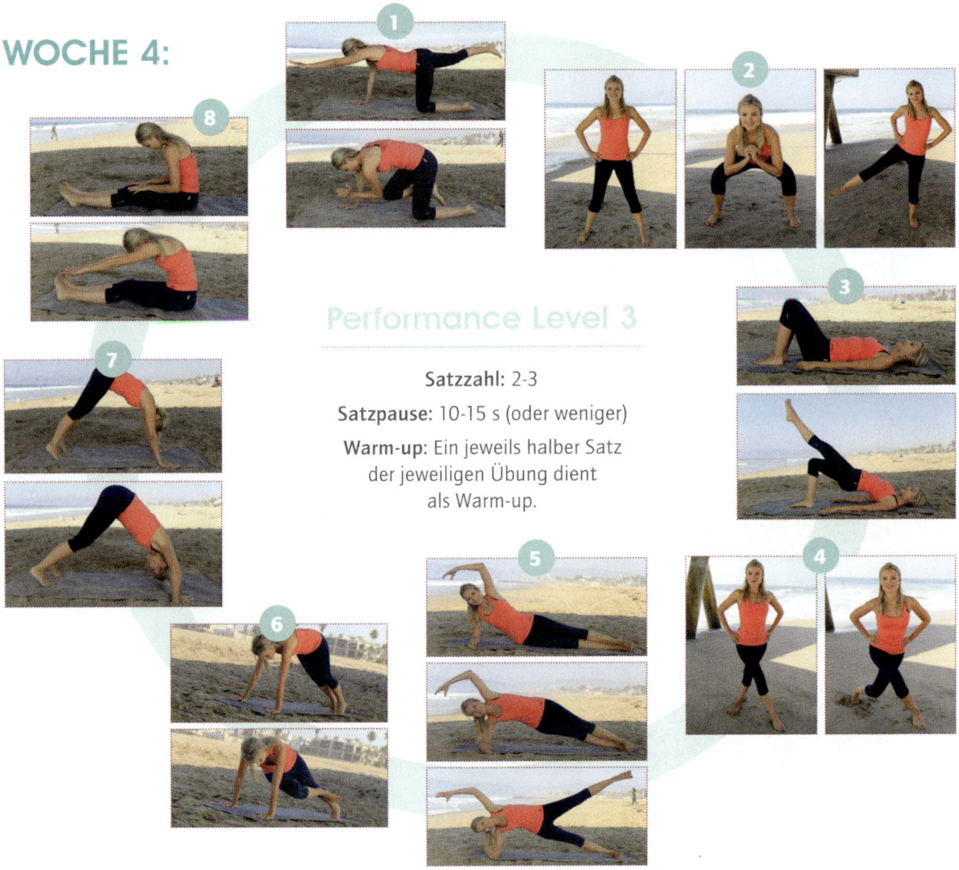

Performance Level 3

Satzzahl: 2-3

Satzpause: 10-15 s (oder weniger)

Warm-up: Ein jeweils halber Satz der jeweiligen Übung dient als Warm-up.

Trainingshäufigkeit: 4 x pro Woche

Bewegungstempo: 2-1-2 Sekunden: Das heißt von der Ausgangsposition bis zur Endposition 2 Sekunden. Die Endposition 1 Sekunde halten und anschließend binnen 2 Sekunden zurück in die Ausgangsposition gehen.

Satzdauer: 60 s pro Übung

Training:

1. Vierfüßlerstand diagonal + Crunch, S. 88
2. Kniebeuge + seitlicher Kick, S. 103
3. Bridging + Beinstreckung, S. 118
4. Überkreuz-Kniebeuge, S. 101
5. Seitlicher Unterarmstütz lang + Beinstreckung, S. 71
6. Bergsteiger diagonal, S. 80
7. Fallschirmspringer-Liegestütze, S. 50
8. Dehnung „hintere Kette", S. 124

WOCHE 5:

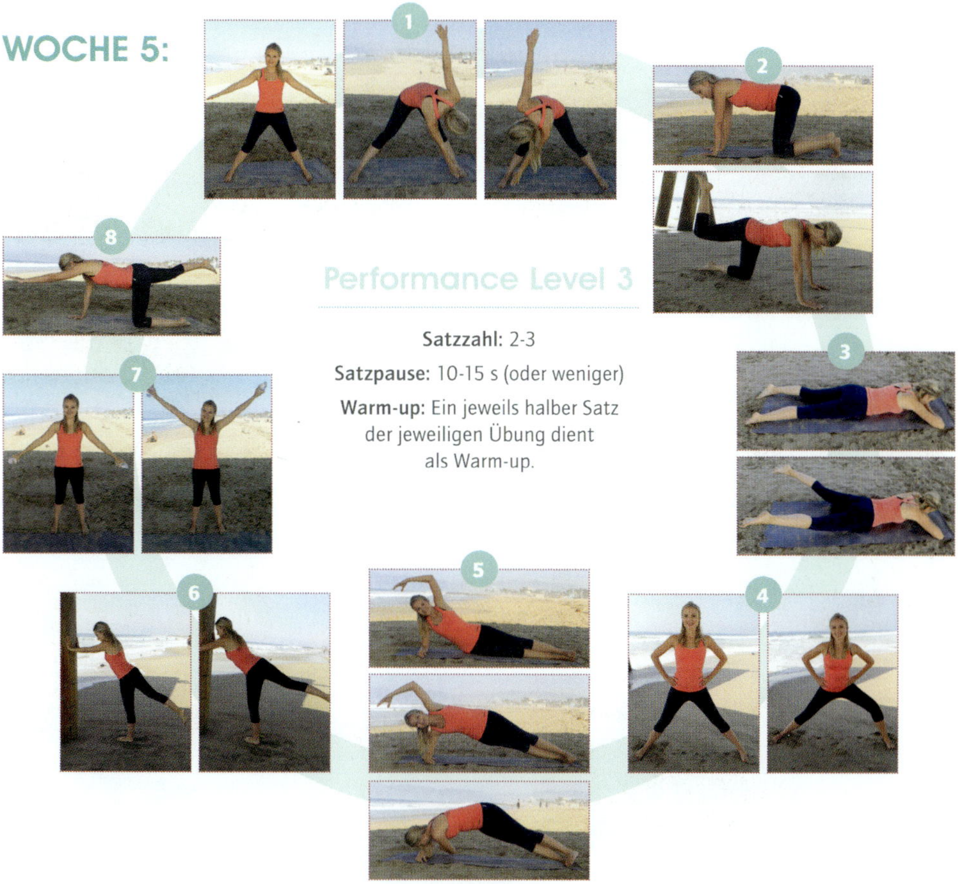

Performance Level 3

Satzzahl: 2-3

Satzpause: 10-15 s (oder weniger)

Warm-up: Ein jeweils halber Satz der jeweiligen Übung dient als Warm-up.

Trainingshäufigkeit: 4 x pro Woche

Bewegungstempo: 3-1-3 Sekunden: Das heißt von der Ausgangsposition bis zur Endposition 3 Sekunden. Die Endposition 1 Sekunde halten und anschließend binnen 3 Sekunden zurück in die Ausgangsposition gehen.

Satzdauer: 60 s pro Übung

Training:

1. Überkreuz-Swing, S. 123
2. 90°-Rückwärts-Kick, S. 110
3. Bauchlage + Hüftspreizung, S. 120
4. Seitlicher Ausfallschritt, S. 106
5. Seitlicher Unterarmstütz lang + Twist, S. 72
6. 45°-Dreipunkt-Liegestütze, S. 43
7. Seitheben, S. 94
8. Vierfüßlerstand Diagonalstreckung, S. 87

WOCHE 6:

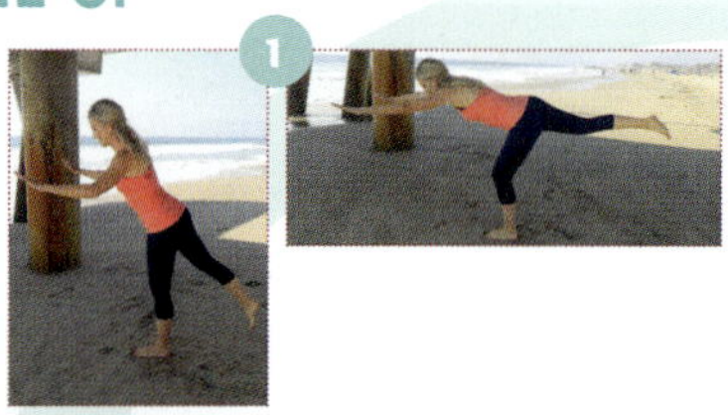

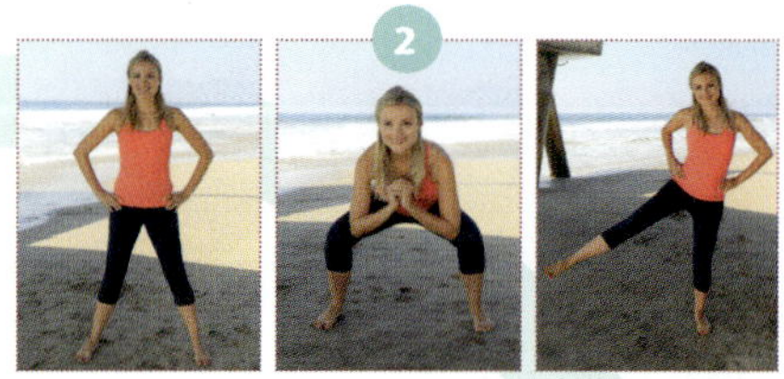

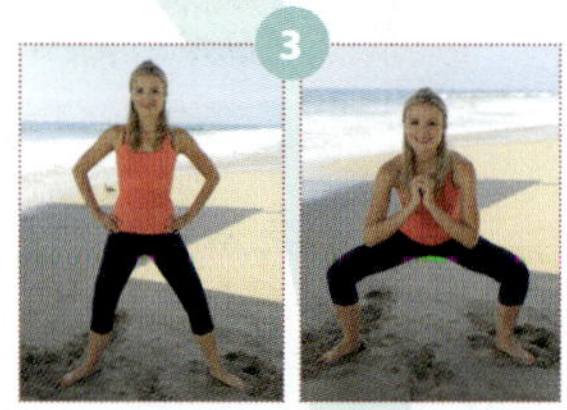

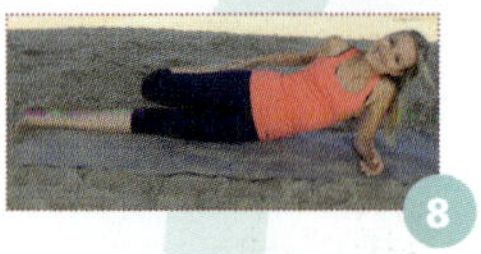

Performance Level 3

Satzzahl: 2-3

Satzpause: 10-15 s (oder weniger)

Warm-up: Ein jeweils halber Satz der jeweiligen Übung dient als Warm-up.

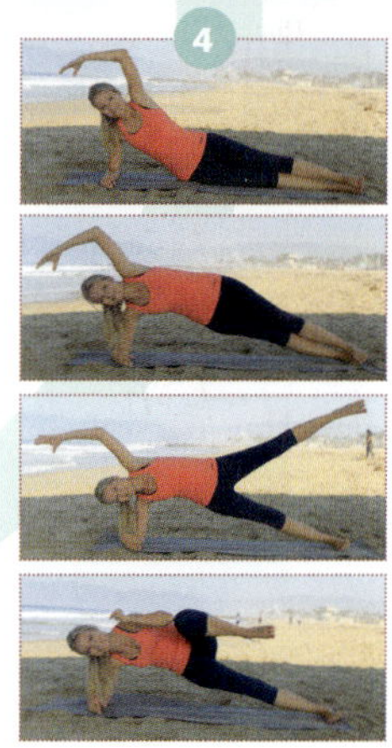

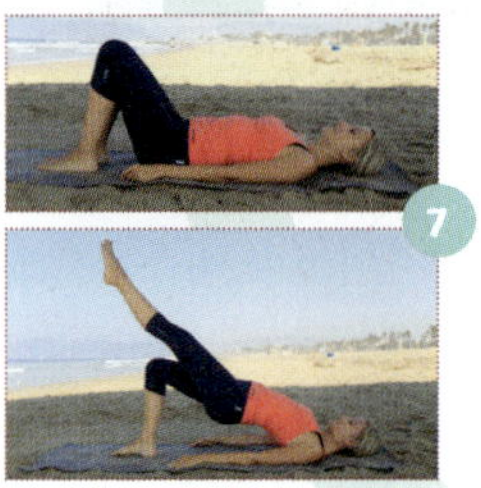

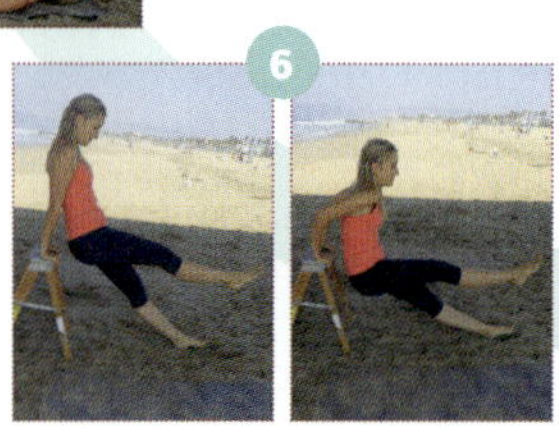

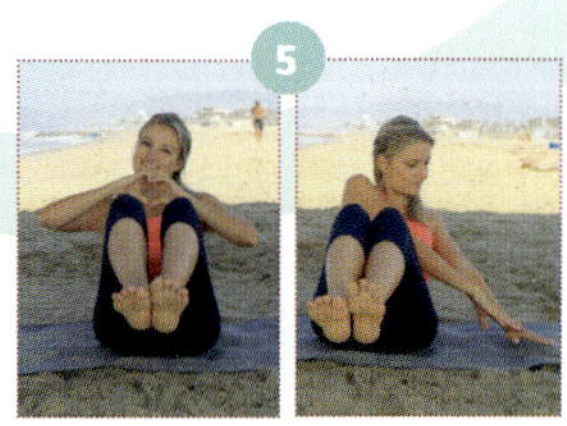

Trainingshäufigkeit: 4 x pro Woche

Bewegungstempo: 3-1-3 Sekunden: Das heißt von der Ausgangsposition bis zur Endposition 3 Sekunden. Die Endposition 1 Sekunde halten und anschließend binnen 3 Sekunden zurück in die Ausgangsposition gehen.

Satzdauer: 60 s pro Übung

Training:

1. Standwaage, S. 117
2. Kniebeuge + seitlicher Kick, S. 103
3. V-Kniebeuge, S. 104
4. Seitlicher Unterarmstütz + Crunch, S. 74
5. Sitzender Crunch fortgeschritten, S. 85
6. Dreipunkt-Dips, S. 52
7. Bridging + Beinstreckung, S. 118
8. Oberschenkelvorderseiten-Dehnung (seitlich liegend), S. 129

WOCHE 7: *CORE-WOCHE*

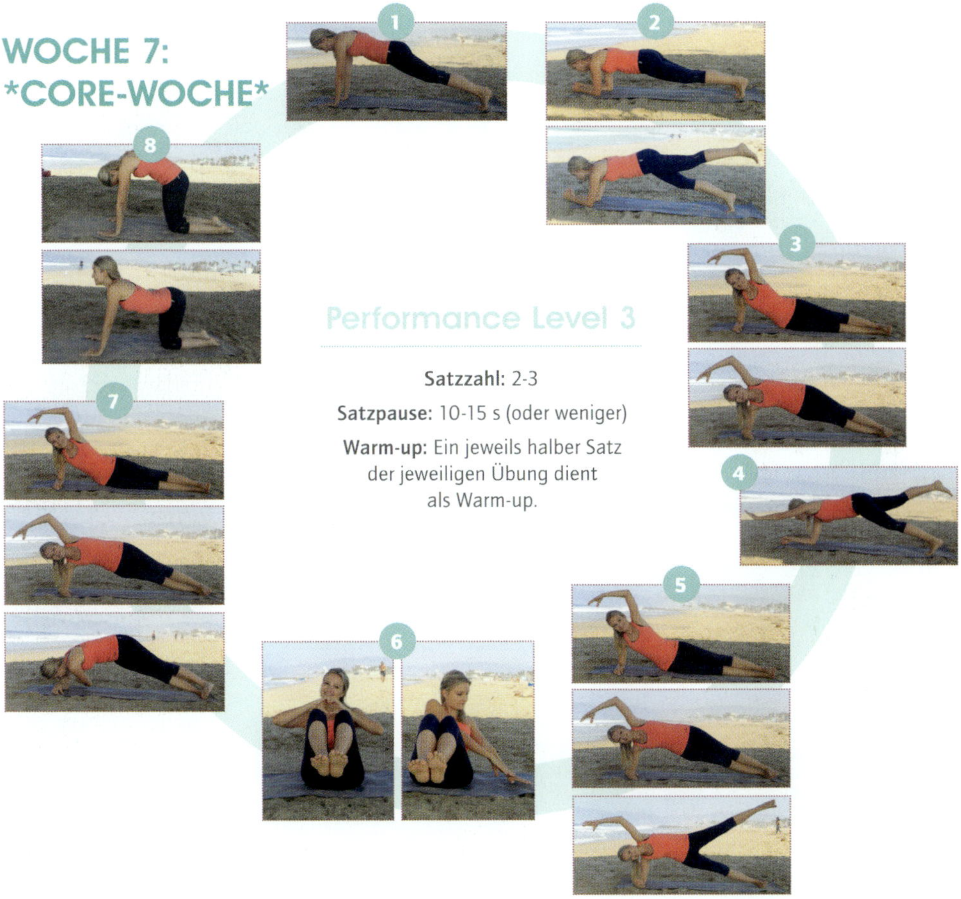

Performance Level 3

Satzzahl: 2-3

Satzpause: 10-15 s (oder weniger)

Warm-up: Ein jeweils halber Satz der jeweiligen Übung dient als Warm-up.

Trainingshäufigkeit: 4 x pro Woche

Bewegungstempo: 3-1-3 Sekunden: Das heißt von der Ausgangsposition bis zur Endposition 3 Sekunden. Die Endposition 1 Sekunde halten und anschließend binnen 3 Sekunden zurück in die Ausgangsposition gehen.

Satzdauer: 60 s pro Übung

Training:

1. Liegestützposition statisch, S. 60
2. Unterarmstütz + Beinstreckung, S. 58
3. Seitlicher Unterarmstütz lang, S. 70
4. Unterarmstütz + Diagonalstreckung, S. 60
5. Seitlicher Unterarmstütz lang + Beinstreckung, S. 71
6. Sitzender Crunch fortgeschritten, S. 85
7. Seitlicher Unterarmstütz lang + Twist, S. 72
8. Katzenbuckel, S. 97

WOCHE 8: *KNACKARSCH-WOCHE*

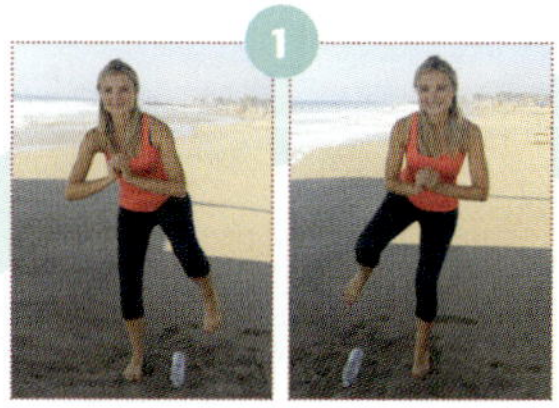

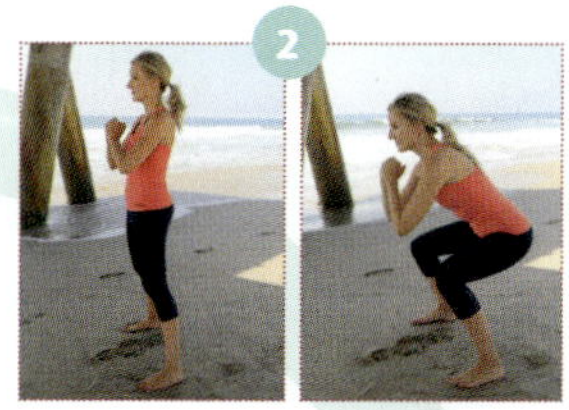

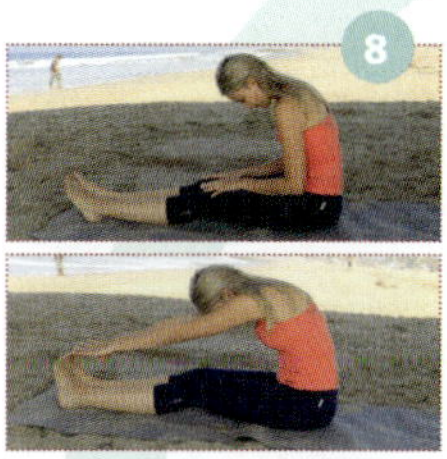

Performance Level 3

Satzzahl: 2-3

Satzpause: 10-15 s (oder weniger)

Warm-up: Ein jeweils halber Satz der jeweiligen Übung dient als Warm-up.

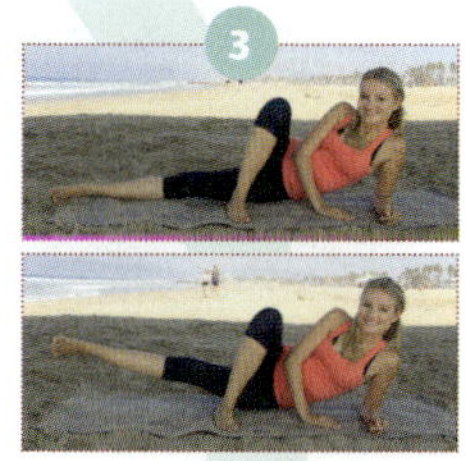

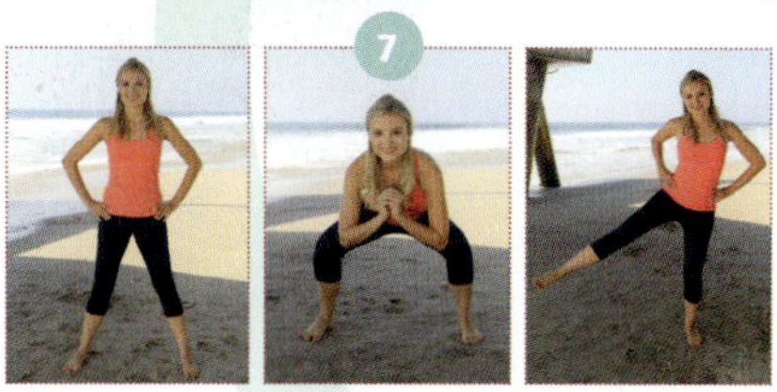

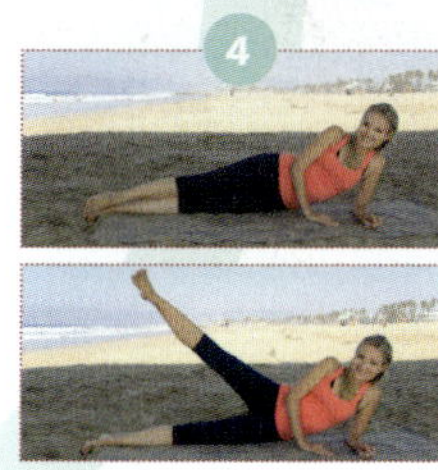

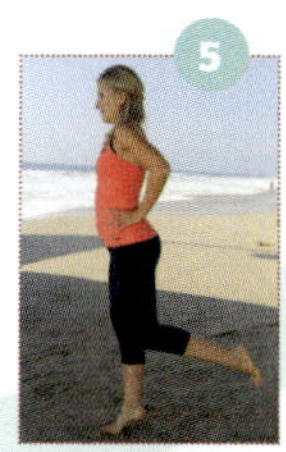

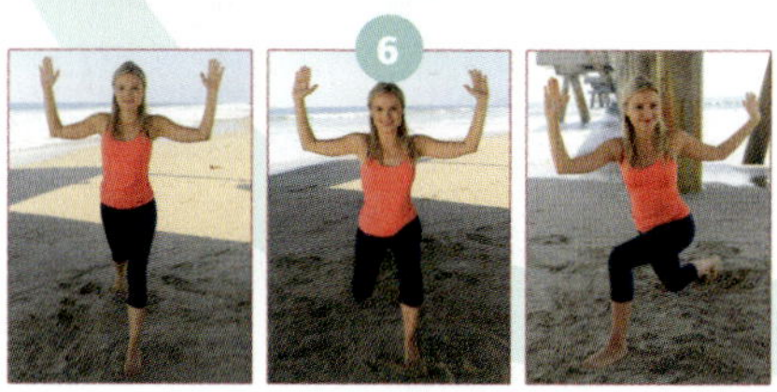

Trainingshäufigkeit: 4 x pro Woche

Bewegungstempo: 3-1-3 Sekunden: Das heißt von der Ausgangsposition bis zur Endposition 3 Sekunden. Die Endposition 1 Sekunde halten und anschließend binnen 3 Sekunden zurück in die Ausgangsposition gehen.

Satzdauer: 60 s pro Übung

Training:

1. Links-rechts-Sprünge, S. 98
2. Kniebeuge, S. 100
3. Adduktoren Seitlage, S. 122
4. Abduktion Seitlage, S. 121
5. Fersenheben einbeinig, S. 109
6. Ausfallschritt + Rotation , S. 108
7. Kniebeuge + seitlicher Kick, S. 103
8. Dehnung „hintere Kette“, S. 124

WOCHE 9: FINALE PHASE I

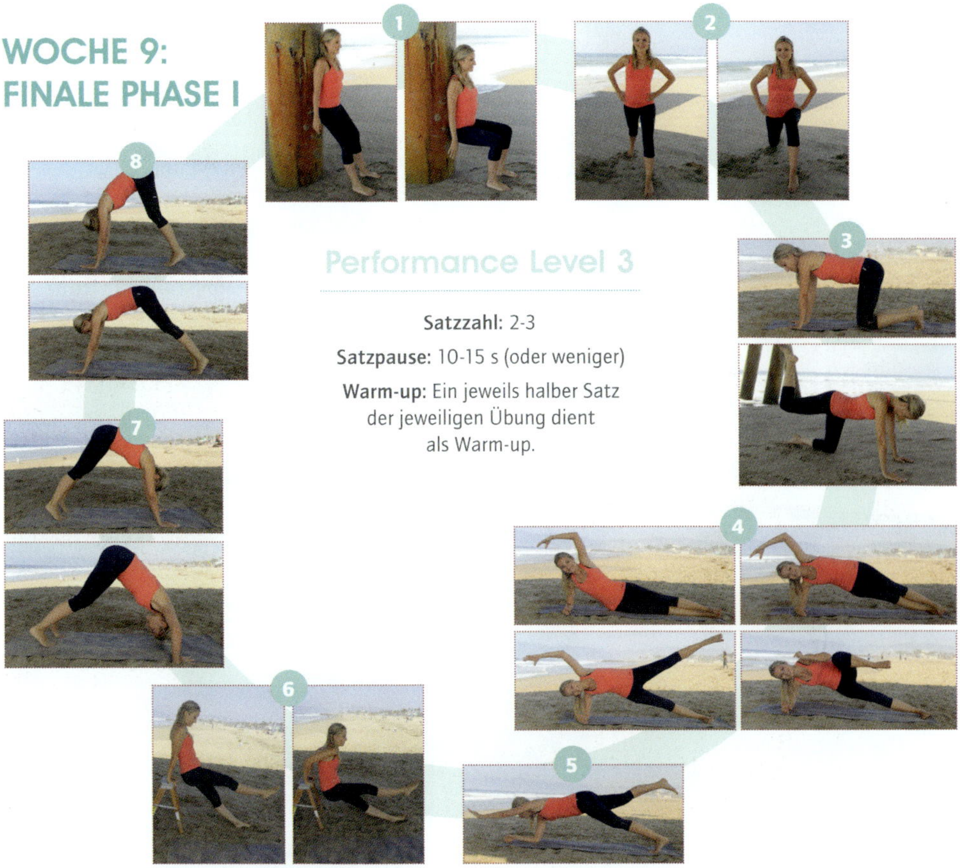

Performance Level 3

Satzzahl: 2-3

Satzpause: 10-15 s (oder weniger)

Warm-up: Ein jeweils halber Satz der jeweiligen Übung dient als Warm-up.

Trainingshäufigkeit: 4 x pro Woche

Bewegungstempo: Super slow! 4-1-4 Sekunden: Das heißt von der Ausgangsposition bis zur Endposition 4 Sekunden. Die Endposition 1 Sekunde halten und anschließend binnen 4 Sekunden zurück in die Ausgangsposition gehen.

Satzdauer: 65 s pro Übung

Training:
1. Wand-Hocke, S. 99
2. Frontaler Ausfallschritt, S. 107
3. 90°-Rückwärts-Kick, S. 110
4. Seitlicher Unterarmstütz + Crunch, S. 74
5. Unterarmstütz + Diagonalstreckung, S. 60
6. Dreipunkt-Dips, S. 52
7. Fallschirmspringer-Liegestütze, S. 50
8. Fuß-zu-Hand-Stretch, S. 126

WOCHE 10: FINALE PHASE II

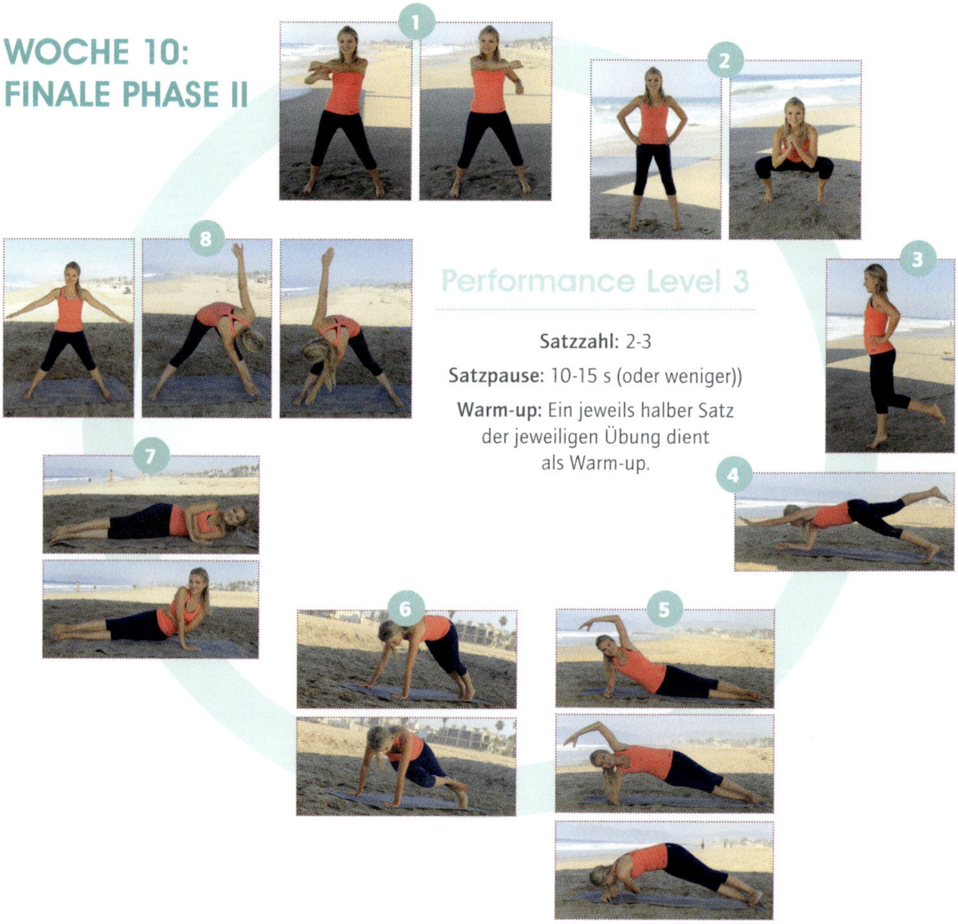

Performance Level 3

Satzzahl: 2-3

Satzpause: 10-15 s (oder weniger))

Warm-up: Ein jeweils halber Satz der jeweiligen Übung dient als Warm-up.

Trainingshäufigkeit: 4 x pro Woche

Bewegungstempo: Super slow! 4-1-4 Sekunden: Das heißt von der Ausgangsposition bis zur Endposition 4 Sekunden. Die Endposition 1 Sekunde halten und anschließend binnen 4 Sekunden zurück in die Ausgangsposition gehen.

Satzdauer: 65 s pro Übung

Training:

1. Schattenboxen, S. 40
2. Zehenspitz-Kniebeuge, S. 102
3. Fersenheben einbeinig, S. 109
4. Unterarmstütz + Diagonalstreckung, S. 60
5. Seitlicher Unterarmstütz lang + Twist , S. 72
6. Bergsteiger diagonal, S. 80
7. Armstreckung Seitlage, S. 53
8. Überkreuz-Swing, S. 123

8 ERNÄHRUNG

WEIL NICHT NUR LIEBE

DURCH DEN MAGEN GEHT

8 Ernährung: Weil nicht nur Liebe durch den Magen geht

Seit 1989 arbeitet Dr. Gabriele Anderl als praktizierende Ärztin. Seitdem beschäftigt sie das Thema Ernährung in ausgeprägtem Maße. Seit 1998 leitet Dr. med. Anderl eine Privatpraxis für Ernährungsmedizin und führt Jahr für Jahr mit hohem Fachwissen Personen zu ihrem Wunschgewicht. Darüber hinaus ist sie ernährungsbeauftragte Ärztin der Deutschen Gesellschaft für Ernährungsmedizin und führt seit vielen Jahren sehr erfolgreich Ernährungskurse mit jährlich mehreren hundert Teilnehmern. Michael Limmer verbindet mit Gabriele Anderl eine langjährige Zusammenarbeit. Sehr gerne gibt Dr. Anderl für „Das perfekte Wedding Workout" die Secrets einer zielführenden Ernährung an Sie weiter.

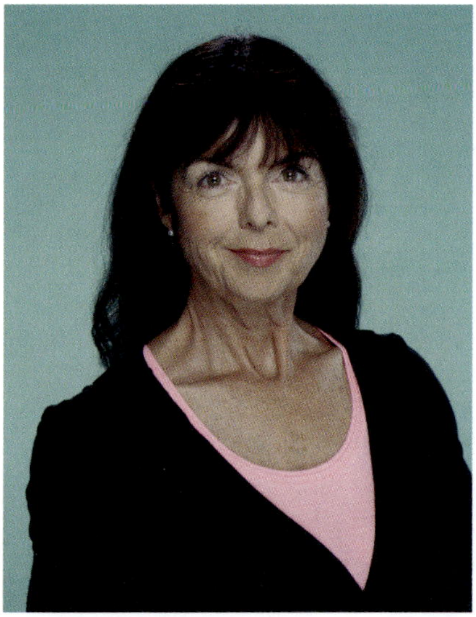

Dr. med. Gabriele Anderl, Ernährungsexpertin

8.1 ERNÄHRUNGSMYTHEN & AUFKLÄRUNG

#1 Kohlenhydrate machen dick.

Diese Aussage stimmt nur bedingt. Kohlenhydrate, die schnell in den Körper aufgenommen werden, also schnell resorbiert werden, wie (freier) Zucker (Glukose, Fruktose, Haushaltszucker etc.) und Weißmehlprodukte (Semmeln, Brezeln, Pizzateig etc.) erhöhen den Insulinspiegel rasch. Dies führt, wenn die dadurch aufgenommene Energie nicht „verbrannt" wird, zur Speicherung der Energie in Form von Fett und damit zur Gewichtszunahme. Personen mit ausgeglichener Energiebilanz nehmen nicht zu (siehe auch Kapitel 5). Gemüse und Salat gehören ebenfalls in die Gruppe der Kohlenhydrate. Diese Lebensmittel liefern uns generell sehr wenig Energie, dafür viele Nährstoffe. Gemüse und Salat sind bestens geeignet, um überflüssige Pfunde loszuwerden.

#2 Fünf Mahlzeiten sind besser als drei.

Das kommt darauf an, für wen! Chronisch Kranke, Mangelernährte, Magen-Darm-Operierte, Tumorpatienten und Immunsuprimierte können ihren erhöhten Energiebedarf (und Nährstoffbedarf) mit fünf Mahlzeiten besser decken und sollen ja eher Gewicht zunehmen bzw. nicht abnehmen.

Personen mit Übergewicht bzw. alle, die Gewicht reduzieren möchten, sollten dafür sorgen, dass ihr Insulinspiegel auf „Nüchtern-Niveau" bleibt. Das wird durch mehrstündige Ess-Pausen zwischen den Mahlzeiten erreicht. Mit drei Mahlzeiten reguliert sich der Insulinspiegel, was die Grundvoraussetzung dafür ist, dass Depotfett abgebaut werden kann. Zwischenmahlzeiten oder ständiges Essen führen häufig zur Gewichtszunahme.

8.2 WEDDING WORKOUT-ERNÄHRUNGSPROGRAMM

Wer möchte den „wichtigsten Tag des Lebens" nicht voll Lebenskraft und Vitalität erleben und sich dabei schön und unwiderstehlich anziehend fühlen?

Neben dem Workout spielt hier die Ernährung eine zentrale Rolle.
Schönheit kommt bekanntermaßen von innen! Einige Lebensmittelinhaltsstoffe haben aphrodisierende Wirkkräfte, andere gesundheitsfördernde Eigenschaften. Viele, besonders pflanzliche Lebensmittel, erhalten uns fit und schlank, andere dagegen machen uns dick.

„Liebe geht durch den Magen" – weiß der Volksmund zu sagen. Und da hat er Recht!
Damit SIE aber nicht „aus den Fugen" gehen bzw. vor der Hochzeit noch so richtig in „Form" kommen, habe ich für Sie – auf der Grundlage ernährungswissenschaftlicher Erkenntnisse und unter Einbeziehung der Erfahrungen aus über 15 Jahren Ernährungsberatung – das „Wedding Workout"-Ernährungsprogramm gemeinsam mit Michael Limmer entwickelt.
Dieses Programm ermöglicht es Ihnen, gesund und ohne zu hungern abzunehmen und sich rundum wohl und schön zu fühlen – für den schönsten Tag in Ihrem Leben!

Zwei wichtige Tipps seien an dieser Stelle bereits verraten: Nehmen Sie es sportlich und mit Humor! Es ist noch kein Meister vom Himmel gefallen ...! Und: Nehmen Sie sich Zeit! – Gehen Sie das Programm Kapitel für Kapitel durch und bearbeiten Sie die Aufgaben des jeweiligen Kapitels.

Wer hochmotiviert und auf sein Ziel fokussiert startet, sich sein individuelles „Strickmuster" erarbeitet hat und dann einige wenige ernährungsphysiologische Grundlagen beachtet (Wann esse ich was? Wie viel und warum?), wird in wenigen Wochen fitter und schlanker sein.

8.2.1 Motivation – Motivation – Motivation

Beginnen Sie Ihr „Wedding Workout"-Ernährungsprogramm mit einer ernst gemeinten Frage: „Warum will ich abnehmen?"
Es kommt Ihnen vermutlich merkwürdig vor, sich kurz vor Ihrer Hochzeit dieser Frage länger als nur einen kurzen Augenblick zu widmen.
Die ehrliche Beantwortung der Frage ist jedoch von entscheidender Bedeutung für Ihren Erfolg!
Fokussieren Sie sich auf diese Frage! Was motiviert Sie wirklich? Was verbinden Sie mit der Vorstellung, weniger Pfunde auf die Waage zu bringen? Wie sehen Sie sich, wenn Sie schlanker sind? Welche Gefühle verbinden Sie mit einem neuen, reduzierten Körpergewicht?
Malen Sie sich aus, wie es sich anfühlen könnte, weniger zu wiegen, in Ihre Kleider wieder gut hineinzupassen oder gar eine kleinere Kleidergröße zu tragen – oder eben Ihren Traum in Weiß ...

PRAXISTIPP:

- Packen Sie sich einen Rucksack mit 5 kg Gewicht und einen mit 10 kg Gewicht. Den 5 kg-Rucksack tragen Sie im Alltag (z. B. bei der Hausarbeit) mindestens 2 h; mit dem 10-kg-Rucksack steigen Sie flott zwei bis drei Stockwerke. Wenn Sie sich der Rucksäcke entledigt haben, werden Sie eine Vorstellung davon haben, wie es sich anfühlen könnte, 5 oder 10 kg leichter zu sein.
- Vergleichen Sie Fotos von jetzt und früher, als Sie noch schlanker waren. Es kann hilfreich und motivationsfördernd sein, die Fotos an prominenter Stelle aufzuhängen.
- Schaffen Sie sich „Verbündete", die Sie mental unterstützen. Weihen Sie Ihre beste Freundin oder Ihre Arbeitskollegen in Ihr Vorhaben ein.

AUFGABE:
Finden Sie mindestens „DREI gute Gründe", warum Sie persönlich – für sich selbst – ein geringeres Gewicht anstreben (und bereit sind, dafür Mühen und Entbehrungen auf sich zu nehmen).

Schreiben Sie diese „guten Gründe" auf! (Es sollten wirklich persönliche Gründe sein, die aus Ihnen heraus kommen und die sich nicht ausschließlich nur auf die Hochzeit beziehen sollten.)

Formulieren Sie es zum Beispiel so: „Ich möchte abnehmen, weil ..." oder „Ich möchte schlanker und leichter sein, weil ...".

8.2.2 Zielsetzung

Definieren Sie IHR Ziel klar und deutlich in Zahlen. Legen Sie auch einen Zeitrahmen fest. (Vermutlich wird es zunächst die Zeitspanne bis zur Hochzeit sein.)

Für einen anhaltenden Erfolg ist es wichtig, die Gewichtsreduktion jetzt anzupacken, dies aber langfristig, als „lebenslange Aufgabe" zu begreifen.

Sie dürfen ehrgeizig sein, aber bleiben Sie realistisch!

PRAXISTIPP:

- Wann hatten Sie Ihr Zielgewicht zuletzt? Je länger dies zurückliegt, umso schwieriger wird es sein, dieses Gewicht wieder zu erreichen.
- Sie können mit ca. einem Kilo reduzierten Fettgewicht pro Monat rechnen. – Einige von Ihnen werden jetzt enttäuscht sein, da unseriöse Werbung oft mehr verspricht.

Zur Beruhigung: Es gibt einige „Tricks", die Gewichtsabnahme weiter zu forcieren (siehe auch Abschnitt: „Low Carb"), es gibt jedoch KEINE Wundermittel! Soweit die schlechte Nachricht. Und nun die gute: SIE haben es in der Hand! Wenn Sie alle Empfehlungen akribisch umsetzen – und Ihr Workout-Programm regelmäßig durchführen – werden Ihre Bemühungen von Erfolg gekrönt sein.

Aber Sie dürfen sich nicht selbst bemogeln, Sie sollten ehrlich zu sich sein, aber nicht zu streng (siehe auch: Abschnitt „Rückfall-Prophylaxe).

AUFGABE:
Fokussieren Sie Ihr Ziel und notieren Sie es!
Formulieren Sie zum Beispiel so: „Ich werde 5 kg in 6 Monaten abnehmen!"

PRAXISTIPP:

Belohnen Sie sich! Auch für erreichte Teilziele! ABER: Die Belohnung darf nichts mit Essen oder Trinken zu tun haben.

Zum Beispiel: Nach einem Monat haben Sie ein Kilo weniger auf der Waage und gehen mit Ihrem Zukünftigen ins Kino.

ACHTUNG „FALLE“:

Ihren „Körper-Bauplan" werden Sie behalten, trennen Sie sich also möglichst schnell von unrealistischen Erwartungen! Sollten Sie der „barocke" Frauentyp sein – mit Rundungen im Gesäß-Hüft-Oberschenkel-Bereich – werden Sie zwar auch an diesen Stellen abnehmen, aber die grundsätzliche Silhouette wird sich nicht zum schlank-asthenischen Typ hin verändern.

Kombiniert mit dem richtigen Workout werden Sie sich jedoch über eine schlankere und straffere Silhouette freuen können!

8.2.3 Rückfall-Prophylaxe

Es ist noch kein Meister vom Himmel gefallen! Nehmen Sie es sportlich und begeben Sie sich auf eine Reise – auf einen neuen Weg, den Sie NIE MEHR verlassen werden. Aber Ihr Weg kann – langfristig – den einen oder anderen Umweg nehmen, das heißt, die Aktion Gewichtsreduktion kann ins Stocken geraten oder Sie nehmen sogar wieder etwas zu.

Dann ist es wichtig, sich an den „Notfall-Plan", das heißt an die Rückfall-Prophylaxe zu erinnern.

Sie kennen das: Sie haben sich etwas fest vorgenommen und dann kommt Ihnen etwas dazwischen.

Wichtig ist jetzt, nicht alles hinzuwerfen, sondern weiterzumachen! Sie setzen da wieder an, wo Sie aufgehört haben. Es ist eben nicht „egal", jedes Kilo, das Sie abgenommen haben, zählt! Verteidigen Sie Ihren Erfolg! Lesen Sie sich auch Punkt 1: Ihre Motivation und Punkt 2: Ihr Ziel immer wieder durch und formulieren Sie 3. einen „Rückfall-Brief" zusammen mit Ihrem Vertrag mit sich selbst!

AUFGABE:
Setzen Sie einen richtigen Vertrag auf mit allem, was zu einem Vertrag gehört! – Siehe Kapitel 4 „Anleitung zur Durchführung".

Unterschreiben Sie UNBEDINGT diesen Vertrag mit sich selbst! Bewahren Sie ihn an einem sicheren Ort auf, der nur Ihnen zugänglich ist, aber so, dass Sie ihn jederzeit lesen können.

Wir alle sind nur Menschen und werden gerne „schwach". – Für so einen Moment der Schwäche brauchen Sie Ihren Vertrag, der Verbindlichkeit hat und Sie wieder „zurückholt", wenn Sie sich denken, dass „das alles keinen Sinn macht" oder Ihnen zu lange dauert oder die lieben Mitmenschen Ihnen das Abnehmen schwer machen („Hat doch eh keinen

Sinn!", „Du nimmst doch wieder zu!" usw.). – Stimmt nicht! Beweisen Sie den Neidern das Gegenteil!

JEDER KANN ABNEHMEN! Wenn er den festen Willen dazu hat – und ein paar wichtige Infos.

8.2.4 Bestandsaufnahme – Der „IST-Zustand" und die Frage „Wollen oder müssen?"

Klären Sie zunächst die Frage, ob Sie abnehmen wollen oder „müssen" bzw. sollten.

Zur Beurteilung, ob Sie normal oder übergewichtig sind, dient der Body-Mass-Index (BMI). Zur Berechnung brauchen Sie Ihr aktuelles Gewicht in Kilogramm und Ihre exakte Körpergröße in Zentimetern. Die Körpergröße nehmen Sie zum Quadrat; damit haben Sie annäherungsweise Ihre Körperoberfläche berechnet.
Nun bilden Sie einen Quotienten; d. h. Sie teilen Ihr Gewicht durch die Körperoberfläche.

BMI: kg/m²

Liegt Ihr BMI unter 25, sollten Sie nicht abnehmen; liegt er über 25, aber unter 30, können Sie eine leichte Gewichtsreduktion (3 bis 5 kg) anstreben; liegt der BMI über 30, ist eine Gewichtsreduktion aus gesundheitlichen Gründen ratsam.

An dieser Stelle sei angemerkt, dass die Empfehlungen zur Gewichtsreduktion grundsätzlich nur für sonst gesunde Personen gelten; sollten Sie unter einer chronischen Erkrankung leiden, insbesondere Diabetes mellitus, Herz-Leber- oder Nierenkrankheiten, sollte das Programm nicht zur Anwendung kommen.
Grundsätzlich können schriftliche Empfehlungen eine persönliche, ärztliche Beratung nicht ersetzen.

8.2.5 Wunsch und Wirklichkeit – die Frage der Energiebilanz

Tatsache ist, dass ein Mensch, der mehr isst als er täglich (in Form von „Kalorien") verbrennen kann, an Gewicht zunimmt; isst er weniger als er bräuchte, um seinen Ist-Zustand zu erhalten, nimmt er ab. Halten Energiebedarf und Zufuhr die Waage, bleibt das Gewicht konstant.
Die Frage, ob Sie abnehmen oder nicht, ist also eine Frage der Energiebilanz.

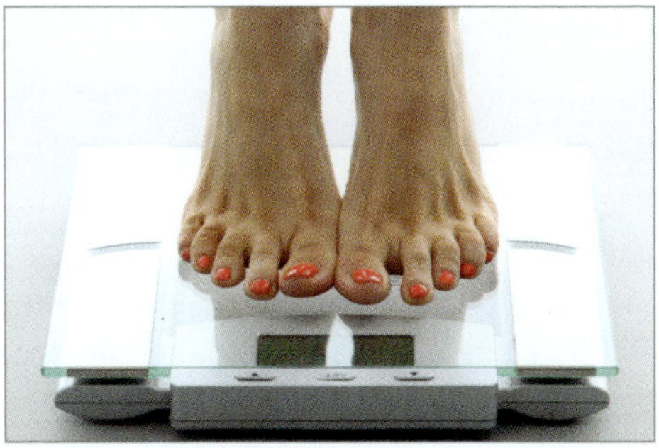

Was Sie brauchen, ist eine negative Energiebilanz. Wie kommen Sie in diese negative Energiebilanz? Die unangenehme Wahrheit ist: nur durch **EINSPAREN**. Das heißt, Sie müssen weniger essen, als Sie brauchen.
Nachdem der exakte Energieverbrauch einer Person ohne aufwendige Messapparaturen nicht zu ermitteln ist und Sie vermutlich diesen nicht kennen, müssen wir an dieser Stelle mit allgemeinen Empfehlungen arbeiten. Aus Untersuchungen weiß man, dass täglich mindestens 350 kcal eingespart werden müssen, um eine Gewichtsreduktion in Gang zu setzen.

Sie haben im Rahmen dieses Programms nur 10 Wochen Zeit; versuchen Sie täglich 500 kcal einzusparen, vor allem wenn Sie ehrgeizige Ziele haben. Wie Sie das umsetzen können, wissen Sie, wenn Sie Kapitel 6 und 7 gelesen haben.

Aber ganz wichtig an dieser Stelle: ZÄHLEN SIE KEINE Kalorien! Das Kalorienzählen führt nur zu Frust und nicht zum Wunschgewicht.
Entwickeln Sie ein Gefühl für Ihren Körper und Ihren Energiebedarf – und lesen Sie weiter!

Wenn ich hier gelegentlich noch von kcal spreche, dann nur deshalb, weil letztendlich die Gewichtsreduktion auf einer verringerten Zufuhr von energiereichen Lebensmitteln, die Kohlenhydrate, Eiweiß und Fette enthalten, beruht.

In einem kg Fettgewebe sind in etwa 7.000 kcal gespeichert. Wenn Sie also täglich 500 kcal einsparen, können Sie in einer Woche 7 x 500 kcal = 3.500 kcal einsparen und verlieren in etwa ein halbes Kilo Körperdepotfett.
Damit Sie tatsächlich Fett abbauen – und nicht Muskulatur verlieren – sollten Sie auf keinen Fall nichts mehr essen – also eine „Null-Diät" machen – oder hungern.
Achten Sie in jeder Phase auf eine ausreichende Zufuhr von eiweißreichen Lebensmitteln (siehe auch 8.2.7)!

Wenn Sie also alle Empfehlungen optimal und diszipliniert umsetzen – und Ihren Stoffwechsel auf Touren bringen – können Sie in 4 Wochen bis zu 2 kg Depotfett verlieren. (Es gibt allerdings Personen, bei denen die Fettabnahme weniger schnell oder günstigstenfalls auch schneller vorangeht. Wichtige Stellgrößen hierfür sind genetische Faktoren, Muskelmasse, Alter etc.)

Wenn Sie jetzt weiter rechnen, kommen Sie ergo auf 5 kg Gewichts- bzw. Depotfett-Reduktion, die in 10 Wochen möglich sind.
Versuchen Sie aber bitte trotzdem, sich nicht zu überfordern oder sich zu ärgern, falls es in Ihrem Fall weniger sein sollte!
Manchmal kommt die Gewichtsreduktion zäh in Gang, funktioniert über einen längeren Zeitraum aber trotzdem. Deshalb sollten Sie auch nach der Hochzeit noch „dabei"bleiben, besonders wenn Ihr Ausgangs-BMI über 30 liegt; es wird sich lohnen!

PRAXISTIPP:

1. Formulieren Sie ein realistisches Ziel! (Maximal 5 kg Gewichtsreduktion in 10 Wochen sind möglich – aber nicht immer machbar!) Korrigieren Sie gegebenenfalls Ihr Ziel von Abschnitt 2.
2. Hart, aber wahr: Sie müssen Energie einsparen, um abnehmen zu können.
3. Zählen Sie keine Kalorien! Stattdessen entwickeln Sie ein Gefühl für die Qualität und Wirkung von verschiedenen Lebensmitteln.

8.2.6 Einsparen von „unnötiger" Energie – erste Schritte

Ich hoffe, dass Sie, nachdem Sie bis hierher gelesen haben, darauf brennen, sofort loszulegen.
Das können und sollen Sie auch!
Im ersten Schritt „verbannen" Sie alle Lebensmittel, die NUR Energie liefern, aber wenig Nährstoffe – besonders wenig „Mikronährstoffe" (siehe auch 8.2.7) – beinhalten.

Es geht um die Energie-Nährstoff-Bilanz jedes EINZELNEN Lebensmittels, bzw. um das Verhältnis der Energiedichte zur Nährstoffdichte (Aminosäuren, Spurenelemente, Vitamine, Mineralstoffe, sekundäre Pflanzenstoffe sind sogenannte *essenzielle Nährstoffe*, die unser Körper nicht selbst herstellen kann und die wir daher täglich essen müssen).

Je höher der Anteil an Nährstoffen, umso besser!

Oder anders ausgedrückt: Lebensmittel, die einen hohen Fett- oder Zuckeranteil haben, liefern überwiegend Energie, sind also zur Gewichtsreduktion UNGEEIGNET. Ich nenne diese Lebensmittel gerne „leere Kalorien" oder „Energie-Pappe".

PRAXISTIPP:

Je nährstoffreicher und gleichzeitig energieärmer ein Lebensmittel, umso wertvoller ist es für unsere Gesundheit und umso günstiger für die Gewichtsreduktion.

Meiden Sie „leere Kalorien"!

Es gibt ja grundsätzlich KEINE Verbote in der Ernährung. Die folgenden Produkte aus der „Negativ-Liste" sollten Sie sich aber trotzdem zumindest in den ersten vier Wochen der „Power-Phase" verkneifen!

Lebensmittel mit hoher Energiedichte sind:

- Zuckerhaltige Getränke (grundsätzlich alle Softdrinks, wie Limonaden, Cola, Cola-Mixgetränke, Säfte, „Sport- und Fitness"-Getränke und andere sogenannte *kalorienreduzierte Light-Getränke* usw.)
- Alkoholische Getränke (Bier, Wein, Schnaps, Liköre, Cocktails, Sekt, alkohol-reduzierte Getränke; alkoholfreies Bier)
- Kuchen, Gebäck, Kekse, Knabbergebäck
- Schokolade, Gummibären, Eis (Sahneeis, Wassereis)
- Fettreiche Fleisch- und Wurstwaren (Bauchspeck, Sparerips, Halsgrat, Leberkäse, Weißwürste, Mortadella, Salami, Leberwurst, Teewurst, die meisten „Aufschnitt"-Wurstsorten)
- Fettreiche Milchprodukte (Käse über 30 % Fett i. Tr., Sahne, Crème fraîche, Mascarpone, Milch mit 3,8 % Fettgehalt, Sahnejoghurt)
- „Misch-Produkte" wie Fruchtjoghurt, Fruchtbuttermilch etc.; Pizza, Burger; Pizza-Baguette etc.

Das alles sollten Sie – zumindest in den ersten vier Wochen – NICHT essen!

8.2.7 Das Wichtigste über die Nährstoffe

Essen ist lebensnotwendig. Unsere Lebensmittel enthalten über 50 sogenannte *essenzielle Nährstoffe*. Dazu zählen einige Eiweißbausteine (Aminosäuren), Vitamine (z. B. Vitamin A, B, C, D, E, K), Mineralstoffe (z. B. Magnesium, Kalzium), Spurenelemente (z. B. Selen, Zink). All diese essenziellen „Mikronährstoffe" kann unser Körper nicht selbst herstellen. Er ist also auf die regelmäßige – möglichst tägliche – Zufuhr angewiesen. Fehlende oder mangelnde Zufuhr führt zu schweren Mangelzuständen, die unsere Stoffwechselvorgänge beeinträchtigen und auch zu Erkrankungen führen können.

Die Mikronährstoffe sind für unseren Körper das, was die Zündkerzen im Motor sind.

Fehlen die Zündkerzen, springt auch ein betanktes Auto nicht an.

Die Makronähstoffe – Kohlenhydrate, Eiweiß und Fette – liefern die Energie, die die Zellen brauchen, um Stoffwechselprozesse in Gang zu bringen. Um beim Bild des Automotors zu bleiben, entsprechen die Makronährstoffe den Treibstoffarten: Benzin, Super und Diesel.

Alle Makronährstoffe liefern Energie – haben also Kalorien.
Alle Mikronährstoffe liefern selbst keine Energie, sind aber z. B. für die Energiegewinnung – die „Verbrennung" unerlässliche Katalysatoren!

Daran zu sparen, wäre also falsch, da dadurch alle Stoffwechselprozesse – wie gerade auch die Fettverbrennung – behindert würden!

Eine ideale Mahlzeit wird grundsätzlich nach den Prinzipien der „Logi-Pyramide" (diese finden Sie im Internet) zusammengesetzt.

Faustregel: 50 g bis 70 g Kohlenhydrate + 20 g bis 25 g Eiweiß + 15 g bis 20 g Fett pro Mahlzeit.

Die kohlenhydratreichen Lebensmittel finden Sie auf der übernächsten Seite in der Tabelle.

Eiweißreiche Lebensmittel sind: Fleisch, Fisch, Hülsenfrüchte (Linsen, Bohnen, Erbsen), Eier, Milchprodukte (Milch, Joghurt, Käse), Vollkorngetreide.

Beachten Sie, dass viele eiweißreiche Lebensmittel versteckte Fette enthalten, besonders Käse und Wurst. Da Wurst tendenziell immer relativ fett- und salzreich ist, ist sie zum Abnehmen eher ungeeignet; ich rate Ihnen, auf Wurst und Wurstwaren grundsätzlich zumindest in diesen zehn Wochen zu verzichten. (Fertigprodukte, Pizza, Kuchen, Kekse und Knabbergebäck – allesamt fettreiche Lebensmittel – hatten wir ja bereits in Abschnitt 8.2.6 vorläufig aus Ihrem Speisezettel verbannt!)

Pflanzliche Lebensmittel haben meist einen höheren Nährstoff- und gleichzeitig niedrigeren Energiegehalt! Außerdem liefern sie wichtige Schutzstoffe, die sekundären Pflanzenstoffe (z. B. Carotinoide, Flavonoide, Anthocyane u.v.m.).

Ideal ist eine pflanzenbetonte Mischkost, bestehend aus zwei Fleischmahlzeiten, zwei Fischmahlzeiten und drei vegetarischen Tagen in der Woche.

In der typischen „mediterranen" oder „asiatischen" Küche finden Sie viele Anregungen!
Im Internet gibt es gute Rezepte unter „Chefkoch.de" und „Eat smarter".

Faustregel für die Eiweißzufuhr ist: 20 g Eiweiß pro Mahlzeit, enthalten in 100 g Fleisch oder Fisch oder 150 g Magerquark.

Faustregel für die Fette: Pro Mahlzeit 15 g bis 20 g Gesamtfett, z. B. enthalten in 3 TL Öl oder 3 EL Sahne oder 20 g Butter oder 2 Eiern (Gewichtsklasse 4).

PRAXISTIPP:

Essen Sie, wann immer es geht, Lebensmittel mit hoher Nährstoffdichte (und gleichzeitig geringer Energiedichte)!

Besonders günstig sind pflanzliche Lebensmittel, besonders Gemüse, Obst, Salat, Samen, Saaten, Nüsse und in der richtigen Menge auch Vollkorngetreideprodukte, besonders Haferflocken, Haferkleie, Hirse(flocken) sowie Amaranth und Quinoa.

Die moderne Wissenschaft hat ermittelt, dass wir täglich 2 kg frisches Gemüse, Salate und Obst bräuchten, um unseren Bedarf an Schutzstoffen (Antioxidantien etc.) zu decken.

PRAXISTIPP:

Essen Sie täglich mindestens fünf Portionen Gemüse, Salate und Obst aus biologischer Produktion, in den Ampelfarben „Rot-Gelb-Grün", bevorzugen Sie Regionales und Saisonales. Essen Sie „bunt"!

Zum Fetteinsparen Pfanne mit 1 TL Öl auspinseln (Öl nie aus der Flasche über das Essen oder in die Pfanne gießen!), Sprühflasche fürs Salatdressing verwenden, Milchprodukte und Käse als fettreduzierte Variante kaufen, Butter durch Quark ersetzen, Sahne durch Sauerrahm ersetzen, Braten und Garen bei Niedertemperatur, Dünsten und Dämpfen braucht wenig Fett und schont die Vitamine!

Welches Fett verwenden? Der Goldstandard heutzutage ist Rapsöl, das es in sehr guter Qualität (ohne Gentechnik, kaltgepresst) im Vollsortiment-Supermarkt gibt – mit und ohne Buttergeschmack. Letzteres kann sogar, aufs Vollkornbrot gepinselt oder geträufelt, Butter ersetzen.

Rapsöl hat einen Rauchpunkt bei 200° C, kann also problemlos auch zum Braten verwendet werden. Die Fettsäuren-Zusammensetzung ist eine ideale Mischung aus der einfach ungesättigten Ölsäure und mehrfach ungesättigten Fettsäuren (Omega 3 und Omega 6).

An der Faustregel 3 TL pro Mahlzeit ändert das nichts.

Omega-3-Fettsäuren sind in unserer Ernährung eher knapp; sie sind aber besonders wertvoll für unsere Gesundheit – und Schönheit – und sollten daher nicht zu kurz kommen.

Gute Lieferanten für Omega-3-Fettsäuren sind – neben Rapsöl – vor allem Lein- und Walnussöl (nur kalt verwenden!) und die Fettfische Thunfisch, Hering, Makrele und Lachs.

Gönnen Sie sich ruhig mindestens einmal pro Woche eine Portion fetten Fisch!

KOHLENHYDRAT-TABELLE

Lebensmittel	**Kohlenhydrate in g**			
	40	**50**	**60**	**70**
Vollkornsemmeln	90 g	115 g	135 g	160 g
Vollkornbrot	110 g	135 g	160 g	190 g
Weizensemmeln	80 g	100 g	115 g	135 g
Haferflocken	70 g	90 g	105 g	125 g
Nudeln (Vollkorn) roh	70 g	85 g	100 g	115 g
(Natur-) Reis roh	55 g	70 g	80 g	95 g
(Pell-) Kartoffeln	270 g	335 g	400 g	470 g

Aus der Tabelle entnehmen Sie, wie viel Gramm eines Lebensmittels Ihnen wie viel Gramm Kohlenhydrate liefert. Z. B. bringt Ihnen eine Scheibe Vollkornbrot – mit 110 g Gewicht – 40 g Kohlenhydrate.

Besonders in der Powerphase (Woche 1 bis 4) ist es wichtig, dass Sie 1. kohlenhydratreiche Lebensmittel nur morgens genießen und 2. eher sparsam mit den Kohlenhydraten umgehen.
Ihre Körpergröße und Ihr Hungergefühl bzw. die Sättigung spielen natürlich auch eine Rolle.
Sind Sie 160 cm groß oder kleiner sollten Sie mit 40-50 g Kohlenhydrate zum Frühstück auskommen. Sind Sie 170 cm oder größer orientieren Sie sich an einer Zufuhr von 60-70 g.
Essen Sie kohlenhydratreiche Lebensmittel NIE zwischendurch, da sonst die Fettverbrennung blockiert wird.

In der Übergangsphase (Woche 5 bis 8) werden Sie eine reduzierte Menge kohlenhydratreicher Lebensmittel auch mittags essen können.

In der Zielphase (Woche 9 und 10) entscheiden Ihre Wünsche und das bis dahin erreichte Gewicht über das Vorgehen.

Streben Sie eine weitere Gewichtsreduktion an, sollten Sie die „Übergangsphase" verlängern. Sind Sie bereits an Ihrem persönlichen Ziel angekommen, essen Sie von nun an kohlenhydratreiche Lebensmittel auch abends.

Um den Erfolg nicht zu gefährden, sollten Sie behutsam vorgehen und eine Menge von 40 g Kohlenhydrate zunächst nicht überschreiten.

Ziel für die Haltephase (ab Woche 10 bis „x") ist, dass Sie mit einer ausgewogenen Mischkost, die pro Mahlzeit im Schnitt 60 g Kohlenhydrate enthält, Ihr Gewicht stabilisieren, d. h. auch langfristig halten können. (Faktoren wie Körpergröße, Alter, Muskelmasse, Grundumsatz, Aktivitätslevel etc. spielen natürlich weiterhin eine Rolle.)

FETTAUSTAUSCH-TABELLE		
Pro Portion	**Lebensmittel**	**Fettgehalt (in g)**
Milch und Milchprodukte		
1 Glas 0,2 l	Vollmilch (3,5 %)	7
1 Glas 0,2 l	Fettarme Milch (1,5 %)	3
100 g	Speisequark (40 % F. i. Tr.)	11
100 g	Speisequark (10 % F. i. Tr.)	2
1 EL	Schlagsahne 30 %	8
1 EL	Saure Sahne 10 %	2
1 Scheibe 30 g	Gouda 45 % F. i. Tr.	5
1 Scheibe 30 g	Gouda 30 % F. i. Tr.	2
Fleisch und Wurst		
125 g	Schweinekamm	17
125 g	Schweinefilet	3
125 g	Ente	21
125 g	Pute	1
30 g	Salami	9
30 g	Kochschinken	1

Brot und Backwaren		
1	Croissant	25
1 Scheibe	Vollkornbrot	1
Beilagen am Beispiel der Kartoffel		
1 Portion 200 g	Bratkartoffeln	16
1 Portion 200 g	Pell-/Salzkartoffeln	0
Summe		119

Alle grün hinterlegten Lebensmittel stellen eine gute, fettärmere Alternative dar – bei gleicher Verzehrmenge!

Das heißt, dass Sie bei cleverer Auswahl im Grunde auf nichts verzichten müssen, aber über den Tag gesehen jede Menge Energie einsparen und damit die Fettverbrennung in Gang bringen können.

Alle oben genannten Lebensmittel könnten Sie an einem Tag verzehren. Entscheiden Sie sich jeweils für die fettreduzierte Variante – „grün" – haben Sie an einem Tag 104 g Fett – das entspricht einer Energiemenge von über 900 kcal oder ca. 2 Mahlzeiten – eingespart.

Ein „Muster-Tagesplan"

So könnte Ihr Tag aussehen:

Morgens

	Eiweiß	Kohlenhydrate
1 Glas Buttermilch 0,2 l	7 g	8 g
150 g Joghurt 1,5 %	5 g	7 g
125 g Quark 20 %	10 g	7 g
1 Ei	8 g	-
50 g Haferflocken	5 g	30 g
Zwischensumme	35 g	52 g

Mittags

	Eiweiß	Kohlenhydrate
125 g Kalbsfilet/150 g Heilbutt	25 g/30 g	-
200 g Brokkoli	7 g	5 g
Kopfsalat 100 g	2 g	2 g
Zwischensumme	34 g/39 g	7 g

Abends

	Eiweiß	Kohlenhydrate
200 g Putenbrustfilet	40 g	-
100 g Kopfsalat	2 g	2 g
Zwischensumme	42 g	2 g
Gesamt	111 g/116 g	61 g

Diesen Mustertagesplan variieren Sie beliebig! Sie verwenden unterschiedliche Fleischsorten, essen sich quer durch den Gemüsegarten (Alle Gemüse- und Salat-Sorten sind günstig! Auf die Menge brauchen Sie bei Salaten und Gemüse NICHT zu achten, wenn Sie für die Zubereitung nur 2-3 TL Öl verwenden.)

An den „vegetarischen" Tagen nutzen Sie Hülsenfrüchte, Tofu und Quark, Nüsse, Samen und Vollkorngetreide – auch Amaranth und Quinoa – als Eiweißquellen.

Wenn Sie mittags und abends in der Powerphase (die ersten 4 Wochen) auf die klassischen Beilagen – Brot, Reis, Nudeln, Kartoffeln – verzichten, kommt die Fettverbrennung gut in Schwung.

In der Übergangsphase – die Wochen 5 bis 8 – gönnen Sie sich mittags entweder eine kleine Beilage (siehe auch Kohlenhydrat-Tabelle – z. B. 20-30 g Kohlenhydrate) oder eine entsprechende Menge Obst als Dessert (20-30 g Kohlenhydrate sind z. B. enthalten in 150 g Ananas, 2 mittelgroßen Äpfeln, 1 Banane, 200 g Heidelbeeren, 200 g Kirschen, 4-5 Mandarinen).

8.2.8 Ihr persönliches „Strickmuster“

Jeder Mensch ist ein einzigartiges Individuum. Daher hat auch das Übergewicht jedes Einzelnen andere Gründe und Ursachen.
Einige Hauptauslöser sollten Sie sich bewusst machen, damit Sie gezielt gegensteuern können.
Haben Sie heute schon etwas gegessen? Warum?
Weil Sie Hunger hatten? Oder vielleicht nur Appetit – oder Langweile, Kummer, Frust oder aus Gewohnheit oder ... – Es gibt viele Gründe.

In der Ernährungspsychologie spricht man von den „Regulationsebenen des Essverhaltens".

Die wichtigsten sind:

- Hunger – Appetit
- Sättigung
- Mahlzeitenrhythmus
- Auswahl und Menge der verzehrten Lebensmittel
- Freude – Kummer – Frust – Stress
- Gewohnheiten – Automatismen
- Bewegung – Sport
- Soziales Umfeld – kulturelle Prägung – Urlaub – Essen in Gemeinschaft, bei Einladungen usw.

Jeder dieser Faktoren beeinflusst täglich das, was wir essen, warum wir essen, wie viel wir essen.

Für eine erfolgreiche Gewichtsreduktion ist der Mahlzeitenrhythmus am wichtigsten.

Essen Sie dreimal am Tag! Essen Sie KEINE Zwischenmahlzeiten! Auch keine Kleinigkeiten, wie Kaugummi, Kekse, Gummibären – oder „Gesundes" wie Obst.

PRAXISTIPP:

Essen Sie drei Mahlzeiten täglich, Frühstück, Mittagessen, Abendessen, essen Sie NICHTS dazwischen.

Trinken Sie ausschließlich Wasser – am besten stilles Mineralwasser (mit reichlich Hydrogencarbonat, Magnesium und Calcium).

„Der kleine Hunger zwischendurch ist (meist) ein Durst!"

Wassertrinken fördert die Fettverbrennung! Wasser ist ein echter „Fatburner" und unser wichtigstes Lebensmittel, da wir zu über 70 % aus Wasser bestehen.

8.2.9 Los geht's! – Die Powerphase – Woche 1 bis 4

Ihre ersten vier Wochen sind die „Powerphase". Gehen Sie bitte bevor Sie starten nochmals alle PRAXISTIPPS der Abschnitte 1 bis 8 durch.
Sie sind hochmotiviert auf Ihr Ziel fokussiert, haben sich mit reichlich Mineralwasser, Gemüse, Obst und Salaten etc. bevorratet, Kekse, Chips und Bier im Keller versteckt oder an die Nachbarn verschenkt und sind bereit, nur dreimal am Tag zu essen.
Dann kann es jetzt losgehen.
Die ersten vier Wochen sind die „Low-Carb"-Wochen; Sie werden also nur relativ wenige Kohlenhydrate zu sich nehmen.

Was sind Kohlenhydrate und in welchen Lebensmitteln sind sie enthalten?
Kohlenhydrate ist eine Sammelbezeichnung für alle Zuckerarten und Zuckerverbindungen, also Traubenzucker (Glucose), Fruchtzucker (Fruktose), Milchzucker, Haushaltszucker usw. und Stärke, die sogenannten *Polysaccharide*.
Kohlenhydrate sind enthalten in:
Haushaltszucker, Limonaden, Säften, Obst, Brot, Reis, Nudeln, Kartoffeln, Haferflocken etc.
Verzichten Sie weitgehend auf freien Zucker, wie Haushaltszucker, Traubenzucker etc.
Falls Sie Tee oder Kaffee süßen möchten, verwenden Sie Süßstoffe oder besser Stevia.

Auf die klassischen Beilagen – Reis, Nudeln, Kartoffeln – sollten Sie nun für vier Wochen verzichten. Damit das Gehirn und Ihr Nervenkostüm ausreichend mit nötigem Brennstoff versorgt sind, gibt es die Kohlenhydrate zum Frühstück.

Sparen Sie beim Brot! Versuchen Sie sich morgens mit einem Haferflockenmüsli anzufreunden. Haferflocken enthalten so gut wie keinen Zucker, dafür einen mit 14 g pro 100 g hohen Eiweißanteil, 11 g Ballaststoffe und wertvolle Mikronährstoffe (Vitamin B1, Magnesium, Eisen, Zink etc.). Die Ballaststoffe sind wichtig für die Darmflora und die Darmmotilität.

Aber Augen auf beim Einkauf: Viele Fertigmüslis enthalten Zucker, übermäßig viele Rosinen (Zucker!), zu viel Fett („Crunch", Kokosflocken, Schokoflocken) – oder andere weniger günstige Zutaten. Kaufen Sie ganz normale Haferflocken (kernige oder Feinblatt – je nach Geschmack) und mischen Sie sich je nach Geschmack und Bedürfnis Ihr eigenes Müsli mit Dinkelflocken, Hirseflocken (geöffnete Packung unbedingt im Kühlschrank aufbewahren!) – Leinsamen, Walnüssen, Haselnüssen (10 Kerne), Sesam (1-2 TL), Kürbiskernen, Chiasamen, Trockenobst (z. B. ungeschwefelte getrocknete Aprikosen – 1-2 Stück) oder frischem Obst.

Faustregel: 5 leicht gehäufte EL Haferflocken ergeben ca. 50 g und entsprechen 25-30 g Kohlenhydrate. Dazu geben Sie 20 g Haferkleieflocken (3 leicht gehäufte EL liefern 8 g Kohlenhydrate) und ein Stück Obst (einen klein geschnittenen Apfel oder Birne oder Nektarine oder eine Handvoll Beeren, liefert ca. 15 g Kohlenhydrate).

Das Müsli können Sie am Vorabend einweichen (falls Sie grobe Haferflocken verwenden) oder einfach kurz vor dem Frühstück mit 1,5 % Milch übergießen; sehr bekömmlich ist ungesüßter Haferdrink (hat per se eine leichte Süße) oder Reismilch.
Haferdrink enthält in 100 ml 6 g Kohlenhydrate, Milch in 100 ml 4,9 g Kohlenhydrate.

Addieren wir nun die geführte Menge an Kohlenhydraten, kommen wir aufgerundet auf 60 g.
Das ist ideal für eine Mahlzeit. Das heißt, dass Sie dieses Frühstück auch in den anderen Phasen beibehalten sollen. Sie variieren die Flüssigkeiten, die einzelnen Getreidebestandteile, die Obstsorten, die Saaten und Nüsse. Je nach Jahreszeit können Sie verschiedene Gewürze oder Kräuter einsetzen, z. B. frische Minzblätter im Sommer oder Zimt und Kardamom im Winter.
Der Eiweißgehalt Ihres Müslis liegt bei 13 g mit Haferdrink und 16 g mit Milch.

Eine Eiweißzufuhr von 20-25 g pro Mahlzeit ist wünschenswert und hilfreich, um ein gutes Sättigungsgefühl zu erreichen und Ihre Muskulatur zu erhalten.

100 g Magerquark liefern noch 13 g Eiweiß; Sie können den Quark einfach so löffeln (Es gibt „Magerquark-Creme", die eine sehr schöne Konsistenz hat; sollte Ihnen der Quark zu fest sein, schlagen Sie ihn mit etwas Sprudelwasser auf; Geschmackszutaten sind erlaubt, zusätzlicher Zucker nicht. Sie können den Quark auch unter das Müsli rühren.)

PRAXISTIPP:

Meiden Sie Früchtetees, da aus den getrockneten Früchten Zucker freigesetzt wird.

Größere Mengen Kaffee können das Hungergefühl verstärken und zu einem Überschuss an Magensäure führen. Trinken Sie besser Tee! Schwarzer oder besonders grüner Tee enthalten Stoffe, die die Fettverbrennung anregen!

Genießen Sie Ihre Mahlzeiten! Essen Sie langsam und mit allen Sinnen!

Genießen Sie den Anblick einer appetitlich auf dem Teller angerichteten Mahlzeit, riechen Sie den Duft, der Ihnen in die Nase steigt, schmecken Sie, indem Sie langsam und genüsslich kauen – jeden Bissen zehnmal! Und dann erst schlucken.

Alle Zutaten finden Sie in Supermärkten, die ein Vollsortiment anbieten oder im Bio-Supermarkt. Kaufen Sie möglichst Bio-Qualität, besonders bei Obst und Gemüse.

Verwenden Sie reichlich frische Kräuter, die zusätzlich Vitamine und Mineralstoffe liefern. Zitrone (Saft oder geriebene Schale bzw. Zesten) und Ingwer (klein gewürfelt) heben das Aroma vieler Speisen und fördern die Verdauung.

Für ein Bircher-Müsli brauchen Sie

- 5 EL grobe Haferflocken – mit der doppelten Menge Wasser über Nacht einweichen und kühl stellen
- den Saft einer ½ Bio-Zitrone
- 1 EL süße Sahne
- 1 Apfel mit Schale – grob reiben und untermischen
- 5 gehackte Nusskerne (Hasel- oder Walnuss, Mandeln) – darüberstreuen

Was machen die Brot-Fans? Sie sollten unbedingt Vollkornbrot kaufen und auf Weißmehlprodukte verzichten.

Eine Scheibe Vollkornbrot à 45 g liefert in etwa 20 g Kohlenhydrate; Sie können also 3 Scheiben Brot essen – vorausgesetzt Sie benötigen keine Marmelade oder Honig – oder Sie essen 2 Scheiben und haben noch „Luft" für 2 TL Marmelade und 1 Stück Obst.

Weitere Informationen finden Sie in der **Kohlenhydrat-Tabelle**.

Was die Zusammensetzung der Mahlzeiten angeht, können Sie sich am „Muster-Tagesplan" orientieren; dieser enthält wenig Kohlenhydrate, dafür überdurchschnittlich viel Eiweiß. Dies werden Sie nicht täglich erreichen, vor allem an den „fleischlosen" Tagen wird die Eiweißzufuhr tendenziell darunterliegen.

Der Muster-Plan zeigt Ihnen, was sie beherzt essen können, um erfolgreich abzunehmen, ohne zu hungern und Ihre Muskulatur zu erhalten.

8.2.10 Die Übergangsphase – Woche 5 bis 8

Ihr Frühstück behalten Sie bei wie in der Powerphase. Nach einem Abstand von 4-6 h (dieser ist wichtig für die Fettverbrennung) essen Sie Ihr Mittagessen, das wieder aus einem „Eiweiß-Lieferanten" (Fisch, Fleisch) besteht (Menge 100-150 g), reichlich Gemüse und/oder Salate; als Koch- und Bratfett verwenden Sie 2-3 TL Rapsöl (alternativ für die kalte Küche Olivenöl, Walnussöl). Nun ergänzen Sie Ihre Mahlzeit mit einer kleinen Menge Kohlenhydrate: 40 bis maximal 50 g – in Form einer Beilage (siehe Kohlenhydrat-Tabelle) oder einem Obst-Dessert oder Smoothies (Faustregel: 1 Stück Obst –„was in eine Hand passt" – oder zwei Hände voll Beerenobst).

8.2.11 Die Zielphase – Woche 9 und 10

Ihre persönlichen Wünsche bzw. Ihr Ziel und das bis hierher erreichte Gewicht entscheiden jetzt über das weitere Vorgehen.

Haben Sie Ihr Ziel erreicht? Dann genießen Sie eine kleine Menge Kohlenhydrate auch abends. Beginnen Sie wieder mit 40 bis maximal 50 g. Bevorzugen Sie Vollkorngetreide, Hülsenfrüchte oder Kartoffeln; Obst am Abend ist am wenigsten zu empfehlen, da der Zuckergehalt relativ hoch ist und der Stoffwechsel (Insulin-Ausschüttung) eher ungünstig beeinflusst wird.

Haben Sie Ihr Ziel noch nicht ganz erreicht oder haben Sie neue Ziele definiert oder so viel Spaß an der Gewichtsreduktion bekommen, dass Sie noch weitermachen möchten?

Dann können Sie die Übergangsphase fortsetzen. – Drei Tage vor der Hochzeit sollten Sie jedoch in die Zielphase mit dreimal täglich Kohlenhydrat-Zufuhr umswitchen.

Der Tag wird anstrengend werden und vermutlich werden Sie auch das ein oder andere „Gläschen" trinken und dann ist es ratsam, den Körper vorher wieder an das „Mehr" an Kohlenhydrate zu gewöhnen.

8.2.12 Die Haltephase – Woche 10 + x

Sie haben viel gelernt und viel gearbeitet – und Sie sind erfolgreich dabei!
Herzlichen Glückwunsch!
Es wäre doch schade, wenn das Erreichte nun schnell wieder „einschmelzen" würde.
Und das wird es, da es unmöglich ist, in nur 10 Wochen langjährig eingeübte und gelernte Verhaltensweisen zu ändern.
Bleiben Sie am Ball! Sie können jederzeit wieder in die Übergangsphase wechseln – oder zum Gewichthalten in die Zielphase.
Die Powerphase sollten Sie nicht über einen längeren Zeitraum einhalten oder in kurzen Abständen wiederholen, da sich sonst der Stoffwechsel an die reduzierte Kohlenhydrat-Zufuhr gewöhnt und der Effekt verpufft.

In der Haltephase gilt weiterhin das Drei-Mahlzeiten-Prinzip!
Sie sollten nun aber auch an die anderen Regulative des Essverhaltens (siehe Abschnitt 8.2.8) denken und Ebene für Ebene nacheinander bearbeiten.
Dazu empfehle ich Ihnen ein geeignetes Ernährungs-Coaching in der Art, wie es in meinen Kursen seit über 15 Jahren erfolgreich vermittelt wird.

Für alle, die nun Lust bekommen haben, sich weiter in die Materie zu vertiefen, empfehle ich fürs erste eine Nährwert-Tabelle (z. B. aus dem Umschau-Verlag „Kalorien mundgerecht") in Buchform. Darin können Sie den Nährstoffgehalt aller üblichen Lebensmittel – getrennt nach Eiweiß-, Kohlenhydrat- und Fettgehalt pro Portion oder pro 100 g, Ballaststoff- und Energiemenge – für alle Lebensmittelgruppen nachschlagen.

Ansonsten finden Sie im nächsten Kapitel eine Liste mit Rezeptideen, gegliedert nach Jahreszeit, für kohlenhydratarme Gerichte. Je nach Bedarf fügen Sie Ihre Wunsch-Beilage gegebenenfalls hinzu.

Auf jeden Fall wünsche ich Ihnen von Herzen, dass das, was Sie für den „schönsten Tag Ihres Lebens" auf sich genommen haben, ein dauerhafter Erfolg wird!

Ihre Dr. Gabriele Anderl

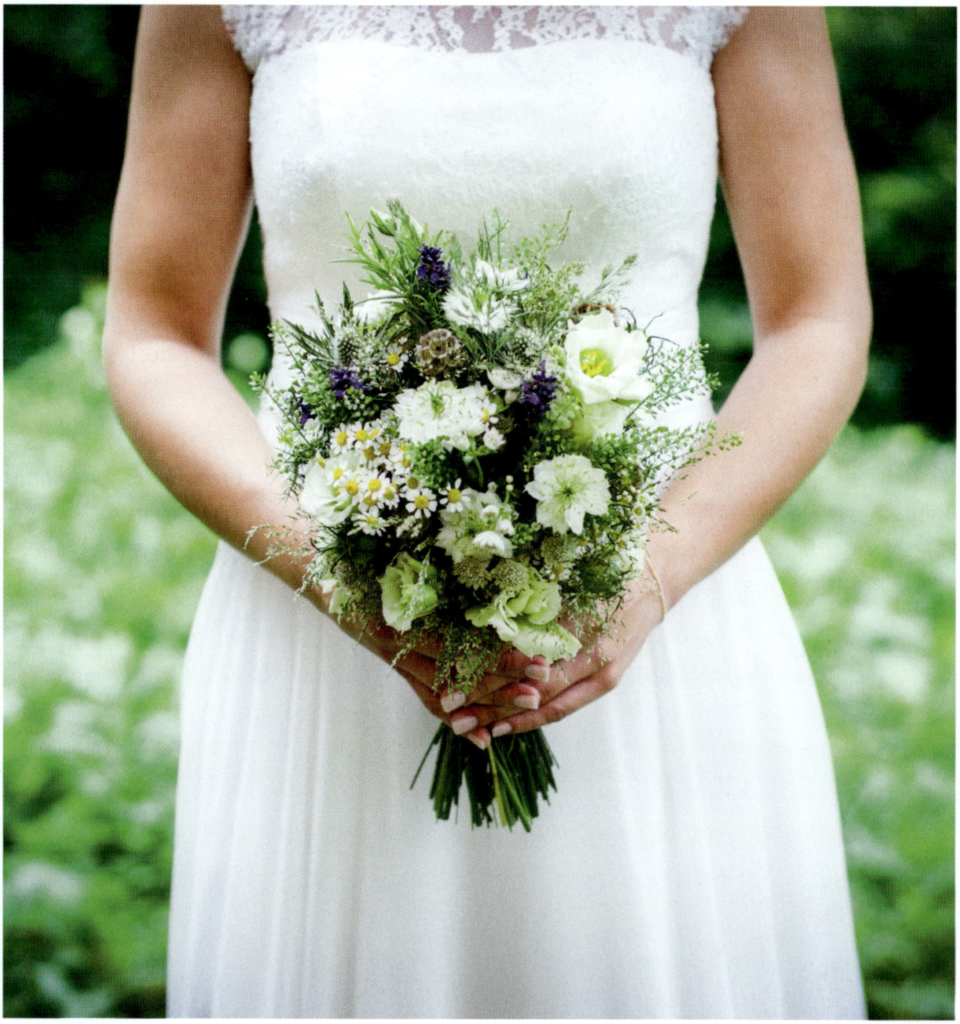

9 MICHAELS LIEBLINGSREZEPTE

9 Michaels Lieblingsrezepte

Dr. Gabriele Anderl hat essenzielle Bestandteile einer zielführenden Ernährung aufgeführt. Sehr häufig werde ich persönlich gefragt, was ich am liebsten esse.
Daher führe ich Ihnen hier sehr gerne meine „Top 3"-Lieblingsrezepte für jede Jahreszeit auf.

Die Mengenangaben in den Rezepten sind für jeweils eine Portion ausgelegt. Wollen Sie auch für Ihren baldigen Ehepartner kochen: einfach die Menge verdoppeln.

1

MANGO-ROTKOHLSALAT NACH ASIA-ART

Winter

Zutaten:

- 175 g Rotkohl
- ½ TL Honig
- 125 g Zwiebeln
- ¼ EL Zitronensaft
- ½ EL Erdnussbutter
- 1 EL Öl
- 100 g Mango
- Koriandergrün
- ¼ EL gerösteter Sesam
- Salz und Pfeffer

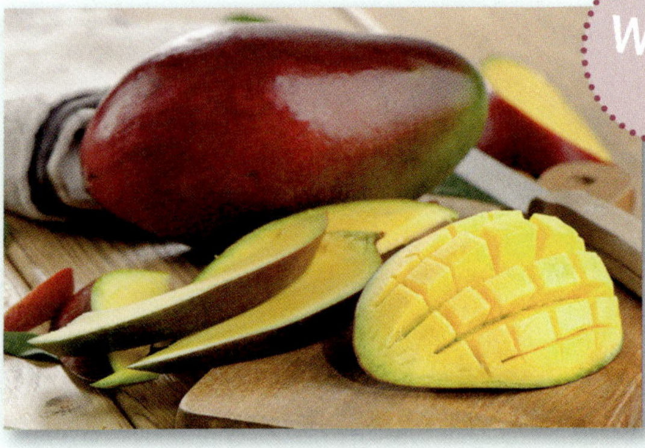

Zubereitung:

1. Rotkohl waschen und vierteln. Den Strunk entfernen und den Kohl in möglichst feine Streifen schneiden. In einer Schüssel mit einer Prise Salz, Honig und etwas Pfeffer vermengen und eine Minute durchmengen.
2. Nun die Zwiebeln in feine Streifen schneiden und zum Kohl geben. In einer zweiten Schüssel Zitronensaft, Erdnussbutter und Öl verrühren. Über den Kohl geben und gut mischen.
3. Mango schälen und in Scheiben schneiden. Anschließend in dünne Streifen schneiden und zum Kohl geben. Etwas Koriandergrün grob hacken und unter den Kohl mengen.
4. Den Salat 10 min ziehen lassen, erneut abschmecken und mit geröstetem Sesam bestreuen.
   Dazu schmecken auch gebratene Garnelen oder Putenstreifen.

2

ENTENBRUST AUF GLASNUDELN

Winter

Zutaten:

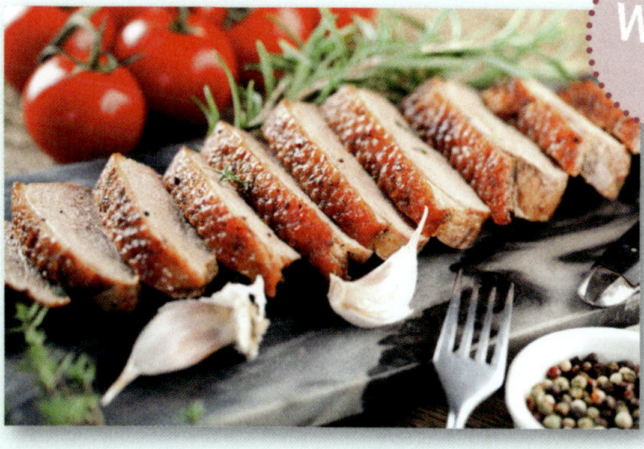

- 37,5 g Glasnudeln
- ½ Entenbrustfilet (ca. 250 g)
- Salz
- Pfeffer
- ½ Mini-Salatgurke
- ½ rote Zwiebel
- ½ Limette
- ½ EL Thai-Fischsoße
- ½ EL Sojasoße
- ½ TL Honig
- ½ TL Sesamöl
- 2 Stiele Thai-Basilikum oder Minze
- ½ EL Erdnusskerne

Zubereitung:

1. Glasnudeln nach Packungsanleitung zubereiten. Entenbrustfilet kalt abspülen, trocken tupfen und die Haut mit einem scharfen Messer rautenförmig dezent einritzen.
2. Nun die Entenbrust auf die Haut in eine Pfanne geben und bei mittlerer Hitze etwa 9 min knusprig braten. Danach die Entenbrust umdrehen und auf die Fleischseite legen. Pfeffern und salzen der Entenbrust nach eigenem Geschmack und anschließend noch einmal etwa 3 min braten. Fleisch aus der Pfanne nehmen, in Alufolie wickeln und ruhen lassen.
3. Glasnudeln gut abtropfen lassen, mit einer Küchenschere nach Belieben klein schneiden und in eine Schüssel geben. Gurke waschen, trocken reiben und mit einem Messer in feine Scheiben schneiden. Danach Zwiebel schälen und in feine Streifen schneiden. Beides zu den Nudeln geben.
4. Limette pressen. Limettensaft, Fischsoße, Sojassoße und Honig gut verrühren, anschließend Öl mit einem Schneebesen unterschlagen.
5. Die Soße mit den Salatzutaten mischen. Basilikum gründlich waschen, trocken schütteln, Blätter abzupfen und klein hacken. Entenbrust in Scheiben schneiden und mit dem Salat auf den Teller geben. Erdnüsse hacken und darüberstreuen.

3

POWER-BOWL MIT KICHERERBSEN - VEGETARISCH

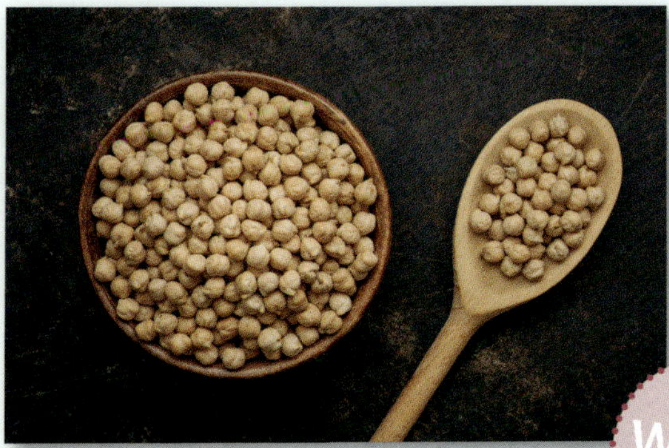

Winter

Zutaten:

- 70 g Couscous (roh)
- 50 ml Gemüsebrühe
- 1 Karotte (klein)
- 65 g Brokkoli
- 50 g Radicchio
- ¼ Salatgurke
- 75 g Endiviensalat
- 70 g Kichererbsen
- 1 EL Salatkörnermischung
- 1 EL Cranberries (getrocknet)
- 1 EL Kresse
- 1 EL Olivenöl
- Nach Belieben Salz
- Nach Belieben Pfeffer
- 2 EL Vinaigrette

Zubereitung:

1. Couscous mit heißen Wasser übergießen und 7-10 min stehen lassen. Gelegentlich umrühren.
2. Alle Zutaten waschen und nach Belieben schneiden bzw. zerkleinern. Karotte in kleine Scheiben schneiden, Brokkoli in kleine Röschen teilen, Gurke in dünne Scheiben schneiden, Radicchio in kleine Streifen schneiden.
3. Kichererbsen abtropfen lassen.
4. Etwas Olivenöl in einer Pfanne erhitzen. Zunächst braten Sie darin die Karotte und dann den Brokkoli an.
5. Nun alles in eine Schüssel geben und anrichten. Empfehlenswert: Erst den Salat und Couscous, dann die restlichen Zutaten. Danach noch Kresse und Cranberries dazugeben, das Dressing darüber geben und mit Salz und Pfeffer nach Belieben würzen.

1

SCHWEINEFILET MIT SPARGEL

Zutaten:

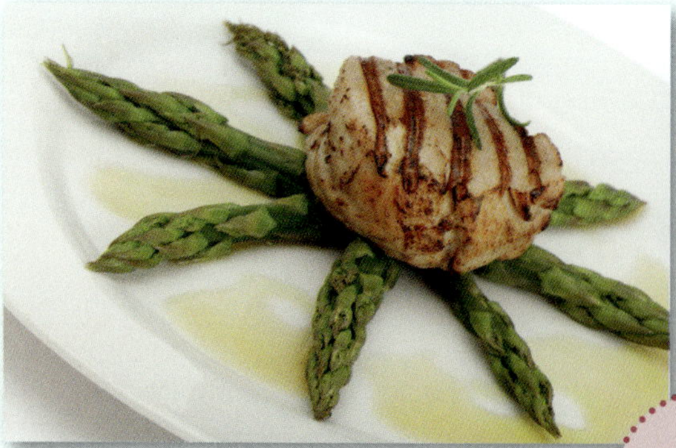

Frühjahr

- 100 g Spargel
- ¼ TL Salz
- 20 g Butter
- ½ Eigelb
- ¼ EL Sherry
- Nach Belieben Basilikum
- ¼ TL Tomatenmark
- Zitronensaft
- 1 Scheibe Schweinefilet (ca. 150 g)
- ¾ EL Öl
- Pfeffer
- Salz
- 1 Kirschtomate

Zubereitung:

1. Spargel im unteren Drittel schälen (weißer Spagel muss vollständig geschält werden), die Enden abschneiden und die Spargelstangen in kochendem Salzwasser bissfest garen. Abgießen, abtropfen lassen und warm halten.
2. Butter in einem Topf zerlassen und etwas abkühlen lassen. Danach Eigelb und Weißwein im Wasserbad schaumig rühren. Die zerlassene Butter nach und nach unter die Eimasse rühren.
3. Schweinefilet in heißem Öl braten.
4. Soße und Spargel mit Schweinefilet anrichten und mit gegrillter Kirschtomate und Basilikum verzieren.

2

SCHOLLENFILET MIT SPINAT IN SCHARFER SOßE

Frühjahr

Zutaten:

- 250 g frischer Blattspinat
- 1 rote Zwiebel (klein)
- ½ Knoblauchzehe
- 150 g Schollenfilet
- 1 EL Öl
- Nach Belieben Salz
- nach Belieben Steakpfeffer
- nach Belieben Harissa Gewürz

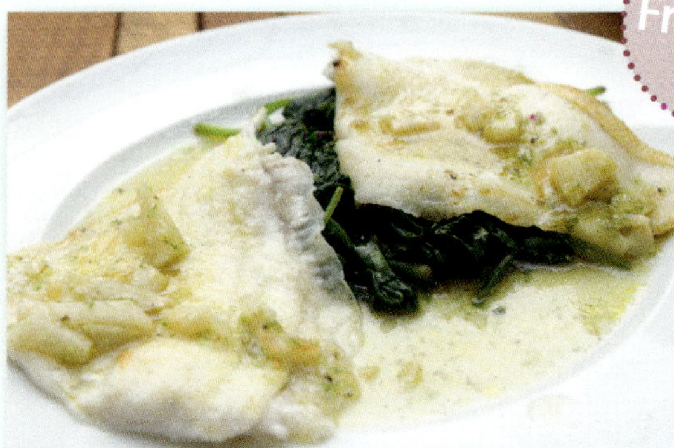

Zubereitung:

1. Spinat waschen. Stiele entfernen und die Blätter grob rupfen. Zwiebel und Knoblauch klein hacken. Danach in Öl anbraten.
2. Mit Salz und Pfeffer würzen, den Spinat zugeben und rühren.
3. Das Filet gut von beiden Seiten mit Harissa würzen und auf den Spinat legen.
4. Hitze jetzt reduzieren und den Fisch bei geschlossenem Deckel ziehen lassen.

3

VEGETARISCHE FRITTATA MIT MANGOLD UND DINKELNUDELN

Frühjahr

Zutaten:

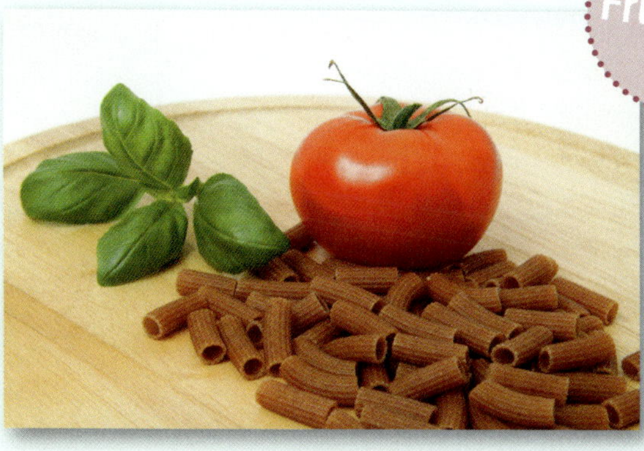

- 25-30 g Dinkelvollkornnudeln
- 150 g Mangold
- 1 EL Olivenöl
- 25 g junger Pecorino (Hartkäse aus Schafsmilch)
- 1 Ei
- etwas Meersalz
- etwas Pfeffer

Zubereitung:

1. Dinkelnudeln kochen und anschließend abkühlen lassen. Mangold waschen und abtropfen lassen. Stiele von Mangoldblättern entfernen. Stiele in feine, die Blätter in etwas breitere Streifen schneiden.
2. Das Olivenöl in einer möglichst großen Pfanne erhitzen, die Stiele hineingeben und etwa 5 min dünsten. Blätter hinzugeben, weitere 3-5 min dünsten. In der Zwischenzeit den Pecorino-Käse reiben. Die Hälfte davon mit dem Ei verrühren und nach Belieben mit Salz und Pfeffer würzen.
3. Nudeln nun mit dem Mangold vermischen, Eiermischung darübergießen und den restlichen Käse darüberstreuen. Nun legen Sie einen Deckel darauf und lassen die Frittata für etwa 15 min stocken. Fertig ist die Frittata erst dann, wenn die Eimasse fest ist. Zum Schluss nochmals kräftig Pfeffer und etwas Salz darüberstreuen.

   Persönliche Empfehlung: Um die Frittata schön goldbraun und knusprig werden zu lassen, ist es empfehlenswert, sie bei 190° für 8-10 min im Ofen zu überbacken.

1

HÄHNCHENBRUST MEDITERRAN MIT GEMÜSE

Sommer

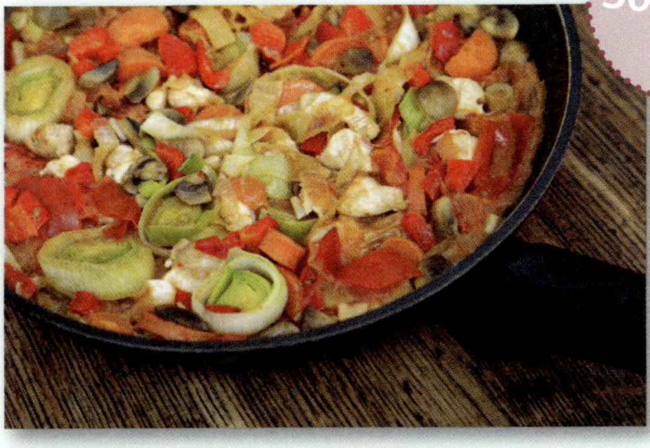

Zutaten:

- 150 g Hähnchenbrustfilet
- ½ TL Olivenöl
- 65 ml Gemüsebrühe
- ¼ mittelgroße Zwiebel
- ½ Knoblauchzehe
- ½ Paprikaschote, rot (oder 1 rote und 1 gelbe)
- 38 g Zucchini
- 25 g Karotte(n)
- 50 g frische Champignons
- 50 g saure Sahne
- ¼ Glas Rotwein, trockener (bei Kindern weglassen)
- etwas Basilikum, bestenfalls frisch
- 1 ½ Zweig/e Thymian
- n. B. Kräuter, italienische Art
- n. B. Chilischote(n), getrocknet
- n. B. Salz, Pfeffer
- n. B. Rosmarin, frisch oder getrocknet

Zubereitung:

1. Hähnchen würfeln. Das Gemüse waschen und ebenfalls in Würfel bzw. mundgerechte Stücke schneiden. Knoblauch und Zwiebel fein hacken. Die Zucchini in dünne Scheiben schneiden.
2. Das Olivenöl in einem Wok erhitzen und das gewürfelte Hähnchenfleisch (keine maximale Hitze) mit etwas Rosmarin und etwas Paprikapulver darin so lange anbraten, bis es eine bräunliche Kruste erhält. Das Fleisch danach herausnehmen.
3. Frisches Öl in den Wok (oder Topf) geben und das Gemüse hinzugeben. Alles ca. 10 min anbraten, dann mit 65 ml Gemüsebrühe ablöschen. Saure Sahne und einen Schuss Rotwein unterrühren. Das Ganze mit italienischen Kräutern, Paprikapulver, Chilischoten, Pfeffer und nur wenig Salz abschmecken.
4. Das Fleisch hinzugeben. Etwas Basilikum zugeben, die Thymianzweige darauflegen und alles mit geschlossenem Deckel auf niedriger Hitze ca. 20 min ziehen lassen. Fertig!

2

LACHS MIT SPINATSALAT UND MANGO

Sommer

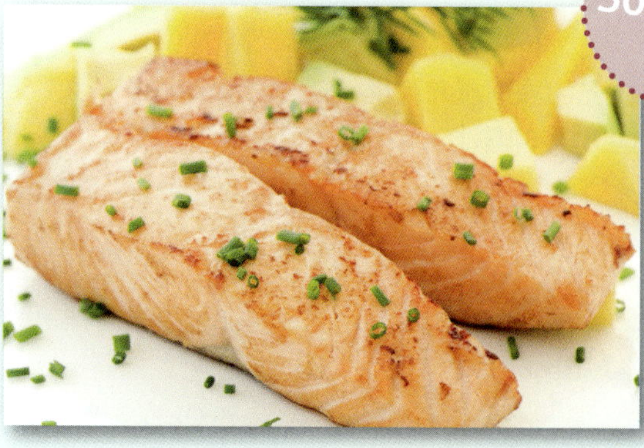

Zutaten:

- 65 g Spinat, jung
- ¼ Mango
- ½ Lachsfilet
- etwas Öl
- ¼ Zitrone
- 1 kleine Knoblauchzehe
- 10 g Butter
- ¼ Zwiebel, rot

Für das Dressing:

- 1 EL Sweet Chillisoße
- ½ EL Sojasoße
- ½ TL Fischsoße
- ½ EL Reisessig
- etwas Ingwer, gerieben
- 1 EL Sesamöl, hell

Zubereitung:

1. Etwas Öl in die Pfanne geben und erwärmen (mittlere Hitze). Dann Lachsfilet in die Pfanne (Hautseite nach oben) geben und so lange anbraten, bis die untere Seite einen leicht bräunlichen Rand erkennen lässt. Dann den Lachs vorsichtig wenden. Geben Sie nun die Butter, die Knoblauzehe und die Zitrone in die Pfanne. Die Butter kurz aufschäumen lassen und die Aromen (Zitrone, Knoblauch) wirken lassen. Nun mit einem Löffel das Lachsfilet mit den Aromen kurz übergießen.
2. Den Spinat putzen, waschen und trocken schleudern. Die Mango vom Kern trennen, schälen und das Fruchtfleisch würfeln. Das Lachsfilet mundgerecht zerteilen. Die Zwiebel schälen und in schmale Streifen schneiden. Alles auf zwei Tellern anrichten.
3. Dressing: Sweet Chillisoße, Ingwer, Sojasoße, Fischsoße sowie Reisessig verrühren, das Öl unterschlagen und abschmecken. Den Salat mit dem Dressing beträufelt servieren.

3

VEGETARISCHE OMELETT-BURGER MIT ZUCCHINI

Zutaten:

- ½ kleine Zucchini (ca. 60 g)
- 1 Stiel glatte Petersilie
- 1 Scheibe geräucherte Putenbrust (ca. 20 g)
- 1 Ei
- 1 EL Milch (1,5 % Fett)
- Salz
- Pfeffer
- 1 EL Rapsöl
- 1 Vollkornsemmel
- 1 EL Kräuterquark
- 1 Salatblatt
- 1 kleine Tomate (ca. 40 g)

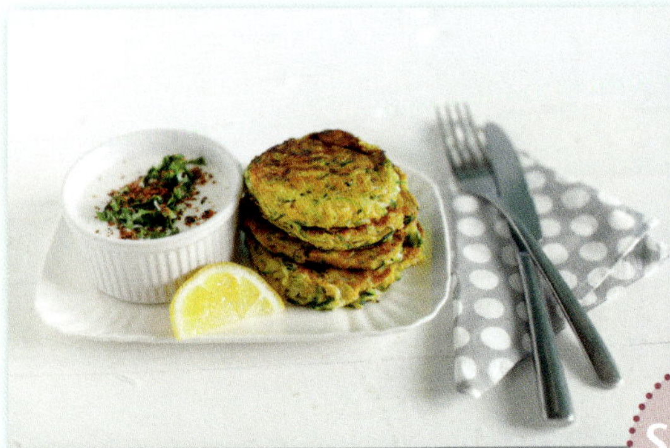

Sommer

Zubereitung:

1. Zucchini grob raspeln. Petersilie waschen und trocken schütteln, danach die Blätter abzupfen und fein hacken. Nun die Putenbrust in schmale Streifen schneiden. Ei, Milch, nach Belieben etwas Salz und Pfeffer in eine kleine Schüssel geben und mit einer Gabel verrühren. Anschließend Zucchiniraspel, Petersilie und Putenstreifen untermischen.
2. Rapsöl in einer kleinen Pfanne erhitzen und die Eimasse hineingießen. Bei kleiner Hitze in ca. 3 min auf einer Seite fest werden lassen. Omelett wenden und auch die andere Seite fest werden lassen.
3. Inzwischen Vollkornbrötchen halbieren und mit Kräuterquark bestreichen. Salatblatt waschen, trocken schütteln und die untere Brötchenhälfte damit belegen. Das Omelett daraufgeben und die überstehenden Ränder einklappen oder das Omelett einfach in der Mitte umklappen.
4. Tomate in schmale Scheiben schneiden. Tomaten auf das Omelett legen, obere Brötchenhälfte daraufsetzen und den Omelett-Burger sofort genießen.

1

RINDFLEISCH-CASHEW-PFANNE

Herbst

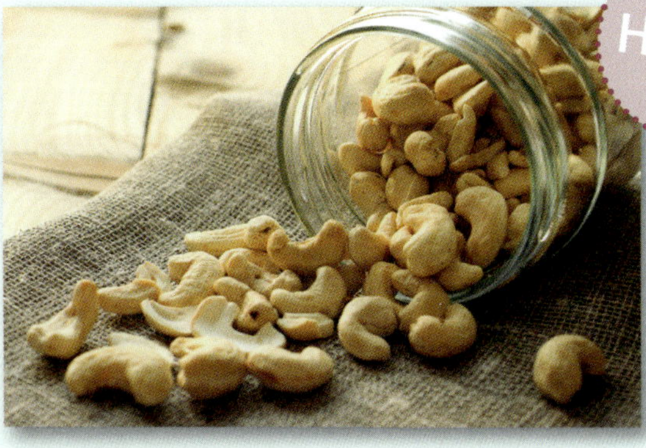

Zutaten:

- 120 g Rindfleisch
- 1 TL Olivenöl
- 25-30 g Reis
- ½ Paprika
- 1 Stange Lauch
- 1 ½ EL Sojasoße
- 20 g Cashewnüsse
- 1 kleine Prise Zucker (braun)

Zubereitung:

1. Rindfleisch diagonal in dünne Streifen schneiden und in Olivenöl anbraten.
2. Reis in Salzwasser garen.
3. Danach Paprika und Lauch in Streifen bzw. Ringe schneiden und zusammen mit allen anderen Zutaten in einer Schüssel vermischen.
4. Nun alle Zutaten zum Fleisch in die Pfanne geben und anbraten. Alle 3 min umrühren. Mit dem Reis servieren.

2

RADIESCHEN-KRABBENSALAT

Herbst

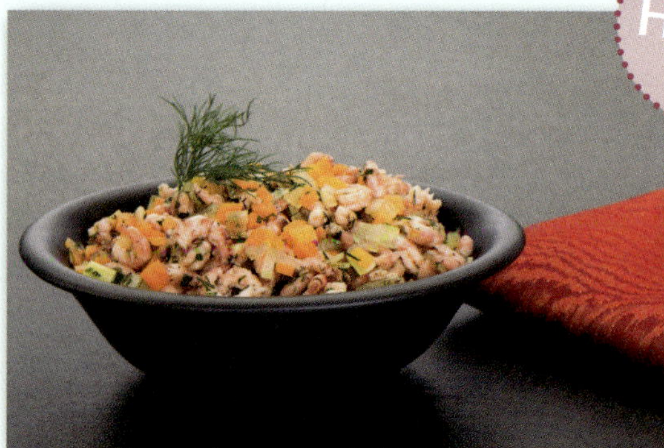

Zutaten:

- 3 Radieschen
- ½ Paprika
- ¼ Zwiebel
- ½ Stiel Dill
- 35 g Nordseekrabbenfleisch
- 1½ TL Zitronensaft
- ½ EL Olivenöl
- etwas Meersalz, Pfeffer

Zubereitung:

1. Radieschen waschen und in kleine Scheiben schneiden. Paprika waschen und in kleine Streifen schneiden.
2. Zwiebel abziehen, nach Belieben klein schneiden und Dill hacken.
3. Alles mit den Krabben in eine Schüssel geben und mit Zitronensaft und Olivenöl vermischen. Danach mit Salz und Pfeffer würzen.

3

VEGETARISCHE BROKKOLI-PFANNE ASIA-ART MIT HONIG-TOFU

Zutaten:

- 100 g Tofu
- 1 TL Honig
- 3 TL Sojasoße
- ½ Paprika (mittelgroß)
- 75 g Brokkoli
- ½ Stange Porree
- 1 EL Rapsöl
- ½ Knoblauchzehe
- 1 kleiner Spritzer Limettensaft
- etwas Salz
- etwas Pfeffer

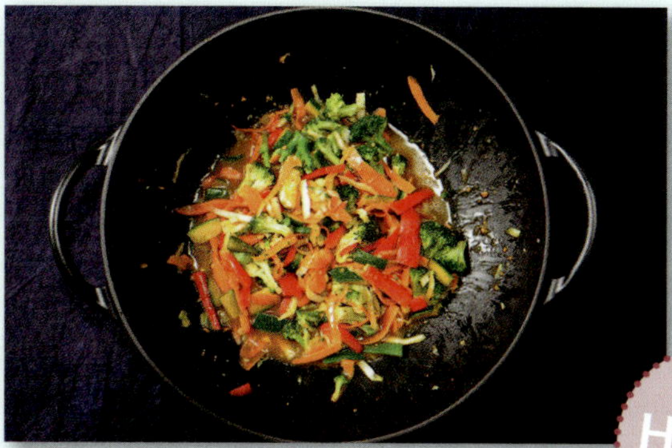

Herbst

Zubereitung:

1. Tofu in Würfel schneiden. Anschließend Honig und Sojasoße verrühren und die Würfel ca. 1 h marinieren.
2. Brokkoli in Salzwasser blanchieren. Paprika würfeln und Porree in feine Ringe schneiden. Den Tofu abtropfen lassen und die Marinade in einer Schüssel auffangen.
3. Öl in einem Wok geben und den Tofu darin knusprig-braun anbraten. Danach Tofu aus dem Wok nehmen und warm halten.
4. Das Gemüse nun in der Pfanne etwa 5 min knackig braten, danach Knoblauch dazugeben.
5. Restliche Marinade und Tofu dazugeben, mit Salz und Pfeffer würzen und Limettensaft dazugeben.

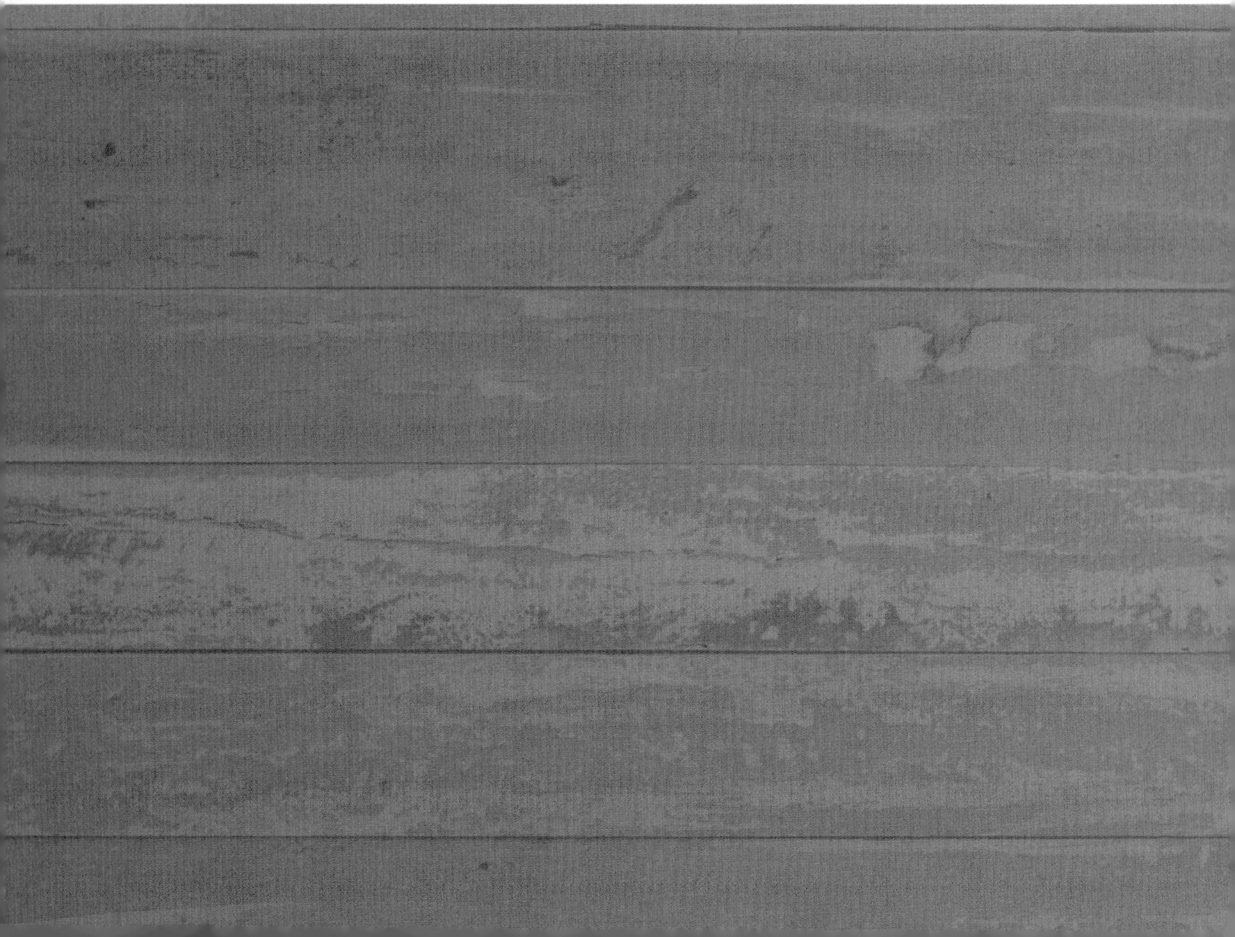

10 BEAUTY-TIPPS

BY MAKE-UP ARTIST

ANNA SCHARL

10 Beauty-Tipps

ANNA SCHARL
MAKE-UP ARTIST

Anna Scharl arbeitet seit mehr als 15 Jahren international erfolgreich als Make-up Artist. Neben ihrer Tätigkeit als Make-up Artist ist sie auch als Dozentin an diversen Make-up-Schulen tätig. Zu ihren Kunden zählt Anna Scharl große Fernsehsender, Modelabels als auch eine Vielzahl an internationalen Stars. Als ausgebildete Friseurin, Kosmetikerin und Make-up Artist ist Anna Scharl die perfekte Expertin für Beauty-Tipps für Ihren Hochzeitstag.

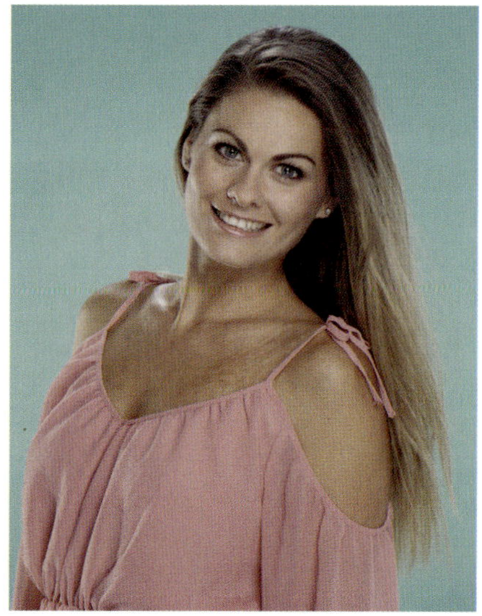

Damit die Braut am großen Tag mit tollem Make-up und Hairstyling erstrahlt, ist eine gute Vorbereitung dringend notwendig. Ich habe Ihnen einige To-dos und Tipps zusammengestellt, die ich für wichtig halte, damit man den Hochzeitstag in vollen Zügen genießen kann und den ganzen Tag blendend aussieht.

NÄGEL

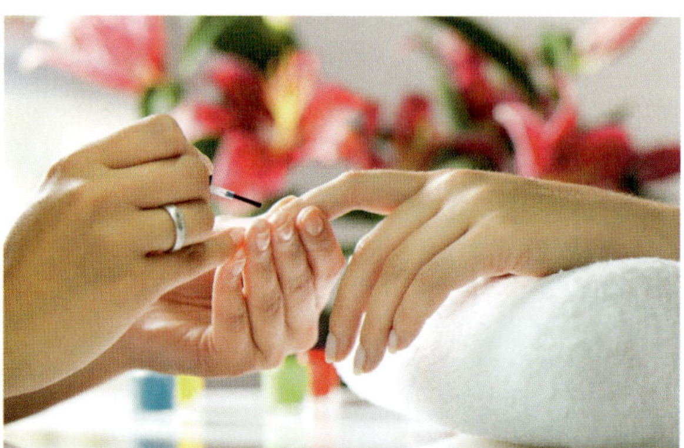

Sobald Sie verlobt sind, möchte jeder den tollen Ring sehen. Somit stehen Ihre Hände ständig im Fokus. Bereiten Sie Ihre Nägel und Hände darauf vor und halten Sie sie durch wöchentliche Maniküren schön. Das ist außerdem Ihre Chance, mit Farben zu experimentieren und Ihre Nagel-Stylistin kennenzulernen. Sie wird Ihnen mehrere Möglichkeiten vorstellen, Ihre Nägel perfekt aussehen zu lassen. So gibt es neben dem jeden bekannten Nagellack den Schellac, der doppelt so lange hält. Eine andere, noch länger anhaltende Methode ist die Modellage von Gel- oder Acrylnägeln. Der Unterschied ist, das Acrylnägel widerstandsfähiger als Gelnägel sind und auch dünner modelliert werden können aufgrund des härteren Materials.

Sollten Sie sich für offene Schuhe entscheiden, empfehle ich die Fußnägel der Farbe der Fingernägel anzupassen.

Wichtig ist auch, dass die Hornhaut an den Fersen entfernt wird, damit ein gepflegter Gesamteindruck entsteht.

BODY/HAUT

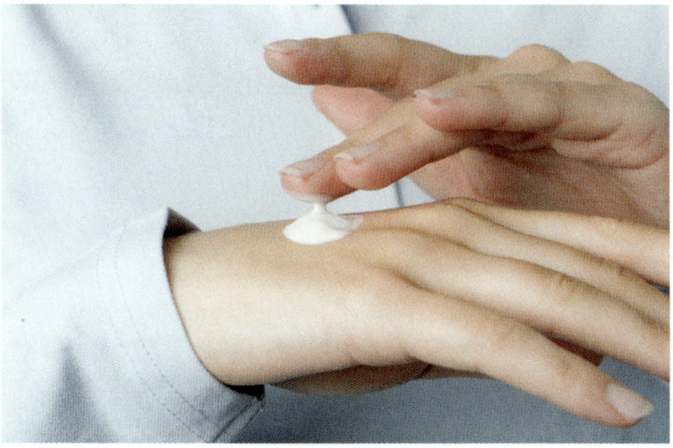

Sonnengeküsste Haut wird Ihnen ein natürliches und gesundes Strahlen verleihen. Sie können sich einen Selbstbräuner besorgen, diese gibt es als Cremes oder Spray, der stufenweise nach und nach wirkt. Die sicherere Methode sind Airbrush-Tanning-Studios, dort empfehlen Ihnen Profis passend zu Ihrem Hautton das passende Spray-Tanning, am besten einige Tage vor der Hochzeit. So bleibt genug Zeit, um Problemstellen auszugleichen, und die Farbe wirkt natürlicher. Eine Einmal-Anwendung wird ausreichen, um Sie für die Fotos leicht gebräunt wirken zu lassen. Heiraten Sie im Spätsommer, sind Sie vermutlich schon schön gebräunt von der Sonne.

Haben Sie schwer zu behandelnde Problemstellen wie trockene Ellbogen oder Knie? Ein Körperpeeling (z. B. Meersalz-Peeling) in der Dusche löst zunächst abgestorbene Hautschuppen. Danach sollten Sie die Stelle mit einer reichhaltigen Creme oder Lotion dick einreiben und sie gut einziehen lassen.

Wenn Sie sich was gönnen wollen, buchen Sie für eine schöne Haut ein Ganzkörper-Peeling in einem Studio. Probieren Sie zum Beispiel ein Zucker-Peeling für ein weiches und süß-duftendes Ergebnis.

Am Hochzeitstag selbst ist eine schimmernde Bodylotion sehr schön, sie verleiht Ihrer Haut den perfekten Glow.

ZÄHNE

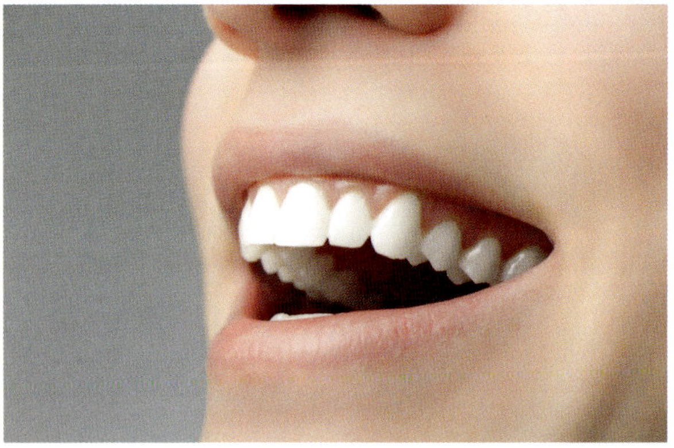

Für die Hochzeitsfotos ist ein strahlend weißes Lächeln optimal. Die meisten Zahncremes haben aufhellende Zusatzstoffe, für ein schnelleres Resultat sollten Sie eine mit speziellem White-Effekt benutzen. Eine weitere Möglichkeit sind White-Strips. Die etwas teurere, aber effektivste Methode: Lassen Sie Ihre Zähne professionell aufhellen. Bleiben Sie jedoch natürlich, denn was zu künstlich aussieht, fällt auf Bildern stark auf. Am besten die Aufhellung sechs Monate vor der Hochzeit terminieren, dann sind die Zähne am großen Tag perfekt.

MUND/LIPPEN

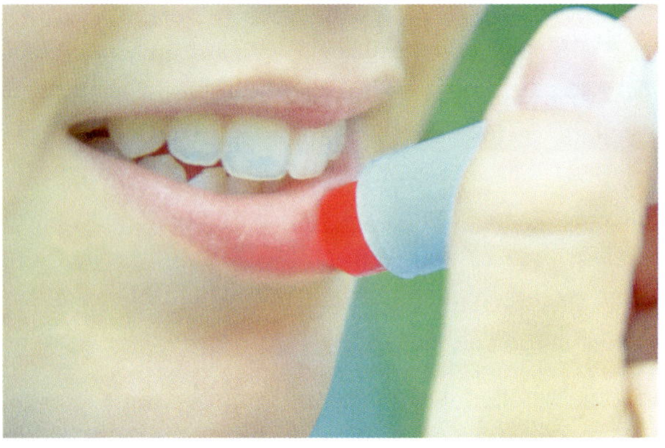

Am besten tragen Sie ein paar Tage vor dem großen Tag jeden Abend Lippenbalsam oder Vaseline auf. Um abgestorbene Haut zu entfernen, massieren Sie die Lippen mit einem feuchten Waschlappen. Um einen größeren Peeling-Effekt zu erzielen, könne Sie auch eine Zahnbürste verwenden, mit der Sie vorsichtig über Ihre Lippen gehen. An Ihrem Hochzeitstag sollten Sie sich für glänzende Lippen entscheiden. Ein matter Lippenstift wirkt zwar sehr klassisch, hält aber nicht so lange und wird ungleichmäßig. Ebenso ist er schwieriger aufzufrischen als Gloss. Tragen Sie über den Lippenstift einen Gloss auf. Es gibt aber auch schon Lippenstifte, die viel Glanz enthalten.

GESICHT/KOSMETIK

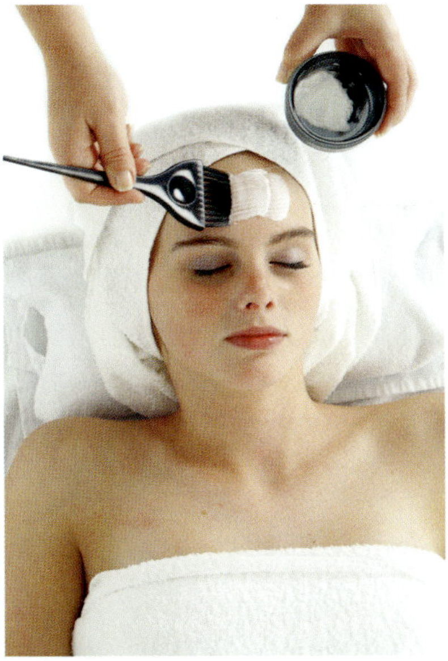

Ein schönes Feuchtigkeitsserum füllt Trockenheitsfältchen auf und lässt Ihre Haut erstrahlen. Am besten beginnen Sie damit schon einige Wochen vor der Hochzeit. Ideal ist es, wenn Sie es täglich morgens, gerne auch unters Make-up, auftragen.

Sie wollen sich etwas gönnen? Planen Sie für Ihren Braut-Glow mindesten drei Monate vor Ihrer Hochzeit monatliche Gesichtsbehandlungen ein. Sie fördern die Gesundheit der Haut, sie wird klarer und strahlender.

Hier rate ich, je nach Hautbefund, zu speziellen Beauty-Behandlungen. Angefangen bei simplen Techniken wie der hautverfeinernden Mikrodermabrasion oder etwas aufwendigeren Methoden, die müde Haut effektiv mit Wirkstoffen sättigen bzw. straffen, wie zum Beispiel Mesoporation. Diese Verfahren verbessern sofort Hautrelief und -qualität. Das Ergebnis ist eine schöne, ebenmäßige Haut, eine wunderbare Basis für das perfekte Make-up am Hochzeitstag.

Am Abend vor der Hochzeit empfehle ich eine schöne Feuchtigkeitsmaske, am besten eine, die man schon kennt, um eventuelle Unverträglichkeiten auszuschließen.

AUGENBRAUEN

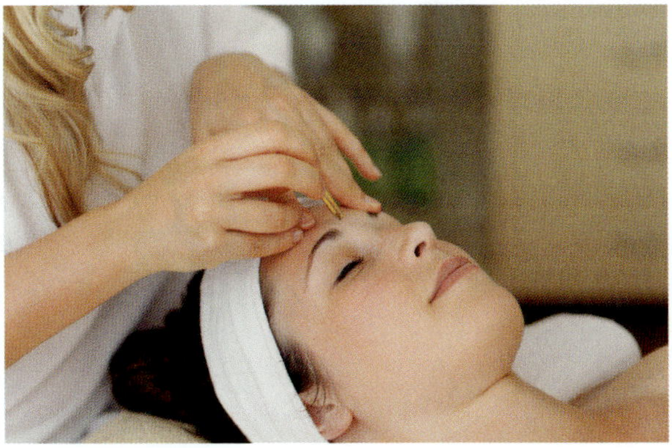

Falls Sie normalerweise selbst Ihre Brauen zupfen, nutzen Sie die Gelegenheit und lassen mal einen Profi ran. In Beauty-Salons werden Ihne neue Vorschläge gemacht, welche Form am besten zu Ihrem Gesicht passt. Wachsen ist ebenso eine Möglichkeit. Noch präziser ist die Technik mit Baumwollfäden, die schneller und schonender ist. Auch hier würde ich Ihnen raten, am besten mehrere Wochen vor dem Hochzeitstag mit dem professionellen Zupfen zu beginnen, damit das Ergebnis am großen Tag perfekt ist. Am Hochzeitstag selbst bitte nicht mehr zupfen, um unnötige Rötung im Gesicht zu vermeiden.

PROBE-MAKE-UP

Einen Probelauf sollten Sie nicht nur bei der Frisur, sondern auch beim Make-up durchführen – am besten mindestens drei Monate vor der Trauung. Dabei können Sie die Feinheiten Ihres Looks absprechen und wissen genau, wie Sie aussehen werden.

Sie wollen sich etwas gönnen? Engagieren Sie einen Fotografen für ein Make-up-Shooting. So erfahren Sie, wie das Make-up auf den Hochzeitsfotos wirken wird. Ist das Make-up auf den Bildern zu stark oder zu neutral, wiederholen Sie das Ganze mit neuem Make-up.

WIMPERN

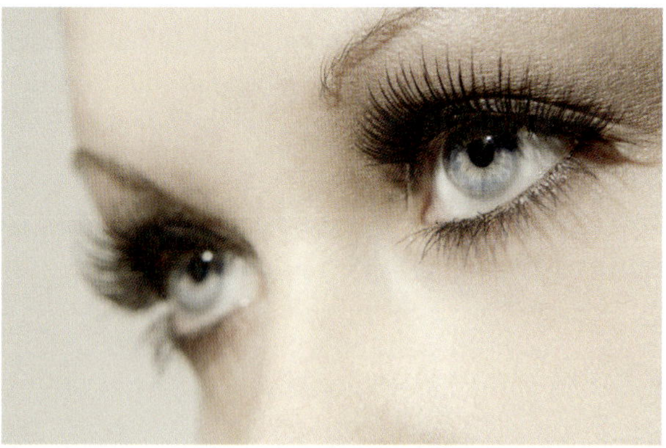

...betonen die Augen und sind in meinen Augen ein wichtiger Punkt für ein tolles Make-up-Gesamtbild. Falls Ihre zu kurz sind, helfen Sie einfach mit falschen nach. Hier gibt es mehrere Möglichkeiten.

Wenn Sie es aber nicht so auffällig wollen, dann können halbe Wimpernbänder, die nur am äußeren Augenwinkel angebracht sind, für einen romantischen Look sorgen. Mein Favorit sind geklebte Büschelwimpern, die einzeln zwischen die eigenen gesetzt werden. Der Kleber ist nicht dauerhaft und die Wimpern können durch den Make-up-Profi direkt am Hochzeitstag auf das fertige Make-up aufgesetzt werden. Sie lassen sich einfach durch Abziehen noch am gleichen Tag entfernen.

Wenn Sie eine längerfristige Lösung suchen, lassen Sie sich in einem Studio Wimpern-Extensions machen. Hier gibt es verschiedene Verfahren, die Profis im Wimpernstudio beraten Sie sehr gern. Die Applikationen halten, bis die Wimper ausfällt, eine Nachbesserung wird alle drei bis vier Wochen fällig.

HAARE

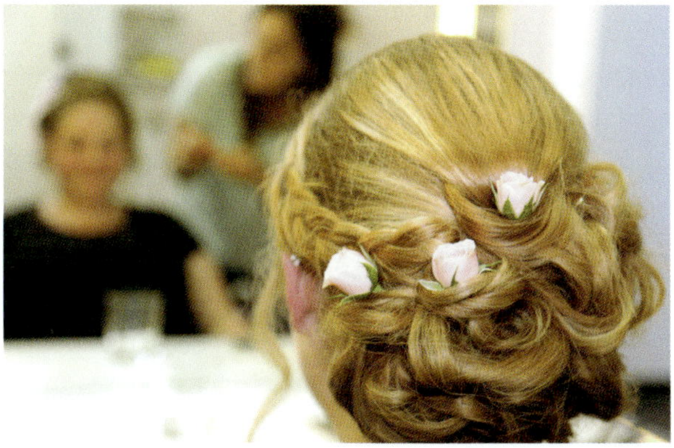

Am besten erarbeiten Sie mit Ihrem Hairstylisten einen Pflegeplan für Ihre Haare, am besten schon Monate vor der Hochzeit. Ebenso sollten Sie besprechen, wie lang Sie am Hochzeitstag Ihre Haare tragen möchten oder welche Farbe Sie sich wünschen. Sollten Sie sich für eine Hochsteckfrisur entscheiden, klären Sie ab, welche Haarlänge dafür am besten geeignet ist. Und auch hier gilt: Nicht kurz vor knapp, sondern schon einige Monate vorher.

Wie möchten Sie Ihre Haare tragen?

Wählen Sie eine Frisur, die Ihrer Persönlichkeit entspricht. Versuchen Sie nicht, am Hochzeitstag etwas speziell Ausgefallenes zu tragen, denn glauben Sie mir, wenn Sie in fünf Jahren Ihre Hochzeitsbilder ansehen, fragen Sie sich, wer die schräg aussehende Dame neben Ihrem Mann ist.

Es gibt keine Regeln oder Traditionen, nach denen man sich am Hochzeitstag richten muss. Das Wichtigste ist, dass Sie sich nicht wegen der Frisur verrückt machen und Sie sich wohlfühlen. Lieber eine lässigere Frisur auswählen als zu „frisiert".

Entscheidende Faktoren:

Ich empfehle einen Visagisten, der sich auch um Ihre Haare kümmert, so haben Sie alles aus einer Hand und im Idealfall kommt dieser auch noch zu Ihnen nach Hause oder ins Hotel an Ihrem großen Tag. So ersparen Sie sich viel Stress und Zeit an diesem sowieso schon aufregenden Tag. Planen Sie genügend Zeit ein, um sich nach dem Make-up-Termin noch in Ruhe umziehen zu können und kurz zur Ruhe zu kommen. Am besten vereinbaren Sie zusätzlich noch ca. 4-8 Wochen vor der Hochzeit einen Probetermin, um Ihre Wünsche zu besprechen und kurz umzusetzen, damit Sie an Ihrem großen Tag keine böse Überraschung erleben.

Bringen Sie am besten ein Bild Ihres Brautkleids und die Art von Schleier, den Sie tragen werden, mit. Lassen Sie sich über aktuelle Trends für Brautfrisuren informieren und holen

Sie sich so die Inspiration für Ihre eigene Frisur. Ihre aktuelle Haarlänge und Ihr Haarstil sind natürlich die ausschlaggebenden Faktoren.

- Kurze Haare. Kurze Haare eignen sich hervorragend für Haarschmuck. Setzen Sie tolle Akzente in Ihren Haaren anhand von Blumen, die zu Ihrem Brautstrauß passen oder verwenden Sie einen Haarkamm oder eine Haarspange, die Ihr Brautkleid unterstreicht. Auch mit einem Kurzhaarschnitt haben Sie wunderbare Möglichkeiten für ein ausgefallenes Haarstyling.
- Mittellanges Haar. Mit schulterlangen Haaren hat man viele verschiedene Möglichkeiten. Wenn Sie Ihre Haare offen tragen möchten, verleihen weiche, locker fallende Locken bzw. derzeit angesagtere Wellen ein romantisches Aussehen, wohingegen Haare, die zu einem Dutt hochgesteckt werden, eine elegante Hochsteckfrisur kreieren.
- Langes Haar. Bei Bräuten mit langen Haaren sind derzeit Frisuren, die halb hochgesteckt und halb fallend sind, sehr gefragt. Entweder glatt oder mit schönen Wellen/Locken. Für eine elegante Steckfrisur eignen sich Dutts, die das Genick bedecken oder in einem tief angesetzten Pferdeschwanz mit einem glitzernden Haarteil zusammengebunden werden.

Möchten Sie Ihre Haare einfach natürlich fallen und sie trotzdem etwas aufpeppen, sind Haarbänder mit Blumen oder große Haarspangen, mit denen eine Haarpartie nach hinten gehalten wird, sehr schön.

Falls Sie einen Schleier haben und ihn zur Party am Abend abnehmen möchten, besprechen Sie das mit Ihrer Visagistin, sie wird ihn dann entsprechend in die Frisur einarbeiten, damit Sie ihn selbst leicht entfernen können.

HAARENTFERNUNG

Ein kleiner Flaum an der Oberlippe stört im täglichen Leben zwar nicht, aber auf den Hochzeitsfotos sollte er trotzdem nicht zu sehen sein. Beginnen Sie mit monatlichem Wachsen so früh wie möglich, um die besten Resultate zu erzielen. Weniger schmerzhaft ist die Methode mit Schoko-Wachs oder Zuckerpaste. Sollten Sie schon immer über dauerhafte Haarentfernung mit Laser nachgedacht haben, ist jetzt der richtige Zeitpunkt, dies umzusetzen. Machen Sie sich bereit für die Flitterwochen und lassen die Härchen per Laser entfernen. Dafür sind drei Behandlungen mit jeweils einem Monat Abstand erforderlich, um frei von Härchen zu sein. Für ein permanentes Ergebnis braucht es etwa sieben Monate.

MAKE-UP

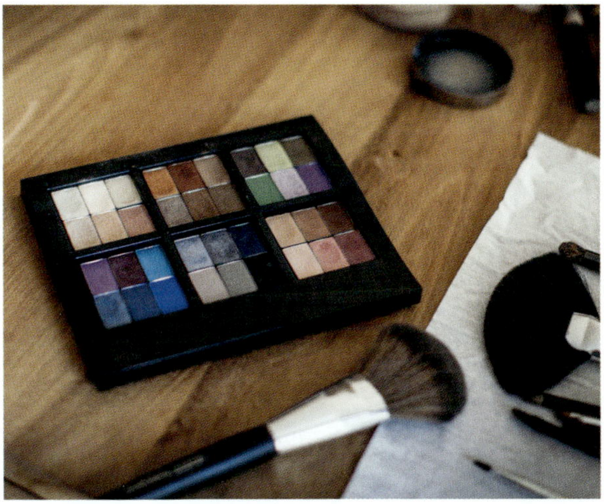

In meinen Augen ist das Make-up sehr wichtig, da es die Persönlichkeit der Braut, ihre Schönheit und ihre Vorzüge perfekt in Szene setzt. Bei den Überlegungen vor einer Hochzeit kommt bei den meisten Frauen in Sachen Optik natürlich das Kleid an erster Stelle. Doch man sollte sich auch rechtzeitig um einen Profi-Visagisten kümmern, die guten sind schon Monate im Voraus ausgebucht.

In erster Linie soll das Braut-Make-up typgerecht sein – bitte am Hochzeitstag nicht etwas „ganz anderes" machen wollen oder die Braut verkleiden. Man möchte sich wiedererkennen und wohlfühlen. Trägt jemand zum Beispiel an normalen Tagen einen knallroten Lippenstift, darf der bei der Hochzeit nicht fehlen. Ist die Braut im Alltag kaum oder nie geschminkt, ist es nicht sinnvoll, sie an der Hochzeit komplett zu verändern – außer es wird so gewünscht.

Die meisten Bräute bevorzugen ein dezentes, natürliches Make-up. Es ist die erste Wahl, wenn Kleid und Frisur sehr glamourös bzw. aufwendig wirken. Ein dramatisches Make-up wäre hier einfach zu viel des Guten – die Gäste, meist kritische Betrachter, wissen dann nicht, wo sie als erstes hinschauen soll. Wer allerdings ein sehr schlichtes Kleid trägt und auch das Haar lässig stylt, darf als Kontrast ruhig auf ein etwas auffälligeres Make-up setzen. Ich empfehle, entweder die Augen oder die Lippen zu betonen. Trends gibt es beim Braut-Make-up keine.

Allerdings gibt es ein paar grundsätzliche Kriterien, die für jedes Braut-Make-up gelten und meine Erfahrung zeigt mir, dass sich jede Frau damit gefällt:

- **Augen:**

Braun- und Rosatöne beim Augen-Make-up stehen jeder Frau und eignen sich perfekt, um dezent mehr Ausdruck zu zaubern. Highlighter unterhalb des Brauenbogens öffnet die Augen zusätzlich. Die Brauen sollten auf jeden Fall betont werden – das verleiht den Augen noch mehr Ausdruck und lässt sie auf Fotos noch mehr zum Hingucker werden. Die wasserfeste Wimperntusche darf nicht fehlen, wenn dann doch mal eine Freudenträne kullert. Ich empfehle meinen Kundinnen gerne, die Tränen nur mit einem Taschentuch wegzutupfen, nicht zu wischen, wenn sie weinen müssen.

- **Teint:**

Aus Angst davor, die Haut könnte auf Fotos nicht perfekt genug aussehen oder nicht den ganzen langen Tag gut genug abgedeckt sein, wird die Haut einer Braut häufig mit zu viel Foundation grundiert. Wer unter Pigmentflecken oder Unreinheiten leidet, sollte diese vorab abdecken (z. B. mit Concealer) – dann kann die Foundation ganz leicht ausfallen. Zu viel Foundation setzt sich in Fältchen ab, man wirkt dadurch unnötig älter. Es gibt von verschiedenen Make-up-Marken tolle Produkte, die sehr leicht und strahlend auf der Haut wirken.

Ich verwende sehr gerne Highlighter über dem Rouge und am Nasenrücken, um optisch Glanz zu erzeugen, das Gesicht erstrahlt frisch.

- **Lippen:**

Vorab unbedingt den Lippen mit einem Balsam Feuchtigkeit spenden, das macht sie glatt und zart. Ich benutze gern Lipliner, er verlängert die Haltbarkeit des Lippenstifts und verhindert, dass die Farbe in die Mundfältchen ausläuft. Dezente Rosa- oder Koralltöne stehen jeder Frau und können leichter aufgefrischt werden als kräftige Rotnuancen. Häufig reicht ein Lipgloss, um etwas Farbe und Glanz auf die Lippen zu bringen.

- **Augenbrauen:**

Augenbrauen können entscheidend für das positive oder negative Erscheinungsbild des Gesichtes sein, sie geben dem Gesicht Form. Am besten zeichnet man sie dezent mit einem Augenbrauenstift nach. Mehr Natürlichkeit bietet ein Augenbrauenpuder. Es gibt auch tolle Augenbrauenmascara, die man zusätzlich benutzen kann, um die Augenbrauen zu fixieren.

Auf zu viel Schimmer oder Glitzerpartikel im Gesicht sollten Bräute verzichten. Beim Fotografieren wirft es das starke Blitzlicht zurück und lässt den Teint zu „speckig" erscheinen. Grundsätzlich ist die Gefahr großer Schmink-Pannen aber so gut wie gebannt, wenn der Visagist auf die Persönlichkeit der Braut eingeht und vorher ein Probetermin stattfindet.

Unterstützung beim Auffrischen des Make-ups bietet die Trauzeugin, die bestenfalls mit Puder, Lippenstift oder Gloss das Make-up zwischendurch auffrischen kann. Auch sogenannte ***Blotter-Papers***, die überschüssiges Hautfett aufsaugen, und ein paar Wattestäbchen – falls doch mal etwas Make-up verrutscht – gehören in ihre Handtasche. Gerne auch ein paar Haarklammern, falls die Frisur hochgesteckt ist, wenn sich die ein oder andere Haarsträhne lockert. Auch ein Mini-Haarspray ist zu empfehlen.

Mit dem Schminktermin am Hochzeitstag beginnt für jede Braut ein ereignisreicher Tag. Meist werden schon während des Schminkens Fotos gemacht. Um hier ein tolles „Set" zu schaffen, habe ich euch einige tolle Tipps zusammengefasst, die ich im Laufe meiner Karriere bei meinen verschiedensten Jobs bei Bräuten erlebt habe:

- Sorgt unbedingt dafür, dass nur eure engsten Vertrauten beim Styling mit dabei sind, erfahrungsgemäß herrscht sonst zu viel Trubel und Hektik.

- Die Braut kann während des Stylens in einem schönen Satinbademantel Platz nehmen, auf dem z. B. mit Glitzersteinchen „Bride" auf dem Rücken steht. Soll es noch ein bisschen kitschiger sein, kann sie schöne Schläppchen dazu tragen, auf deren Fußsohle „Bride" oder Ähnliches steht. Wem das too much ist, kann sich einfach ein schönes, schlichtes Kuscheloberteil in Weiß oder ein weißes Basic-Kleid überwerfen. Ich finde es schön, wenn die Braut in Weiß gekleidet geschminkt wird.

- Eine Braut hatte sich eine eigene Parfümflasche kreieren lassen mit ihrem und den Namen ihres Mannes am Etikett.

- Das Brautkleid kann man schon auf einem tollen Holzbügel, möglichst in Weiß und eventuell auch mit dem Schriftzug „Bride" im Raum aufhängen.

- Schöne Blumen und Kerzen im Raum schaffen eine schöne, festliche Atmosphäre. Ebenso die Lieblingsmusik der Braut entspannt und lockert die meist aufgeregte, angespannte Stimmung im Raum auf.

- Ich persönlich mag pastellfarbene Luftballons sehr und finde es toll, wenn schon während dem Schminktermins welche im Raum sind. Was auch eine schöne Idee ist: ein Schriftzug aus Holz mit „Mr & Mrs".

- Ein gekühlter Prosecco in einem tollen Getränkekühler darf nicht fehlen, nur die Visagistin sollte nicht zu viel mittrinken.

Zusammengefasst kann man sagen: Vorbereitung ist alles. Eine gute Planung verhindert unnötigen Ärger und lässt den großen Tag zu einem entspannten Ereignis werden.

Für den Tag nach der Hochzeit empfehle ich kühlende Augenmasken, viel feuchtigkeitsspendende Gesichtscreme, Aspirin und viel Wasser.